本書の使い方

みなさん，いつの間にか，「運動失調」＝「小脳の障害」と思い込んでいたりしませんか？

右のインデックスを見ると，運動失調は小脳だけの障害ではないことがわかりますね．

本書では，このように症状別のインデックスを付けています．「運動麻痺」のある患者さんを担当するなら「運動麻痺」のインデックスに色が付いた頁を，「歩行障害」について知りたければ「歩行障害」のインデックスに色が付いた頁をめくってみてください．

本書自体の目次は，脳の部位別になっていますが，このインデックスを活用することで，症状別に読むことができます．

その症状が起きうる部位が他にもあることを意識しながら，目次とインデックスの両方を活用することで，新たな発見があることでしょう．

なお，第9章は損傷部位によってすべての症状が生じる可能性があります．ここでは，本書の症例に出てくる症状を記載しました．

	第1章 運動野	第2章 脳幹	第3章 小脳	第4章 視床	第5章 大脳基底核	第6章 前頭前野 大脳辺縁系	第7章 頭頂連合野・視覚野	第8章 歩行関連領域	第9章 複数の神経システム	第10章 パーキンソン病	
	随意運動，筋出力の障害 →26頁				異常筋緊張による分離運動の障害 →129頁				中心前回の損傷 →229頁 重度の片麻痺		運動麻痺
		平衡感覚，体性感覚の障害 →61頁		感覚鈍麻や異常感覚 →110頁							感覚障害
		覚醒レベル，注意覚度の低下 →53頁		全大脳皮質の賦活低下 →97頁		発動性の低下，注意障害 →145, 153頁			上行性覚醒系の障害 →228頁	進行期の精神症状 →243頁	意識障害
			拮抗筋の調節筋障害によるズレ →87頁	拮抗筋の調節筋障害によるズレ →100頁			誤った空間認識によるズレ →172頁		外側腹側核の損傷 →235頁		運動失調
	低緊張を伴う姿勢障害 →31頁	姿勢筋緊張の低下と固定的な姿勢戦略 →57頁	筋緊張の低下 →85頁	筋緊張の低下 →102頁	筋緊張が調整できない（痙縮）→123, 131頁				筋緊張異常による歩行障害 →201頁	筋強剛（鉛管様固縮）→248頁	筋緊張異常
							左半球損傷で習慣的な行為の障害 →174, 186頁		身体認知障害 →235頁		失認・失行
				損傷側と反対側の方向性注意障害 →97, 110頁		右半球損傷による能動的注意低下を背景とした空間失認 →145頁	損傷側と反対側の方向性注意障害 →175, 183頁				半側空間無視
			遂行機能の障害 →91頁	遂行機能・注意の障害 →110頁		遂行機能・注意・発動性の障害 →145頁	注意の障害 →173頁		尾状核頭部の損傷 →228頁	前頭前野ループの障害 →249頁	注意 遂行機能障害
	抗重力姿勢筋活動の低下 →32頁	損傷側の反応の低下（対側への過剰反応）→56頁	体幹の失調 →91頁	自己身体定位の障害 →97頁	特に姿勢変換時の痙縮を伴う麻痺側の後退位と固定的姿勢戦略 →129頁		自己身体定位の障害 →172頁	歩行時の姿勢不良，動的安定性の低下 →201頁		極端な屈曲姿勢 →242頁	姿勢異常
	下垂足や膝折れなど →35頁	歩行時に傾く，バランスが悪い →59頁	失調性歩行 →76, 77頁		痙縮を伴う内反尖足，伸展パターンの出現 →129頁			歩行の開始，リズム・パターンの異常 →204頁		小刻み歩行，突進歩行 →248頁	歩行障害
			情動の障害 →79頁	情動・意欲の障害 →114頁		論理的思考，社会脳，情動・意欲の障害 →145頁	認知機能の低下 →173頁		癇癪などの不安定さ →236頁	パーキンソン病関連認知症 →249頁	情動・認知障害

症状別評価一覧
＊症状別に代表的な評価スケールをまとめました．

運動麻痺
- FMA：Fugl-Meyer Assessment
- BRS：Brunnstrom Recovery Stage
- DASH：Disabilities of the Arms, Shoulder, and Hand
- STEF：簡易上肢機能検査
- MFT：脳卒中上肢機能検査

感覚障害
- NRS：Numerical Rating Scale（10点法）
- VAS：Visual Analogue Scale

意識障害
- JCS：Japan Coma Scale
- GCS：Glasgow Coma Scale
- 数唱（注意覚度検査として）
- ICDSC：Intentive Care Delirium Screening Checklist（せん妄の評価として）

運動失調
- SARA：Scale of the Assessment and Rating of Ataxia
- 躯幹協調機能 stage
- Romberg test
- TCT：Trunk Control Test
- TUGT：Timed Up & Go test
- FACT：Functional Assessment for Control of Trunk

筋緊張異常
- MAS：Modified Ashworth Scale
- MTS：Modifide Tardieu Scale
- 深部腱反射（伸張反射検査として）

失認・失行
- WAB 失語症検査の下位項目（行為）
- 標準高次動作性検査（SPTA：Standard Performance Test for Apraxia）
- 標準高次視知覚検査（VPTA：Visual Perception Test for Agnosia）
- 図形模写

半側空間無視
- 線分二等分試験
- 線分抹消試験
- 仮名ひろいテスト
- BIT 行動性無視検査日本版
- CBS：Catherine Bergego Scale

注意障害・遂行機能障害
- CAT：Clinical Assessment for Attention
- FAB：Frontal Assessment Battery
- BADS：Behavioral Assessment of the Dysexecutive Syndrome
- TMT：Trail Making Test
- PASAT：Paced Auditory Serial Addition Test

姿勢異常
- SCP：Scale for Contraversive Pushing
- BBS：Berg Balance Scale
- PASS：Postural Assessment Scale for Stroke

歩行障害
- 10m 歩行テスト
- FAC：Functional Ambulation Category
- 動的歩行指標（DGI：Dynamic Gait Index）
- 6 分間歩行試験
- PCI：Physiological Cost Index
- TUGT：Timed Up and Go Test

情動・認知障害
- HDS-R：改訂長谷川式簡易知能評価スケール
- MMSE：Mini-Mental State Examination
- MoCA-J：Montreal Cognitive Assessment-Japanese
- WAIS-Ⅳ：Wechsler Adult Intelligence Scale-fourth edition
- WMS-R：Wechsler Memory Scale-Revised
- JSS-D：Japan Stroke Scale（Depression Scale）
- ARS：Apathy Rating Scale

神経システムがわかれば脳卒中リハ戦略が決まる

第2版

著 手塚純一
横浜石心会病院リハビリテーション科・科長

増田 司
国際医療福祉大学三田病院リハビリテーション室・係長

医学書院

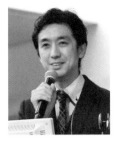

手塚 純一(てづか じゅんいち)

横浜石心会病院リハビリテーション科・科長

2002年，国立療養所東京病院附属リハビリテーション学院卒業．同年より杏林大学医学部付属病院に入職し，理学療法士専従の脳卒中センターの立ち上げに携わる．2007年より川崎幸病院にて，急性期の臨床業務に従事．脳卒中の理学療法には循環器・呼吸器の知識が必須だと考え，心臓リハビリテーション指導士・呼吸療法認定士を取得する．神経専門理学療法士を取得して以降，シンポジストやセミナーの講師を数多く担当し，書籍の執筆を担う．2016年より現職．

脳卒中のみならず急性期の循環器・呼吸器・運動器から訪問まで，スペシャルなジェネラリストを目指して臨床に勤しんでいる．

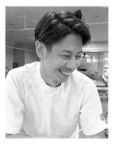

増田 司(ますだ つかさ)

国際医療福祉大学三田病院リハビリテーション室・係長

1999年，関西医療学園専門学校卒業．同年よりおおくまリハビリテーション病院に入職し，理学療法士としての第一歩を踏み出す．2002年より東京都リハビリテーション病院，2017年よりリハビリパーク板橋病院にて，主に脳卒中回復期の臨床に従事する傍ら，認定理学療法士（脳卒中）として研究活動や教育活動に勤しむ．2019年より現職．2023年，国際医療福祉大学大学院保健医療学修士課程修了．

急性期総合診療の現場に身を移し，脳卒中をはじめ様々な疾患を有する患者と向き合う日々を続けながら，シンポジストやセミナー講師などを通じて後進の育成に取り組んでいる．

神経システムがわかれば脳卒中リハ戦略が決まる

発　　行　2021年5月1日　第1版第1刷
　　　　　2024年2月15日　第1版第4刷
　　　　　2024年9月15日　第2版第1刷Ⓒ

著　　者　手塚純一・増田　司

発行者　株式会社　医学書院
　　　　代表取締役　金原　俊
　　　　〒113-8719　東京都文京区本郷1-28-23
　　　　電話　03-3817-5600（社内案内）

印刷・製本　三美印刷

本書の複製権・翻訳権・上映権・譲渡権・貸与権・公衆送信権（送信可能化権を含む）は株式会社医学書院が保有します．

ISBN978-4-260-05700-4

本書を無断で複製する行為（複写，スキャン，デジタルデータ化など）は，「私的使用のための複製」など著作権法上の限られた例外を除き禁じられています．大学，病院，診療所，企業などにおいて，業務上使用する目的（診療，研究活動を含む）で上記の行為を行うことは，その使用範囲が内部的であっても，私的使用には該当せず，違法です．また私的使用に該当する場合であっても，代行業者等の第三者に依頼して上記の行為を行うことは違法となります．

JCOPY〈出版者著作権管理機構　委託出版物〉

本書の無断複製は著作権法上での例外を除き禁じられています．複製される場合は，そのつど事前に，出版者著作権管理機構（電話 03-5244-5088，FAX 03-5244-5089，info@jcopy.or.jp）の許諾を得てください．

第2版発刊によせて

　本書が世に出るきっかけとなった 2017 年の第 52 回日本理学療法学術大会　神経理学療法学会シンポジウムの登壇から，はや 7 年の月日が経ちました．**「脳に何が起こっているのかを画像で捉え，神経システムの知識をもってリハ戦略の可能性と限界を見出せ」**という吉尾雅春先生（千里リハビリテーション病院・副院長）のメッセージに触発されて，熱を帯びたディスカッションを行ったことは，鮮明な記憶として残っています．しかし，脳科学や神経システムの分野はアカデミックな内容になりがちで，臨床現場では理解されにくいという課題も示されました．

　そうした折に，医学書院から臨床家向けのわかりやすい神経システムの書籍をとの提案があり，本書の企画が始まりました．編集会議では議論を重ね，「神経システム・脳画像・実際の臨床につながる治療戦略を三位一体で，わかりやすく伝える」ことをミッションとして構成しました．特に見えない脳の中をイメージしやすいように，イラストは何度も修正を重ねました．完成までには 4 年の歳月を要しましたが，その甲斐あって直感的にわかりやすいものに仕上がったと自負しています．第 1 版発行の際は，この思いが読者にどれだけ伝わるか不安でしたが，予想以上の反響をいただき，第 2 版の発刊に至ることができました．

脳とは？　神経システムとは？

　脳は目に見える器官ではなく，「神経システム」という概念もどこか抽象的であることから，結局のところ何を捉えてどうするべきかがわからないという声をよく耳にします．

　そもそも神経システムとは何か？　それは**「相互に影響し合う要素から構成される神経系のまとまりであり，しくみ全体のこと」**と定義することができます．つまり，運動や認知など特定の機能を発揮するための神経の全体像であり，相互に影響を与える集合体として考えていこうというものです．ひとたび脳を損傷すると，問題となる要因は多岐にわたり，かつ複雑に関連し合うため，病態の把握が難しくなります．神経システムを知っていれば，症状の原因（メカニズム）を理解したうえで，解決すべき問題をどの手順で紐解いていくかという治療戦略を立てることができます．

改訂でどう変わったのか？

　本書では，神経システムを理解するために脳の部位ごとに章立てし，システムの概要，脳の基本構造，神経システムの解説，画像のみかたを解説し，最後に具体的な症例を通じて治療戦略の立て方を示しています．第 2 版では，新たに 2 つのテーマを加えました．

　第 9 章では，脳血管の灌流領域という視点から複数の神経システムにまたがる脳梗塞・脳出血を取り上げました．実際の脳卒中では灌流障害が要因であることが多く，臨床に役立つ内容となっています．

　第 10 章ではパーキンソン病を取り上げました．パーキンソン病はドパミン神経の障害による進行性疾患です．ドパミン作動性の神経システムが障害されることで様々な症状を呈することから，神経システムを理解する上でもわかりやすい内容となっています．

　そのほか，読みやすさやわかりやすさを考慮して，全体的なブラッシュアップを試みました．また，新たに脳画像や実際のリハビリテーションの様子を解説する付録動画を加えました．あわせてご視聴いただくことで，理解が深まることと思います．

患者さんの小さな答えを見逃さないこと

　脳卒中のリハで最も重要なことは，患者さんがどのように反応するかを理解することです．その反応はとても小さくて，場合によっては見落としてしまうこともあります．しかし，その反応こそが，患者さんの身体や脳が返してくれている重要な情報（答え）です．脳科学や脳画像の知識は，この反応を理解する手助けとなります．

　本書では，これらの評価や治療戦略に役立つ材料として脳科学や脳画像の知識をまとめ，その捉え方や活用方法の具体例を示しています．著者らは脳科学者でもなければ，脳画像解析の専門家でもありませんが，臨床家としてこれらの知識を携えてどのように臨床に挑むのか？　その姿勢が重要だと考えています．

神経システム＋脳画像≠リハ戦略？！

　セラピストが神経システムを知ることの意義は，リハ戦略のヒントを得ることだと，私は捉えています．ここまできて「"リハ戦略が決まる"じゃないのかよ！」とツッコミが聞こえてきそうですが，最終的には臨床の現象をしっかりと解釈することで戦略を決めるプロセスが必要です．

　神経システムの知識は，現象を解釈して最も適切なリハ戦略を見極めるヒントになるのです．さらに，神経システムの視点によって，アプローチの選択肢は確実に増えます．そしてそれは，臨床現場で絶対的な武器となります．

　目の前の患者さんのために本書を活用していただければ，著者としてこれ以上の幸せはありません．

2024 年 8 月

増田　司

初版発刊に添えて

「いつになったら良くなりますか？」
「どこまで動くようになりますか？」
数日前に突然，手足が動かなくなった患者さんが問いかけます．

「リハビリを頑張れば，今よりは必ず良くなりますよ．一緒に頑張りましょう」
理学療法士が答えます．

　この理学療法士とは，20年前の私です．患者さんからの問いに対して明確に答えられず，お茶を濁すことしかできなかったのです．私自身，この練習内容で良いのか，本当に良くなるのか，迷いながらの毎日だったと記憶しています．患者さんにとって，脳卒中後のリハビリテーションは長く続き，決して楽なものではありません．いつまで続ければ良いのか，どこまで良くなるのか，見通しと目標なくして人が頑張り続けることは，難しいのではないでしょうか？
　その答えを探すべく門を叩いたのが，吉尾雅春先生（現　千里リハビリテーション病院・副院長）の講座でした．そこで**脳画像**の見かたを学び，同じ程度の麻痺であっても，脳の損傷部位が異なると予後が異なることを知りました．そして私たちの脳は，1つの高次機能を成立させるために，複数の部位を結んだ**神経システム**が必要なことも．1例を挙げると，正常な遂行機能には，前頭前野だけでなく尾状核や淡蒼球，視床の背内側部，小脳の第一脚・第二脚などが関わっています．それらの部位やそれらをつなぐ連絡線維のどこか1カ所でも損傷を受ければ，遂行機能障害が出現します．またどの部分の損傷かによって，予後は異なり，アプローチ方法も変わってくるのです．
　それから約20年間，学んだことを臨床に活かしつつ，さらに得られた知識と経験を，同じく吉尾雅春先生を師と仰ぎ研鑽を続けてこられた増田司氏とともに，本書にまとめることができました．

　神経システムと脳画像は，脳卒中リハビリテーションの地図です．
　いま，目の前の患者さんと脳卒中リハに取り組む読者の方々に本書が届くことで，症状の原因となる部位を把握し，どのようなアプローチをすることで，どれくらいの期間で，どこまで回復するのか，明確なビジョンをもってリハビリテーションを展開できるようになるでしょう．そして患者さんもセラピストも，迷うことなく1日1日のリハビリテーションに取り組み，新たな人生を楽しむことができるようになることを切に願います．
　最後に本書の発刊まで，長きにわたり辛抱強く支えてくださった，医学書院編集部の金井真由子氏に心より感謝を申し上げます．

2021年4月

手塚　純一

目次

本書の使い方

プロローグ　脳の基本構造と機能 ……………………………… 増田 司　1
　❶ 脳の主な領域　1／❷ 大脳皮質の外観　2／❸ 脳の内部構造　3／
　❹ 脳の局在機能：灰白質の構造　4／❺ 脳のネットワーク：白質の構造　5

MEMO：脳画像の基礎知識 ……………………………………… 増田 司　7

第1章　運動野が関わる神経システム ……………………… 増田 司　9

1. **運動野が関わる神経システムの概要** …………………………………… 10
2. **運動野と関連領域の構造** ………………………………………………… 12
　❶ 一次運動野　13／❷ 高次運動野：運動前野と補足運動野　14／
　❸ 高次運動野：帯状回運動野　15／❹ 放線冠　16／❺ 内包　16
3. **運動野が関わるシステム** ………………………………………………… 17
　A．随意運動システム：錐体路系 ………………………………………… 17
　　❶ 外側皮質脊髄路　17／❷ 前皮質脊髄路　18／❸ 皮質核路　19
　B．高位運動制御システム：皮質-錐体外路系投射線維 ……………… 20
　C．随意運動システムと高位運動制御システムの連携 ……………… 21
4. **運動野の脳画像の見かた** ………………………………………………… 23
　❶ 皮質レベル　24／❷ 半卵円中心レベル　24／❸ ハの字レベル　24／
　❹ モンロー孔レベル　25／❺ 中脳レベル　25／❻ 橋（脳幹）レベル　25
5. **症例でみるシステム障害とリハ戦略** …………………………………… 26
　症例1 一次運動野の損傷によって低緊張と分離運動障害を呈した症例　26
　症例2 脳出血による皮質網様体路損傷で姿勢筋緊張障害を呈した症例　31

第2章　脳幹が関わる神経システム ………………………… 増田 司　39

1. **脳幹が関わる神経システムの概要** ……………………………………… 40
2. **脳幹の構造** ………………………………………………………………… 42
　❶ 中脳：赤核　43／❷ 中脳：上丘（視蓋）　44／❸ 橋・延髄：網様体　44／
　❹ 橋：前庭核　45／❺ 橋：橋核　46／❻ 脳神経核　46
3. **脳幹が関わるシステム** …………………………………………………… 47
　❶ 姿勢安定化システム：網様体脊髄路　47／❷ バランス反応システム：前庭脊髄路　48／
　❸ 眼球-頭頸部協調システム：視蓋脊髄路　50／❹ 随意運動サブシステム：赤核脊髄路　51／
　❺ 皮質連合野サブシステム：皮質橋　52／❻ 覚醒維持システム：上行性覚醒系　53

4. 脳幹の脳画像の見かた ……………………………………………………………… 54
   ❶ 中脳レベル　54／❷ ダビデの星レベル　55／❸ 橋レベル　55／❹ 延髄レベル　55
5. 症例でみるシステム障害とリハ戦略 …………………………………………… 56
   症例1 同側の筋緊張低下と対側の筋緊張亢進を伴う lateropulsion を呈した一例　56
   症例2 橋出血により，上小脳脚が損傷されて顕著な失調症状が出現した症例　61

第3章　小脳が関わる神経システム　　　　　　　　　　　　　手塚純一　67

1. 小脳が関わる神経システムの概要 ……………………………………………… 68
2. 小脳の構造 ………………………………………………………………………… 70
   ❶ 小脳の概要　70／❷ 小脳の構造　70／❸ 小脳の入出力　73
3. 小脳の機能と神経システム ……………………………………………………… 75
   ❶ 前庭小脳システム　75／❷ 脊髄小脳（虫部）システム：体幹の随意運動制御　76／
   ❸ 脊髄小脳（中間部）システム：四肢の随意運動制御　77／❹ 大脳小脳システム：運動
   学習　78／❺ 大脳小脳システム：認知機能・非運動機能　79
4. 小脳の脳画像の見かた …………………………………………………………… 80
   ❶ 小脳上部　80／❷ 小脳中部　82／❸ 小脳下部　83／❹ 損傷部位の全体像　84
5. 症例でみるシステム障害とリハ戦略 …………………………………………… 85
   症例1 小脳出血により運動失調とめまいを呈した症例　85
   症例2 小脳出血により高次脳機能障害を呈した症例　89

第4章　視床が関わる神経システム　　　　　　　　　　　　　手塚純一　93

1. 視床が関わる神経システムの概要 ……………………………………………… 94
2. 視床の構造 ………………………………………………………………………… 95
   ❶ 視床の概要　95／❷ 視床の亜核　95
3. 視床の機能と神経システム ……………………………………………………… 98
   ❶ 体性感覚システム（脊髄視床路）　99／❷ 小脳ネットワーク：運動ループ　100／
   ❸ 小脳ネットワーク：認知ループ　101／❹ 基底核ネットワーク：筋骨格運動ループ
   102／❺ 基底核ネットワーク：前頭前野ループ　103／❻ 基底核ネットワーク：辺縁系
   ループ　104
4. 視床に関連する脳画像の見かた ………………………………………………… 105
   ❶ 感覚神経線維の通り道　105／❷ 視床　106
5. 症例でみるシステム障害とリハ戦略 …………………………………………… 108
   症例1 視床梗塞により感覚障害と注意障害を呈した症例　108
   症例2 視床出血により注意・情動・遂行機能障害を呈した症例　112

第5章 大脳基底核が関わる神経システム：運動系ループ
増田 司　**117**

1. **大脳基底核が関わる神経システムの概要** ……… 118
2. **大脳基底核の構造** ……… 120
   - ❶ 大脳基底核　120／❷ 大脳基底核による情報の収束と統合　120
3. **大脳基底核が関わる神経システム：運動系ループ** ……… 122
   - ❶ 大脳皮質-基底核回路：運動ループ　122／❷ 眼球運動ループ　125
4. **大脳基底核の脳画像の見かた** ……… 127
   - ❶ モンロー孔〜松果体レベル　127／❷ 乳頭体レベルの前額断（冠状断）　128
5. **症例でみるシステム障害とリハ戦略** ……… 129
   - 症例1 被殻出血によって痙縮を伴う随意運動障害を呈した症例　129
   - 症例2 被殻出血後，一側の眼球運動障害を伴った左半側空間無視を呈した症例　134

第6章 前頭前野・大脳辺縁系が関わる神経システム：認知系ループ
増田 司　**141**

1. **前頭前野・大脳辺縁系が関わる神経システムの概要** ……… 142
   - ❶ 前頭前野ループ：基底核ネットワークと小脳ネットワーク　143／
   - ❷ 辺縁系ループ　143
2. **前頭前野と認知関連領域の構造** ……… 144
   - ❶ 前頭前野　144／❷ 尾状核　146／❸ 視床　146／❹ 内包前脚　146
3. **大脳辺縁系の構造** ……… 148
   - ❶ 側坐核　148／❷ 淡蒼球内節　148／❸ 海馬　148／❹ 腹側被蓋野　149／
   - ❺ 扁桃体　149
4. **前頭前野・大脳辺縁系が関わる神経システム** ……… 151
   - ❶ 前頭前野ループ：基底核ネットワークと小脳ネットワーク　151／
   - ❷ 辺縁系ループ　152／❸ 前頭前野ループと辺縁系ループの障害　153
5. **前頭前野と大脳辺縁系の脳画像の見かた** ……… 154
   - ❶ 皮質レベル〜半卵円中心レベル　155／❷ 中脳レベル　156／
   - ❸ ダビデの星レベル　156／❹ 前額断：下垂体レベル　156
6. **症例でみるシステム障害とリハ戦略** ……… 157
   - 症例1 くも膜下出血後，性格が変わり"キレやすく"なった症例　157

第7章 頭頂連合野・視覚野が関わる神経システム … 手塚純一 165

1. 頭頂連合野・視覚野が関わる神経システムの概要 …… 166
2. 頭頂連合野・視覚野の構造 …… 168
   ① 頭頂連合野の概要 168／② 頭頂連合野の皮質 168／③ 視覚野の概要 169／
   ④ 視覚野の皮質 169／⑤ 頭頂連合野の連合線維 169
3. 頭頂連合野・視覚野の機能と神経システム …… 170
   ① 後頭葉と視覚 170／② 頭頂連合野と視覚野が関連する視覚情報処理システム 171／
   ③ 背背側視覚経路 171／④ 腹背側視覚経路 173／⑤ 頭頂葉と身体情報 176／
   ⑥ 腹側視覚経路 178
4. 頭頂連合野の脳画像の見かた …… 180
   ① 皮質レベル 180／② 側脳室レベル 181
5. 症例でみるシステム障害とリハ戦略 …… 183
   症例1 右中大脳動脈梗塞により運動麻痺，感覚障害，半側空間無視を呈した症例 183
   症例2 左中大脳動脈梗塞により観念運動失行を呈した症例 186

第8章 歩行関連領域が関わる神経システム …… 増田 司 189

1. 歩行関連領域が関わる神経システムの概要 …… 190
2. 歩行関連領域の構造 …… 192
   ① 視床下部領域：視床下部歩行誘発野（SLR） 192／② 脳幹神経核：中脳歩行誘発野
   （MLR） 193／③ 小脳（室頂核）：小脳歩行誘発野（CLR） 194／④ 脊髄運動細胞と介在
   ニューロン 194
3. 歩行関連領域の神経システム …… 195
   ① 随意歩行発現システム：高次運動野−網様体投射系 195／② 歩行生成システム：歩行誘
   発野−網様体脊髄路系 196／③ 歩行パターンシステム：セントラルパターンジェネレー
   ター（CPG） 197
4. 歩行関連領域の脳画像の見かた …… 198
   ① 視床下部歩行誘発野：SLR 198／② 中脳歩行誘発野：MLR（PPN & CNF） 198／
   ③ 小脳歩行誘発野：CLR 199
5. 症例でみるシステム障害とリハ戦略 …… 201
   症例1 慢性硬膜下血腫によりパーキンソニズムを呈し，歩行困難となった症例 201

第9章 複数の神経システムにまたがる脳梗塞・脳出血
…… 手塚純一 211

1. 複数の神経システムにまたがる脳梗塞や脳出血のパターン …… 212
2. 脳血管の構造 …… 214
   ① 主幹動脈 214／② 穿通枝 215

3. 脳梗塞や脳出血のパターンと損傷を受けやすい神経システム............ 216
   ❶ 前大脳動脈領域の梗塞・出血　216 ／❷ 中大脳動脈領域の梗塞・出血　217 ／❸ 後大脳動脈領域の梗塞・出血　218 ／❹ 心原性脳塞栓による多発性脳梗塞　219 ／❺ 視床出血による進展方向の違い　219 ／❻ 被殻出血による進展方向の違い　220

4. 複数の神経システムにまたがる脳梗塞や脳出血の脳画像の見かた..... 223
   ❶ 前・中・後大脳動脈の支配領域　223

5. 症例でみるシステム障害とリハ戦略.. 225
   症例❶ 交通外傷から脂肪塞栓症による多発性脳梗塞を発症した症例　225
   症例❷ 多発性脳梗塞により運動麻痺，感覚障害，高次脳機能障害を呈した症例　233

第10章　神経システムがわかれば，**神経疾患**のリハ戦略も決まる
.... 増田 司　**241**

1. パーキンソン病の概要.. 242
   ❶ パーキンソン病の症状　242 ／❷ パーキンソン病の治療法　243

2. パーキンソン病の関連領域の構造... 245
   ❶ 黒質　245 ／❷ 黒質緻密部（SNc）　245 ／❸ 黒質網様部（SNr）　245

3. パーキンソン病が関わる神経システム... 246
   ❶ 大脳基底核回路の機能不全　246 ／❷ 寡動，すくみ足　246 ／❸ 筋強剛　248 ／❹ 振戦　248 ／❺ パーキンソン病関連認知症　249

4. パーキンソン病の脳画像の見かた... 250
   ❶ MRI　250 ／❷ 核医学（RI）検査　250

5. 症例でみるシステム障害とリハ戦略.. 252
   症例❶ 精神症状を伴う活動性の低下を呈し，精査治療目的で入院となったPD患者　252

エピローグ　脳損傷後の回復理論.. 増田 司　**261**
❶ 急性期における機能回復のメカニズム〜血流動態の変化〜　261 ／❷ 早期離床に関するエビデンス　262 ／❸ 発症早期の有酸素運動は脳卒中後の病変を減少させる　263 ／❹ 脳損傷後の回復理論：神経の可能性と再構成　263 ／❺ 神経の再構成に必要なリハビリテーションの要素　265 ／❻ リモデリング・代替経路・機能代行　265 ／❼ 非麻痺側への影響　266 ／❽ Diaschisis（遠隔性機能障害）　267 ／❾ 半球間抑制からの解放　268 ／❿ もう1つのリハ戦略：行動学的補償　269 ／⓫ 運動機能回復のための介入方法　270 ／⓬ 可塑性のメカニズムと回復プロセス　271

索引.. 273

COLUMN

- リハ戦略とは？ ……………………………………………… 6
- 「錐体路障害＝痙縮」ではない！ ……………………… 15
- 皮質脊髄路と皮質網様体路，どちらの損傷が多いのか？ ……… 22
- 課題難易度の設定：運動要素 …………………………… 36
- 課題難易度の設定：姿勢レベル ………………………… 37
- 小脳における協調性への関与 …………………………… 84
- 量的評価と質的評価 ……………………………………… 118
- 主な中枢神経系の伝達物質 ……………………………… 121
- 実用性の5大要素 ………………………………………… 124
- サッケード（急速眼球運動） …………………………… 125
- Kinesie paradoxale（矛盾運動） ……………………… 128
- ワーキングメモリー ……………………………………… 147
- 行動制御の処理システム ………………………………… 147
- 恐怖は人を萎縮させる …………………………………… 149
- 情動と記憶の関係 ………………………………………… 150
- 運動学習における3つのアルゴリズム ………………… 161
- やる気は運動機能の回復を促進させる？ ……………… 162
- 注意ネットワーク説に基づく半側空間無視の発現メカニズム …… 179
- 歩行速度と伸張反射 ……………………………………… 197
- 歩行における力学的エネルギーの利用 ………………… 200
- パーキンソン病患者と小脳 ……………………………… 259

本書の付録Web動画の使い方（動画撮影協力　吉田早希）

　本書の付録として関連する動画をPC, タブレットPC, スマートフォン（iOS, Android）でご覧いただけます（フィーチャーフォンには対応していません）．下記URL, QRコードからアクセスしてください．

https://igsmov.igaku-shoin.co.jp/nervoussystem05700/top

- 動画を再生する際の通信料（パケット通信料）はお客様のご負担となります．パケット定額サービスなどに加入されていない場合，多額のパケット通信料を請求されるおそれがありますのでご注意ください．
- 配信される動画は予告なしに変更・修正が行われることがあります．また予告なしに配信を停止することもありますのでご了承ください．
- 動画は書籍の付録のため，ユーザーサポートの対象外とさせていただいております．ご了承ください．

プロローグ　脳の基本構造と機能

1 脳の主な領域（図1）

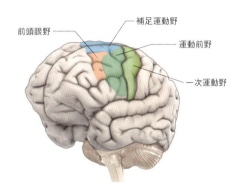

a. **運動野**：随意運動の発現，運動プログラムの遂行，姿勢調整の上位中枢

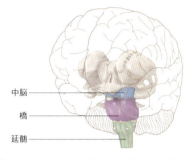

b. **脳幹**：バランスや歩行，運動に必要な筋緊張を調整

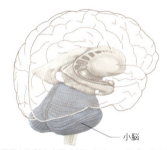

c. **小脳**：運動も認知も大脳にズレをフィードバックして修正を促す

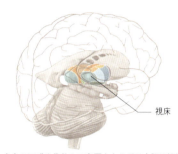

d. **視床**：全身の五感を集約して必要なものだけ大脳に投射

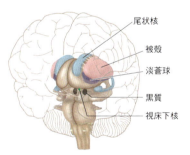

e. **大脳基底核**：随意運動・姿勢制御・歩行などを同時並行的に行うためのコネクターハブ

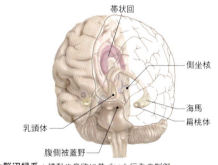

f. **大脳辺縁系**：情動や意欲に基づいた行為の制御

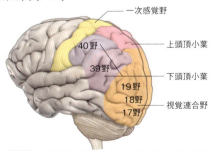

g. **頭頂葉・後頭葉**：自己身体と外界を含めた3Dイメージを作り出す

図1　脳の主な領域

2 大脳皮質の外観（図2）

　大脳は，両側の大脳半球が中間部の脳梁で連結して，左右の半球が統合されています．皮質には**脳溝**（脳のしわ）と**脳回**（しわの間の膨らみ）があり，解剖学的には，**前頭葉**，**頭頂葉**，**側頭葉**，**後頭葉**，**島葉**，**辺縁葉**の6葉に分けられます．

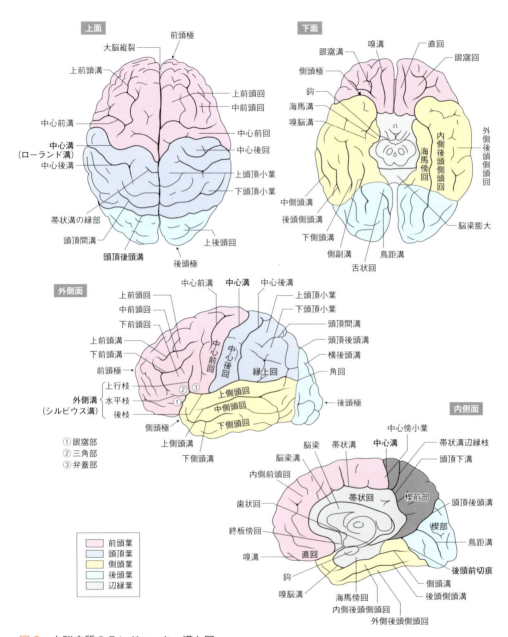

図2　大脳皮質のランドマーク：溝と回
前頭葉と頭頂葉は**中心溝（ローランド溝）**で，頭頂葉と側頭葉は**外側溝（シルビウス溝）**で，頭頂葉と後頭葉は**頭頂後頭溝**で，後頭葉と側頭葉は**後頭前切痕**で区別される．
辺縁葉は，海馬や扁桃体，脳弓などの狭義の固有辺縁系を指す．なお，辺縁系（limbic system）はその名の通りシステムとして機能していることから，側坐核や視床，前頭眼窩などを含めた，広義の旁（近傍）辺縁系として扱われることが多い．

3 脳の内部構造 (図3)

脳の内部は，**神経核**を豊富に含む灰白質と，**連絡線維**で構成される白質に分けられます．

灰白質は，神経細胞が集まっているため灰色に見え，大脳皮質は6層構造を有しています．第Ⅳ層は主に視床から大脳皮質への入力を受ける小さな星状ニューロンから構成されます．第Ⅱ層/第Ⅲ層は，主に大脳皮質の領野の間を連絡する錐体細胞から構成されます．大脳皮質で処理された情報は，第Ⅴ層や第Ⅵ層から大脳皮質の遠位（脊髄，脳幹，視床など）へ出力されます[1]．なお，大脳基底核や視床などの皮質下神経核も灰白質に該当します．

白質は主に軸索から成り，神経の連絡線維として機能しています．線維束は，皮質下で放射冠や内包，脳梁などの脳構造として見ることができます．

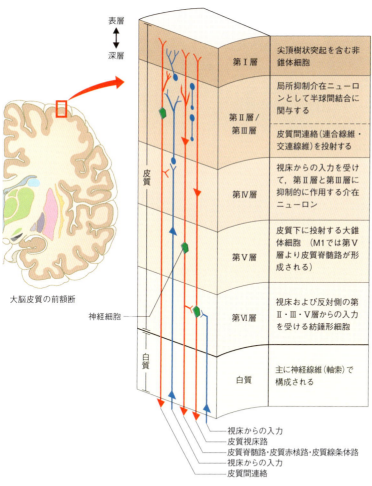

図3　大脳皮質の6層構造

4 脳の局在機能：灰白質の構造

灰白質の構造は，部位によって細胞層の厚みや走行が異なります（図3）．この構造的な特徴から大脳皮質を47領域に分類したのが**ブロードマンの脳地図**（図4）です．それぞれの領域には局在する機能があり（**局在論**），一部の機能は左右の半球で役割が異なります．このため大脳皮質を損傷すると，該当する局在機能に従った症状が出現します（表1）．一方で，脳には，様々な領域とネットワークを構築して機能している側面もあるため（**全体論**），局所症状だけでなく多様な症状が起こることがあります．

> 現在の神経科学では，皮質と白質が構成するネットワークとしての脳機能が重要視されている[2]．

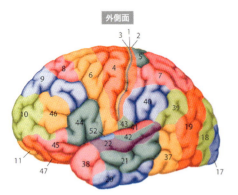
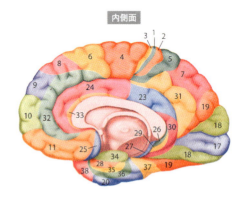

図4　ブロードマンの脳地図

表1　脳の領域と主な機能および機能障害

領域	葉	領域	ブロードマン	主な局在機能	損傷による主要症状	責任半球
大脳皮質	前頭葉	前頭前野	9, 10, 11, 46, 47	認知，遂行機能	遂行機能障害，注意障害，脱抑制など	右（左）
		補足運動野	6	内的な運動プログラム	自発的な運動の開始，手順の障害	両側
		運動前野	6	姿勢制御，外的な手がかり	運動の拙劣，立体的な作業処理困難	両側
		ブローカ野	44	運動性言語	運動性失語	左
		前頭眼野	8	眼球運動	眼球運動障害・注視	左右
		一次運動野	4	随意運動	分離運動障害，運動出力低下	反対側
	頭頂葉	一次体性感覚野	3, 1, 2	体性感覚	感覚障害	反対側
		体性感覚連合野	5, 7	感覚統合処理	身体失認，構成障害	右（左）
		縁上回	40	観念運動失行	観念運動失行	左
		角回	39	観念失行	観念失行・ゲルストマン症候群	左
	側頭葉	聴覚野	41	聴覚	皮質聾・幻聴	両側
		ウェルニッケ野	22（後部）	感覚性失語	感覚性失語	左
		側頭連合野	20, 21, 22（前部）	物体視	物体失認・相貌失認	左右
	後頭葉	一次視覚野	17	色や輪郭の識別	同名半盲・皮質盲	左右
		視覚連合野	18, 19	物体の認識・空間情報	物体認識・相貌失認・色彩失認	左右
大脳白質		放線冠		投射線維束	錐体路障害，皮質網様体路障害	
大脳基底核		被殻		運動系出力の統合	筋緊張異常	
		尾状核		認知系出力の統合	認知機能障害	
		淡蒼球		統合された情報の出力	運動開始困難	
		黒質		線条体の活動を調整	固縮・すくみ足	
間脳		脳梁		左右半球の統合	離断症状（拮抗失行，右の構成障害，左手の失行など）	
		視床		情報の中継点	運動障害・感覚障害・認知障害	
		視床下部		交感神経・内分泌系の調整	覚醒障害・体温調節・自律神経障害	
		辺縁系		情動，本能的な活動，記憶	記憶障害・情動反応の障害	
小脳		片葉小節葉		平衡反応・眼球運動	めまい・バランス障害	
		小脳半球		協調運動	四肢の協調性運動障害	
		小脳虫部		体幹姿勢反応	姿勢保持の障害	
脳幹		中脳		眼球運動・意欲・覚醒	眼球運動障害，不随意運動	
		橋		顔面運動・前庭・筋緊張	腹側：運動麻痺，背側：眼球運動障害，バランス障害	
		延髄		摂食・循環・嘔吐・バランス	Wallenberg症候群	

5 脳のネットワーク：白質の構造 (図5)

　白質は，灰白質にある神経細胞から伸びる神経線維（軸索）によって構成され，様々な方向に向かって**ネットワーク**を形成しています．

> ネットワーク：情報を伝える連絡網のこと

　白質の神経線維は，線維連絡のタイプ別に3つに分類されています．

①**投射線維**：皮質から脊髄の間の連絡線維．求心性線維と遠心性線維で構成される．例：視覚情報（後頭葉）を，自己の身体図式（頭頂葉）と統合して運動のプログラム（前頭葉）を実行する．

②**連合線維**：皮質連合野や脳回などの近接または遠隔する領域間を連結する．例：随意運動の実行（一次運動野）や姿勢の変化（高次運動野，感覚野）に適した姿勢筋緊張を調整（大脳基底核，脳幹）する．

③**交連線維**：脳梁や前交連を介して左右の大脳半球を結合している．例：左からの視覚情報（右視覚野）は，脳梁を介して左半球言語領域（側頭葉ウェルニッケ野）に投射されて言語情報に変換する．

　これらの神経線維によってネットワークが形成され，「**複数の脳領域が連携して機能する仕組み**」＝「**システム**」を構築しています．このシステムによって様々な情報が統合されて運動や行為，認知プロセスが実行されます．

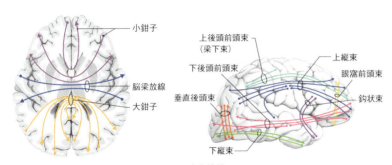

a. 交連線維　　b. 連合線維

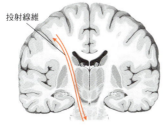

c. 投射線維

図5　白質の神経線維

連絡線維には多くの種類があって覚えにくいが，名前の由来を理解すれば，その役割も見えてくる．
a. 交連線維の「梁交連」では，「交連（交叉する連絡路）」である「梁（かけはしという役割）」ということがわかる．
b. 連合線維の「上縦束」では，「上縦（上を縦断するという通り方）」と「束（白質線維という形状）」がわかる．
c. 投射線維の「皮質脊髄路」では，「皮質脊髄（皮質から脊髄に至る経路）」と「路（投射線維という形状）」がわかる．
〔坂井建雄：標準解剖学．pp 558-560, 医学書院，2017より一部改変〕

このように，脳には局在機能があると同時に，関連領域と連携することで，システムを構築しています．まず，これらのシステムについて知ることが基本です．そして，どのシステムが損傷されたのかを脳画像から読み取ります．その上で，リハビリテーションの進め方の基本方針となる**リハ戦略**について，そのシステムを再構成する戦略を選択するのか，代償戦略を選択するのかを判断していきます．このリハ戦略の立案や選択には，損傷範囲や，損傷からの期間，年齢や病前の機能レベルなど，判断する材料は多岐にわたりますが，介入による反応からその可能性を引き出す視点が重要です．

本書では，脳のシステムについて理解を深めていきながら，リハ戦略の実例について紹介していきたいと思います．

COLUMN

リハ戦略とは？

臨床課題（目標）に向かって治療目的を決めるわけですが，すべてが解決できるわけでも，与えられた時間が無限にあるわけでもありません．リハ戦略は，思考力や資源を総合的に運用してリハビリテーションを進める技術のことを指します．

具体的には，①目標を達成するために，②優先順位を明確にして，③長期的視野に基づく方向性を取り決める作業を行います．

こうすることで，リハビリテーションの**優先性**（priority）や**練習方針**（training policy）を決定していきます．

引用文献

1) 仲嶋一範：大脳皮質の層構造の形成におけるニューロンの移動およびその意義．領域融合レビュー6：e004，2017
2) 藤井正純，他：大脳白質解剖と言語．脳外誌25（5）：396-401，2016

MEMO：脳画像の基礎知識

CT：computed tomography

- CTはX線を照射し，その透過率をコンピューターで合成して画像化します．水を「0」として計算し，骨などの高吸収域は白く，空気などの低吸収域は黒く描出されます．
- メリットは検査時間が短く（10〜15分），骨や石灰化，早期の出血の診断に優れていることです．また，金属やペースメーカーを着用していても撮影が可能です．
- デメリットは放射線被曝，骨のアーチファクト（ノイズ）により脳底部や脳幹部の画像劣化などが挙げられます．また，画像は基本的に水平断（horizontal）で描出されます．

白（高吸収域）		・骨，カルシウム沈着，血腫など
黒（低吸収域）		・脳脊髄液，脳梗塞巣，空気など

MRI：magnetic resonance imaging

- 組織に高周波電磁波を与えて水素原子核を振動（スピン）させ，その際に発生する電波を画像化したものがMRIです．
- 特長として，被曝がなく，組織コントラストの高い画像が描出できます．空間解像度に優れ，水平断（axial），冠状断（coronal）または前額断（frontal），矢状断（sagittal）の3方向から画像を描出できます（図1）．
- 撮影時間が長く（30〜60分），閉塞感のある装置を使用するため，被検者は負担を感じることがあります．また，金属やペースメーカーなどの磁気性装置を着用している場合は施行できません．
- MRI画像には，水素原子核のスピンが元に戻る緩和の特徴から異なる画像が得られます．スピンの縦回転緩和を強調した**T1強調画像**，スピンの横回転緩和を強調した**T2強調画像**，T2画像を元に脳脊髄液が黒くなるよう信号を調整して描出する**FLAIR画像**，細胞浮腫などにより水分子が動かなくなっている場所を強調して描出する**拡散強調画像**（diffusion weighted image：DWI）があります．

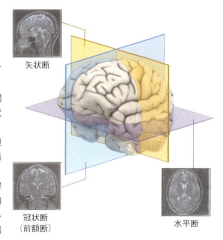

図1　MRIの断面

T1強調画像		・CTと同様の見えかたで解剖学的特徴を捉えやすい ・水分が黒く描出される ・急性脳梗塞や炎症所見は描出しにくいが，萎縮など脳表の変性を判別しやすい
T2強調画像	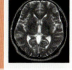	・T1の反転のような画像で，水分は白く描出される ・脳室，浮腫（ペナンブラ），炎症が白く描出される ・古い出血性病変は黒く描出される
FLAIR		・解剖学的特徴を捉えやすく，比較的新しい病変も得られる ・脳白質の虚血性病変（PVH）を診断しやすい ・発症初期の脳梗塞やラクナ梗塞の診断に適応する
DWI（拡散強調画像）		・細胞浮腫などにより水分子が動かなくなっている場所を描出する ・発症早期の脳梗塞，脳出血は白く，陳旧性病変は黒く描出される ・特に脳梗塞急性期の診断に利用される

第1章

運動野が関わる神経システム

随意運動を診るなら姿勢を診るべし
姿勢を診るなら随意運動を診るべし

　大脳皮質の前頭葉には，運動野（一次運動野，補足運動野，運動前野，帯状回運動野）があります．これらの領域は，前頭前野からの指令や頭頂葉からの知覚情報などを受けて，姿勢や外界からの情報，運動プランニングなどの処理を経て随意運動を実行します．

　運動野は，運動に関する指令を投射線維によって下位の運動ニューロンに送っています．この下行性の投射線維は，**随意運動システム**と**高位運動制御システム**に分けられます．前者は随意運動に，後者は姿勢制御や運動プログラムにそった筋緊張の調整に関与しています．

　この2つのシステムの背景や関連性を捉えながら，損傷領域の特性を見極めたリハ戦略を組み立てましょう．

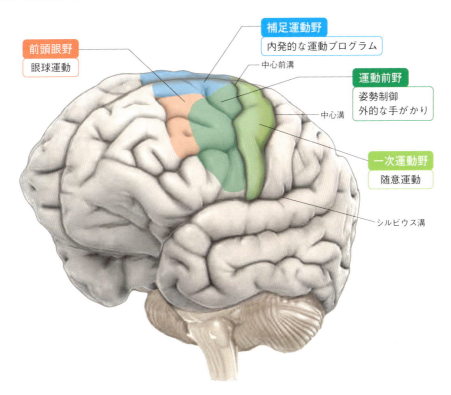

1. 運動野が関わる神経システムの概要

運動野が関わる神経システムは，関与する上位中枢とその役割によって，錐体路系と錐体外路系に分類されます．

錐体路系は，一次運動野を上位中枢とした下行性の投射線維で，放線冠を形成しながら内包を通過し，脊髄運動神経細胞に情報を送ります．本書では，これを**随意運動システム**（図1-1）と呼びます．主な役割として，随意運動における巧緻性（**運動分解能**）と力の強さ（**運動出力**）に関わっています．

一方，**錐体外路系**では脳幹（第2章➡40頁），小脳（第3章➡68頁），大脳基底核（第5章➡118頁）などの複数の神経核が，それぞれの機能に従って運動や姿勢の調整に関与しています．高次運動野は，これらの神経核に対する上位中枢として皮質-錐体外路系投射線維を送って**姿勢制御**を統制しています．また，一次運動野にも投射を送っており，**運動のタイミング**や**パターン**などプログラミングされた運動の発現にも関与しています．本書ではこちらを**高位運動制御システム**（図1-2）と呼びます．

本書は脳領域ごとに解説していますので，錐体外路系は関与するそれぞれの章で登場することとなります．

本章では，運動野からの投射線維にフォーカスをあてて，運動系システムの全体像を見ていきます．

おさえておきたいポイント

☐ 運動野が関わるシステムには，
　①一次運動野を上位中枢として随意運動の発現に関わる**随意運動システム**と，
　②高次運動野を上位中枢として姿勢筋緊張の調整に関与する**高位運動制御システム**
　の2つがある．

☐ 随意運動の際には②高位運動制御システムが裏方となって筋緊張を調整しており，2つのシステムは表裏一体となって機能している．

☐ 単純な錐体路の障害では筋出力が低下するが，著しい痙縮は出現しない．したがって痙縮を呈している場合には，多かれ少なかれ，姿勢制御の問題が影響していると考えるのが鉄則．

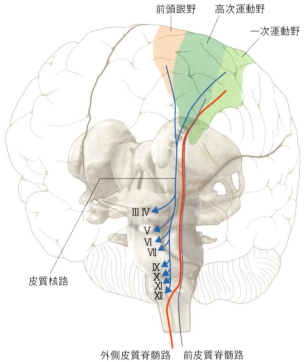

【関連する投射線維】
- 外側皮質脊髄路
- 前皮質脊髄路
- 皮質核路

図 1-1　随意運動システム：錐体路系投射線維

Ⅲ〜Ⅶ, Ⅸ〜Ⅻは以下の脳神経核を示す.
Ⅲ：動眼神経, Ⅳ：滑車神経, Ⅴ：三叉神経, Ⅵ：外転神経, Ⅶ：顔面神経, Ⅸ：舌咽神経, Ⅹ：迷走神経, Ⅺ：副神経,
Ⅻ：舌下神経

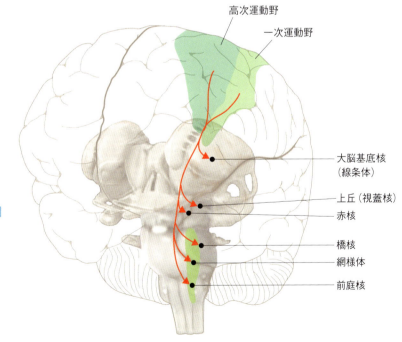

【関連する投射線維】
- 皮質線条体路
- 皮質視蓋路
- 皮質赤核路
- 皮質橋路
- 皮質網様体路
- 皮質前庭路

図 1-2　高位運動制御システム：皮質-錐体外路系投射線維

1. 運動野が関わる神経システムの概要

2. 運動野と関連領域の構造

運動に関連する領域の機能局在と入出力（ネットワーク）と，破壊された際の症状を，図1-3と表1-1に示します．

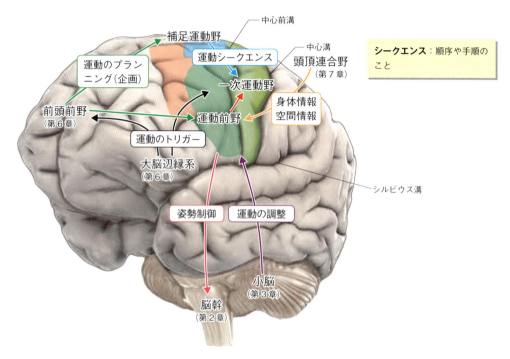

図1-3　運動に関連したネットワークの全体像

表1-1　運動野の入出力と機能

		主な入力	主な出力	局在機能	症状
	一次運動野	補足運動野，運動前野，一次感覚野，視床（小脳投射）	皮質脊髄路，被殻，運動性脳神経核	随意運動における運動分解能，運動の強さなどを制御	弛緩性運動麻痺，筋出力低下，運動分解能低下
高次運動野	運動前野	補足運動野，前頭前野，体性感覚野と視覚野	補足運動野，一次運動野，脳幹	視覚や体性感覚などの外的な手がかりによる運動（感覚誘導運動）の制御，ミラーニューロン	近位筋の制御，視覚運動遂行の障害
	補足運動野	対側補足運動野，運動前野，上頭頂連合野，帯状回皮質，視床	高次運動野，一次運動野，被殻，脳幹	運動の準備や選択，運動シークエンスに関与，記憶や運動パターンなどの内的な手がかりによる運動（記憶依存性運動）の制御，自発性運動	順序動作，協調性運動（リズム）の障害，自発的な運動活動の減少，他人の手症候群
	帯状回運動野	大脳辺縁系，前頭前野，前頭眼窩皮質，連合皮質	前頭前野，運動関連領域，大脳基底核，脳幹	情動や内的欲求に関わる情報を統合して行為の選択に基づく運動の制御	報酬や危険予測反応の障害

1 一次運動野 （図1-4）

入力 高次運動野，一次感覚野，視床（小脳からの投射）
出力 皮質脊髄路，皮質核路，被殻，運動性脳神経核
役割 一次運動野は，前頭葉の最後部である中心前回に位置しています．随意運動の実行中枢として，高次運動野や被殻とネットワークを構築して機能しています[1]．同時に感覚野や視床からの入力を受けて，<mark>筋からの感覚信号を運動指令に変換するしくみを有し</mark>，効率的に運動を実行していると考えられています．

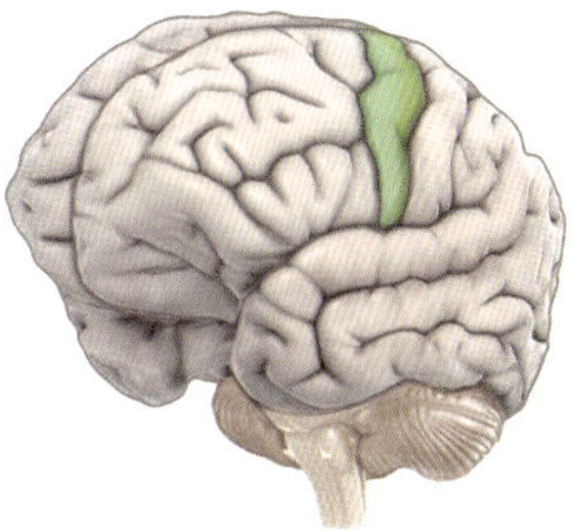

図1-4 一次運動野の位置

> このことから，一次運動野は"一次運動感覚野（sensorimotor）"とも言われる．

● 随意運動の発現を担う

一次運動野の最大の特徴は，脊髄に直行する細胞を多数もっていることです[2]．また，一次運動野には体部位に対応した**機能局在**があり（図1-5），この体部位に対応した神経細胞は，**皮質脊髄路**を形成して脊髄前角に到達し，シナプスを介して下位の運動ニューロンを興奮させます．

一次運動野のニューロンは複数の脊髄ニューロンを介して筋を支配しており（脊髄ニューロンは単一筋対応），これらの組み合わせによって筋活動パターンを制御しながら運動の強さと方向を決定している[3]と考えられています（図1-6）．

> **皮質脊髄路**：いわゆる錐体路で，一次運動野から脊髄前角細胞に至る人体で最も長い軸索の束である．

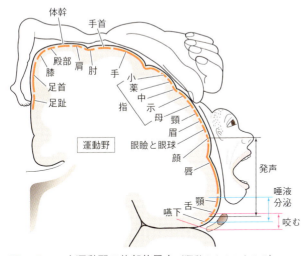

図1-5 一次運動野の体部位局在（運動のホムンクルス）
〔Penfield W, Rasmussen T：The Cerebral Cortex of Man. Macmillan, New York, 1950 より改変〕

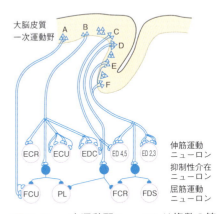

図1-6 一次運動野ニューロンは複数の筋を支配できる（手関節領域を例として）

複数の筋を支配することで，より繊細でスムーズな運動が行われる．
ECR：橈側手根伸筋　ECU：尺側手根伸筋　EDC：総指伸筋　ED：伸指筋　FCU：尺側手根屈筋　PL：長掌筋　FCR：橈側手根屈筋　FDS：浅指屈筋
〔Cheney FD, et al：J Neurophysiol 53：805, 1985；南部篤：第16章 大脳皮質運動野と大脳基底核．本間研一（監）：標準生理学，第9版．p374, 医学書院, 2019 より〕

2 高次運動野：運動前野と補足運動野 (図1-7)

入力 補足運動野，対側補足運動野，視覚野，運動前野，上頭頂連合野，前頭前野，感覚野，視床（基底核，小脳からの投射），帯状回皮質

出力 補足運動野，被殻，高次運動野，一次運動野（皮質脊髄路），脳幹〔網様体，赤核，前庭核，橋核（小脳へ投射）〕

役割 高次運動野は，中心前回の前方に広がるブロードマン6野に位置し，運動前野と補足運動野および帯状回運動野に分けられます．運動前野の前方に位置する前頭前野からの指令や感覚野などの情報を受けて，姿勢や外界からの情報，運動プランニングなどの処理を実行しながら，運動を制御しています．

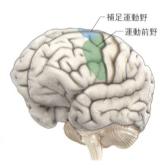

図1-7 運動前野と補足運動野の位置

運動前野は，6野の外側領域に位置し，腹側領域と背側領域で異なった役割を担っています．腹側運動前野は，視空間的な位置情報との関連付けを行い，ミラーニューロンを含みます．背側運動前野は，感覚情報を運動に変換します[4]．両者ともに，感覚受容器から得られた「外的な手がかり」を運動に関連づける制御を行っていると考えられています[5]．

補足運動野は，大脳縦裂内面から帯状溝にかけて広がる内側領域に位置します．主に前頭前野から入力を受け，一次運動野や大脳基底核，脳幹網様体などに出力しています．補足運動野における運動マップは，後方が下肢，前方が上肢と顔に分かれていて，主に反対側の身体を支配しますが，一次運動野ほど詳細ではありません．補足運動野は，自発的な運動の開始，運動の順序やタイミングの制御，両手の協調動作など，「内的な手がかり」に基づいて運動を制御しています．

> **前頭前野**：前頭連合野とも呼ばれ，運動の発現の最高位中枢として機能している．

> **ミラーニューロン**：mirror neuron
> 他者の行動を観察することで活動するニューロン．帯状回皮質と連携して，他者の行動の理解・共感に関係すると考えられている．また，前頭葉と連携して運動機能を再学習する過程における重要な要素とされている．

● 習熟運動や姿勢制御に必要な出力の統括を行う

運動前野と補足運動野は，意思や視覚，聴覚，記憶，意欲など他の領域から情報を受けて，熟練した（プログラムされた）運動を行っています．両側支配の体部位対応を示しており，姿勢制御の上位中枢としても機能しています．抗重力姿勢の保持のほか，随意運動や歩行によって生じる外乱を感知して，筋緊張を調整しています．

運動前野と補足運動野からの投射は，**網様体，赤核，前庭核，橋核（小脳へ投射）**などの錐体外路系神経核に送られます．これらの主な役割は姿勢制御と随意運動の補助で，各神経核から脊髄路を形成して下位運動ニューロンに至ります．

例えば**網様体**は，四肢近位筋および体幹筋の筋緊張を調整する下位神経核として機能しています．網様体からの下行性投射線維は，網様体脊髄路として，両側の脊髄運動細胞に投射しています[6]．

（錐体外路系投射線維の詳細は，第2章➡40頁参照）

3 高次運動野：帯状回運動野 (図1-8)

入力 大脳辺縁系，前頭前野，前頭眼窩野，連合皮質
出力 前頭前野，運動関連領域，大脳基底核，脳幹
役割 帯状回は，大脳辺縁系の構成領域として皮質下に位置し，情動領域（32野），認知領域（24野），空間認知領域（23野），記憶領域（29野）に機能分類されます．このうち23野と24野の帯状回に近接する前頭葉運動野は**帯状回運動野**と呼ばれ，大脳基底核や一次運動野に出力して，情動に関連した運動の発現に関与しています．

●情動や生理的反応による運動の誘発

帯状回運動野には，大脳辺縁系や視床下部から，情動や意欲に関する情報が入力されます[7]．これを運動に関わる情報として取り込み，前頭前野と連携しながら生理的欲求や生理的反応，動機付けに基づく行動制御を行っています．例えば危険を察知して回避する，報酬を得るための行動をとるなどの行為の際に，より素早い運動の発現を担っていると考えられます．

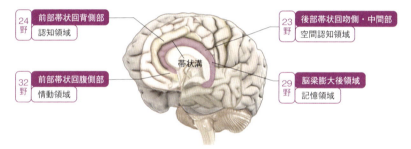

図1-8 帯状回の各領域

COLUMN

「錐体路障害＝痙縮」ではない！

興味深いことに，錐体路の単純切断モデルでは，運動野や内包の障害で見られる痙縮が生じないと言われています[8]．つまり，臨床でよく見られる異常筋緊張を伴う痙縮は，単なる錐体路障害ではなく，錐体路以外の要因が加わった複合的な症状の可能性が考えられます．このため，単なる随意運動の障害として捉えるのではなく，姿勢筋緊張の影響や運動のタイミングにも気を配る必要があります．この要因の1つに，高次運動野を上位中枢とする皮質網様体脊髄路の関与が挙げられます．

4 放線冠 (図1-9)

放線冠は，大脳皮質と末梢神経をつなぐ投射線維（→5頁）が放線状（扇状）に見えるためにその名がついています．一例として，放線冠を形成する代表的な下行性投射線維である皮質脊髄路は，内包を通過して収束し，中脳の前部で大脳脚を通過します．放線冠は，皮質からの投射線維が収束する場所なので，この部位が損傷すると小さな損傷であっても広い範囲の皮質からの連絡に影響が及ぶ可能性があります．

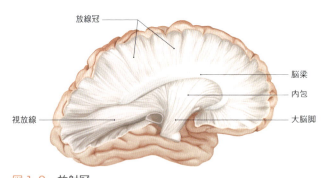

図1-9　放射冠
〔坂井建雄：標準解剖学．p561，医学書院，2017より〕

5 内包 (図1-10, 表1-2)

内包は，大脳基底核と視床に囲まれた白質部です．神経線維が通過する部位は，①前頭葉との投射線維が通る**内包前脚**，②運動関連領域からの投射線維が通る**内包膝**，③皮質脊髄路と連合皮質からの投射線維が通る**内包後脚**の3つです．神経線維の通り道を神経路と言い，上位中枢と投射先によって，例えば前頭葉から橋核に行く「前頭橋路」，大脳皮質から脳幹網様体に行く「皮質網様体路」などと呼びます．

内包の栄養血管は非常に細い穿通枝であるため，脳梗塞などの循環器障害の好発部位として知られています．また，多くの投射線維が集中していることから，損傷位置の違いによって運動麻痺，感覚障害，不随意運動，注意障害，意識障害などの多様な症状が出現します．

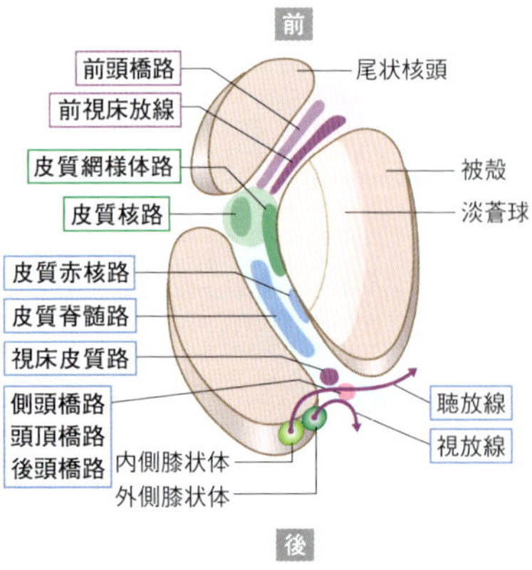

図1-10　内包の構造と神経路

表1-2　内包を通過する主な神経線維

内包前脚	・前頭橋路：前頭葉から橋核に至る錐体外路系線維 　　中小脳脚で小脳と連絡して運動調整や歩行駆動に関与する ・前視床放線：前頭葉と視床内側核および視床前核と帯状回との連絡線維 　　前頭葉や帯状回との情報の連絡に関与する
内包膝	・皮質核路：運動野から脳神経の運動核群に至る 　　脳神経系の運動に関与する ・皮質網様体路：運動野（6野）から脳幹網様体に至る錐体外路線維 　　姿勢制御に関与する
内包後脚	・皮質脊髄路：運動野（M1）から脊髄前角細胞に至る錐体路線維 　　随意運動に関与する ・皮質赤核路：運動野から赤核に至る錐体外路系線維 ・視床皮質路：視床（VPL）から体性感覚野に至る上行性線維 ・頭頂・側頭・後頭橋路：各皮質から橋核に至る ・視放線：外側膝状体から視覚野に至る ・聴放線：内側膝状体から聴覚野に至る

3. 運動野が関わるシステム

A. 随意運動システム：錐体路系

　錐体路系は，随意的な巧緻運動における力の強さや運動方向の制御を担い，①**外側皮質脊髄路**，②**前皮質脊髄路**，③**皮質核路**に分けられます（図1-11〜13）．一般的に用いられる狭義の錐体路は，外側皮質脊髄路を指します．
　これらの投射線維は，随意運動に関わるシステムとして機能しています．

1 外側皮質脊髄路（図1-11）

経路　主に一次運動野から延髄で交叉（錐体交叉）して対側の脊髄側索を通り，前角に投射します．皮質脊髄路の約80％を占めています．

機能　出力中枢と対側の四肢遠位筋の随意運動を制御します．
※複雑な運動課題における一次運動野の活動は，左右対称[9]と言われています．

障害　皮質脊髄路（錐体路線維）は，放線冠や内包など循環器障害の好発部位を通過するため，脳血管障害によって損傷を受けやすい部位です．脳血管障害の後遺症として，損傷半球と対側の**弛緩性片麻痺**や**運動分解能の障害**が出現します．

> **皮質脊髄路**：大脳皮質と脊髄の直通路をイメージしがちだが，錐体外路からの投射など複数の起始核をもち，介在ニューロンを経由して脊髄の運動神経に達している．一次運動野に由来するのは30〜40％程度で，残りは他の前頭葉皮質や感覚運動野に由来すると考えられている．補足運動野からの軸索の割合は，皮質脊髄路全体の10％と推定されている[10〜12]．

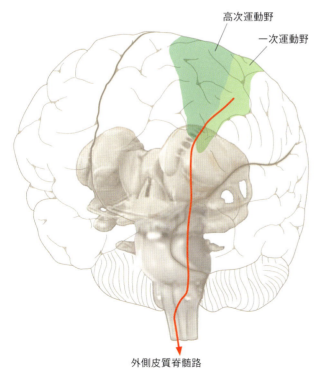

図1-11　外側皮質脊髄路（錐体路系）

2 前皮質脊髄路 (図1-12)

経路 主に一次運動野や高次運動野から同側の脊髄前索を通り，前角に投射します．皮質脊髄路の約20％を占めています．

機能 主に出力中枢と同側の近位筋の随意運動を支配します．

障害 同側の**筋出力低下**や**運動の拙劣さ**などの症状が出現します．初発脳卒中の発症後6週の段階における非麻痺側の筋力は，正常時の約60％～90％であると言われています[13]．

また，筋力低下がなくても，巧緻性が低下すると報告されています[14]．これは同側性下行路である前皮質脊髄路が障害された影響だと考えられます．

> **筋出力**：筋を収縮させるための神経系の活動電位の大きさ
> **筋力**：筋が発揮する力の大きさ

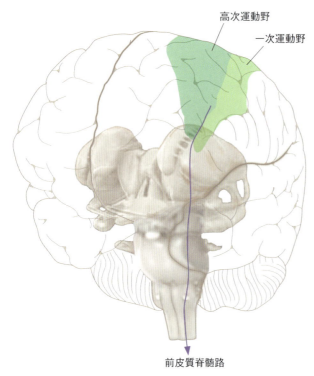

図1-12 前皮質脊髄路

3 皮質核路 (図1-13)

経路
①前頭眼野(8野)➡分枝しながら眼球運動関連脳神経核へ
②一次運動野(4野)➡内包後脚の腹側➡中脳レベルで分枝➡随意運動性脳神経核へ

機能 運動性脳神経核が支配する筋の随意運動を行います.
①眼球運動関連脳神経核(動眼神経,滑車神経,外転神経)が支配する眼筋の運動を行います.
②随意運動性脳神経核(三叉神経,顔面神経,舌咽神経,迷走神経,副神経,舌下神経)が支配する顔面筋,舌,咽頭筋,内臓不随意筋(気管支,心臓,食道,胃腸),胸鎖乳突筋,僧帽筋の運動を行います.

障害
①中脳レベルでの線維損傷は**随意性注視障害**,片側損傷では障害側の**共同偏視**などを引き起こします.橋レベルの損傷では注視方向が反対側になります.
②皮質核路には各レベルの脳神経核に分枝するため,損傷レベルによって**顔面**,**舌**,**頸部**の**運動障害**が生じます.

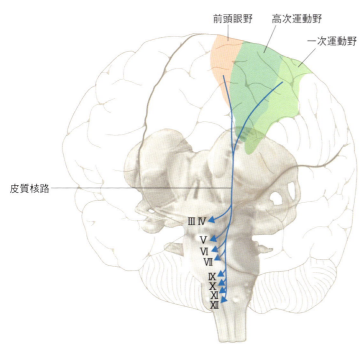

図1-13 皮質核路
Ⅲ～Ⅶ,Ⅸ～Ⅻは以下の脳神経核を示す.
Ⅲ:動眼神経,Ⅳ:滑車神経,Ⅴ:三叉神経,Ⅵ:外転神経,Ⅶ:顔面神経,Ⅸ:舌咽神経,
Ⅹ:迷走神経,Ⅺ:副神経,Ⅻ:舌下神経

B. 高位運動制御システム：
皮質-錐体外路系投射線維 (図1-14)

　運動野から投射を受けた下位に位置する神経核は，それぞれ下行性投射線維を形成しています．この皮質-錐体外路系投射線維には，皮質網様体路，皮質線条体路，前頭橋路，頭頂側頭橋路，後頭中脳路があり，視床，線条体，赤核，黒質，橋核（小脳），網様体，前庭核に投射しています．

　錐体外路系投射線維は，随意運動に伴う姿勢制御や筋緊張調整，歩行運動など，全身の筋活動の発現と制御に関わっていると考えられています．

経路　主に高次運動野から大脳基底核，脳幹（網様体，赤核，前庭など），小脳になど複数の神経核に投射します．

機能　体幹や四肢（主に近位筋）の姿勢筋緊張を制御しています．特に体幹には，網様体を介して両側性に投射を送っています．姿勢を制御するほか，運動企画や姿勢情報などの内的な手がかりや視覚聴覚などの外的な手がかりを用いて随意運動の発現を補っています (図1-15)．

障害　姿勢を安定化させるための筋緊張に障害が生じます．また，体軸の安定が損なわれるため，四肢の操作性が低下し，分節的な運動が困難となります．特に被殻との連絡が障害されて，**筋緊張異常**を呈します．

　高位運動制御システムは，複数の神経核が互いに連絡しながら機能しているため，ラクナ梗塞のように損傷自体は軽微でも多発性に発生すると，システム障害が起こりやすいという特徴があります．体幹（特に腹部）の筋緊張が低下して**すくみ足**や**突進歩行**が生じるのは，このためです．

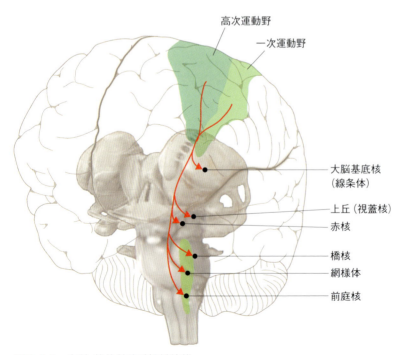

図1-14　皮質-錐体外路系投射線維

C. 随意運動システムと高位運動制御システムの連携

　随意運動と姿勢制御は密接に連携しています．例えば，水の入ったコップを右手で持つ場合，右上肢の挙上に伴って重心は右に偏位し，体幹には前方に傾く力（モーメント）が発生します．この際に起こる姿勢への影響，つまり動揺を未然に防ぐために，上肢の筋活動（図1-15b）よりほんの数ミリ秒前に，体幹や下肢の筋が活動します（図1-15a）．上肢の運動によって生じる外乱や重心の偏位を予測して，事前に筋緊張を調整することで姿勢の安定性を確保しつつ，正確なリーチ動作を行っています．このような四肢の運動の前に生じる姿勢保持筋の筋活動を，==先行随伴性姿勢調節機構（APAs）==と呼びます．

　APAsの制御は，図1-15のような運動制御ネットワークが行っています．特に運動野と大脳基底核で構成される回帰ループ（運動系ループ，第5章➡118頁参照）が，運動と同時に筋緊張を調整することで，姿勢が安定し，正確な運動が可能となります．

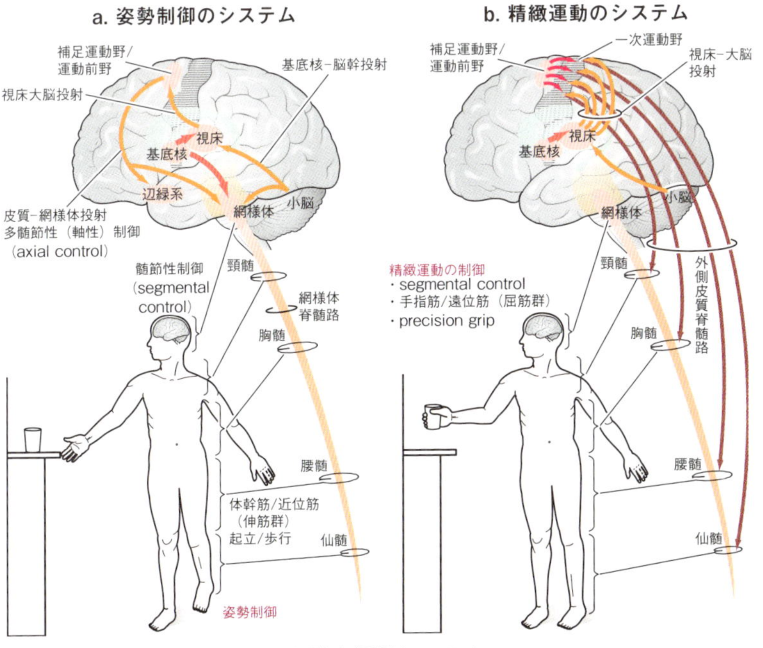

> **APAs**:
> anticipatory postural adjustments

図1-15　姿勢制御システムと随意運動システム

両者は密接に連携している．例えば水の入ったコップを取りに行く場合，歩行中の姿勢を保ちつつ（a），上肢のリーチ動作の際にも，バランスが崩れないように姿勢を維持している（b）．これは随意運動（上肢のリーチ動作）によって生じる外乱に先行して姿勢制御を行っているといえる．このような四肢の運動の前に生じる姿勢保持筋の筋活動を，先行随伴性姿勢調節機構（APAs）と呼ぶ．

〔高草木薫：運動機能の神経機構．土屋和雄，他（編）：シリーズ移動知　第2巻　身体適応―歩行運動の神経機構とシステムモデル―．pp 1-23, オーム社，2010より一部改変〕

> COLUMN

皮質脊髄路と皮質網様体路，どちらの損傷が多いのか？

　被殻出血を伴う脳卒中片麻痺患者における皮質脊髄路と皮質網様体路の損傷割合を調査した報告では，64.9%が両方の下行路に障害を有し，皮質網様体路損傷の発生率（87.8%）は，皮質脊髄路損傷（71.9%）より高いことが示されました．また，両方の下行路に障害を有する患者は，いずれかの下行路の損傷患者よりも運動機能が有意に低値を示しました[15]．

　この背景として，皮質脊髄路と皮質網様体路は非常に近接しており，皮質下の出血や梗塞によって同時に損傷されるケースが多いことが考えられます（図）．

　つまり，脳血管疾患では，皮質脊髄路損傷による随意運動障害とともに，皮質網様体路損傷による姿勢制御システムの障害を伴っていることが多く，随意運動障害の背景には，姿勢制御システムの障害により筋緊張が調整できていない可能性があります．反対に，姿勢制御の障害が随意運動障害を重篤化させている可能性も考えられます．例えば，補足運動野ニューロンに由来する軸索の割合は，全体の皮質脊髄路の少なくとも10%と推定されており[16]，高次運動野が一次運動野に直接投射して，姿勢制御や運動プログラムの情報から随意運動を発現させていることがうかがえます．

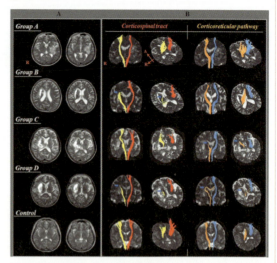

図　皮質脊髄路と皮質網様体路
対象は皮質脊髄路（CST：黄，赤）または皮質網様体路（CRP：橙，青）の損傷によって4つのグループに分類
・グループA：CSTおよびCRPが無傷の患者
・グループB：CSTが損傷し，CRPが無傷の患者
・グループC：CSTが無傷で，CRPが損傷した患者
・グループD：CSTおよびCRPが損傷した患者
〔Yoo Jin Sun, et al.：Characteristics of injury of the corticospinal tract and corticoreticular pathway in hemiparetic patients with putaminal hemorrhage. BMC Neurology 14：1-6, 2014〕

4. 運動野の脳画像の見かた

運動野（運動関連領域）は，皮質，つまり脳の表面に広がっているので，脳溝をランドマークに部位を特定します．さらに，そこを起点に皮質からの投射線維が白質内を下行していますので，投射線維が通過するランドマークを各スライスレベルから観察します（スライスレベル参照）．どのレベル（高さ）で損傷しているかによって，関与する脳部位も変わるため，MRI画像から損傷レベルをつなげた立体イメージとして捉えることが重要です（図1-16）[17]．

それでは，ここからは各レベルの脳画像から運動野と関連する投射線維について見ていきましょう．

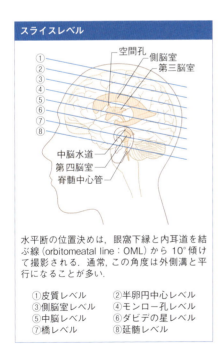

スライスレベル

① 空間孔／側脳室
② 第三脳室
③
④
⑤
⑥
⑦
⑧
中脳水道
第四脳室
脊髄中心管

水平断の位置決めは，眼窩下縁と内耳道を結ぶ線（orbitomeatal line：OML）から10°傾けて撮影される．通常，この角度は外側溝と平行になることが多い．

① 皮質レベル　② 半卵円中心レベル
③ 側脳室レベル　④ モンロー孔レベル
⑤ 中脳レベル　⑥ ダビデの星レベル
⑦ 橋レベル　⑧ 延髄レベル

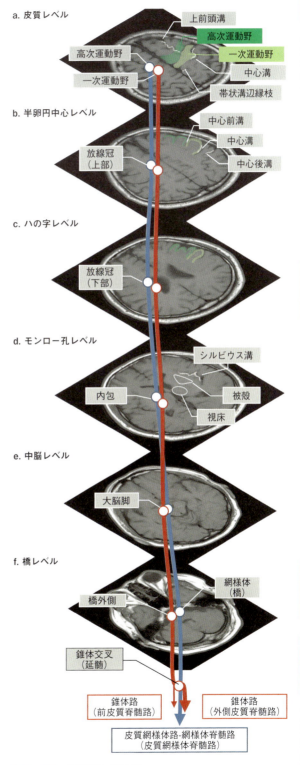

図1-16 運動野の脳画像

1 皮質レベル（図1-17）

このレベルでは，皮質の運動関連領域が観察できます．まず，中心溝を探します．帯状溝辺縁枝（帯状回が大脳縦裂半球間の境目に及ぶ溝）の直前にある脳溝が**中心溝**です．中心溝は逆Ωの形状をしています．この中心溝を挟むように位置するのが**中心前回**で，ブロードマン4野である**一次運動野**です．さらに前方に伸びる上前頭回の後部，ブロードマン6野の大脳皮質外側が**運動前野**で，大脳裂溝に至る内側面が**補足運動野**です．

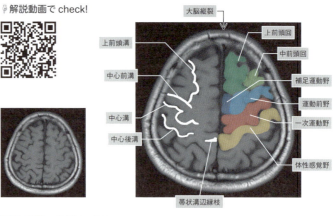

図1-17 皮質レベル

2 半卵円中心レベル（図1-18）

半卵円中心レベルでは，皮質からの投射線維が扇状に収束して，**皮質脊髄路**と**皮質網様体路**を形成していきます．上位中枢の位置関係から，皮質網様体路は皮質脊髄路の少し前方を比較的広く下行していきます．

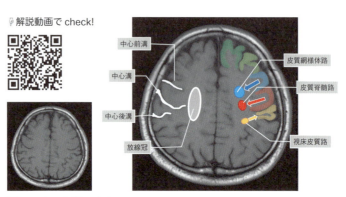

図1-18 半卵円中心レベル

3 ハの字レベル（図1-19）

放線冠を観察するには，側脳室がハの字に見える高さを探しましょう．このレベルでの皮質脊髄路は，運動野からの体部位局在（前額断）が扇状に放線冠へと収束していくイメージで，側脳室のすぐ横を通過します．また，側脳室の前と上を**帯状回**が取り巻いており，このレベルではハの字の前方が前部帯状回に該当します．

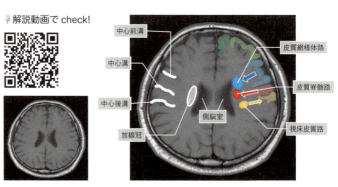

図1-19 ハの字レベル

4 モンロー孔レベル (図1-20)

解説動画でcheck!

前方で**モンロー孔**を，後方で松果体の近くを通るレベルになると，皮質脊髄路（●）と皮質網様体路（●）は，**内包**の後脚を通過していきます．

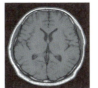
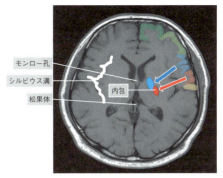

図1-20 モンロー孔レベル

5 中脳レベル (図1-21)

解説動画でcheck!

中脳レベルでは，皮質脊髄路（●）と皮質網様体路（●）は腹側の**大脳脚**に収束していきます．ちなみに，このレベルの中脳はミッキーマウスの形（耳が大脳脚，鼻が中脳水道）をしているので探しやすいですね．

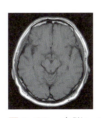
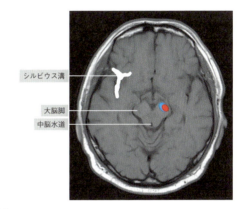

図1-21 中脳レベル

6 橋（脳幹）レベル (図1-22)

解説動画でcheck!

橋（脳幹）レベルでは，皮質脊髄路（●）は背外側を下行し，さらに下の延髄レベルで**錐体交叉**をします．ここで，交叉する線維が**外側皮質脊髄路**，交叉しない線維が**前皮質脊髄路**と区別されます．

一方，**皮質網様体路**（●）は腹内側を下行し，脳幹神経核である網様体に達して，シナプス伝達が行われます．網様体は他の神経核からの投射を受けながら，主に四肢近位筋と体幹筋を支配します．

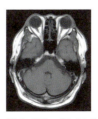
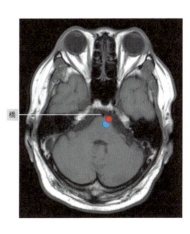

図1-22 橋（脳幹）レベル

5. 症例でみるシステム障害とリハ戦略

■ 運動野が関わる神経システム障害の代表的な臨床所見

「力が入らない（随意運動が起こらない）」
「体幹が側屈・前傾している（抗重力的な反応が見られない）」
「立位になると下肢が曲がってしまい，支えきれない（殿筋や大腿四頭筋などの持続的な筋収縮が不足している）」

運動野の損傷では，一次運動野の損傷による錐体路系の障害なのか，それとも高次運動野の損傷による錐体外路系の障害なのかで，見られる臨床像が異なります．

前者は皮質脊髄路の損傷による随意運動システム障害による症状で，後者は皮質-錐体外路系投射線維の損傷による高位運動制御システム障害の代表的な症状です．また，2つのシステムが同時に障害されている場合も多いため（→22頁COLUMN参照），それぞれの障害特性を整理して把握する必要があります．

随意運動システムと高位運動制御システム，それぞれを障害した症例から治療ヒントを探りましょう．

症例1 一次運動野の損傷によって低緊張と分離運動障害を呈した症例
〈随意運動システム障害〉

■ 臨床所見（発症後37日）

基本情報 60歳代，女性
診断名 左前頭葉脳梗塞
障害名 右片麻痺（弛緩性運動麻痺）
現病歴 自宅にてふらつきが出現し，救急搬送され保存的加療を受ける．発症37日後，リハビリテーション目的で当院へ転院．
主要症状 「足が思うように動かない」「動かし方がわからない」
運動機能
- BRS：Ⅵ-Ⅵ-Ⅲ，
- 感覚検査：表在深部とも正常範囲
- MMT：上肢5レベル（握力左右差なし），体幹3，下肢1～2レベル
- MAS：下腿三頭筋1+，その他，低下部位として体幹～下肢の全域
- BBS：49点/56点（OLS：3秒/1秒）
- 総評：体幹～下肢の低緊張を呈しており，特に麻痺側下肢の随意運動は複合屈曲が出現する程度で，膝の伸展は随意収縮が認められない．一方で，立位や歩行時における支持的活動は自重支持が可能．これを意識下で行おうとすると代償動作が出現して筋収縮が失われる．上肢の分離運動は良好だが，到達動作ではやや体幹の動揺が観察され，正確性がわずかに低下している．

MMT：manual muscle test（徒手筋力検査法）
分離運動が困難な場合，個別の筋を評定するMMTは不適切な場合がある．一方，筋出力の程度について把握する意味で，本法を便宜上使用することがある．

MAS：modified Ashworth scale

BBS：Berg balance scale

OLS：one leg standing

認知機能
- 顕著な問題を認めない．

ADL
- FIM：104点（運動71点　認知33点）．

病棟内ADLは車椅子を用いてほぼ自立レベル．立位や移乗は監視レベルだが，非麻痺側にやや偏った重心制動による代償が観察される．

FIM：functional independence measure

■画像所見（図1-23）

病変は，左の前頭葉中心前回付近から大脳縦裂に沿って広がっています．主に一次運動野の体幹〜下肢領域の損傷と見受けられます．また，補足運動野に損傷が及んでいる可能性も念頭におきました．

■システム障害

一次運動野の体幹および下肢領域に虚血性病変が広がっており，体幹〜下肢の出力低下（弛緩性麻痺）を主体とした随意運動障害が予測されます．その

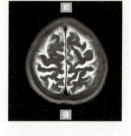
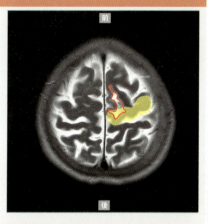

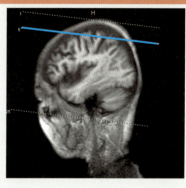
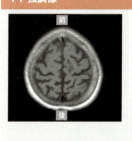
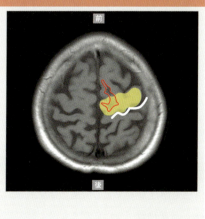
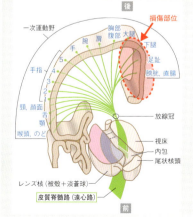

図1-23　症例1：発症後1カ月のMRI（皮質レベル）と損傷部位
黄色の部分は運動野，白線は中心溝，赤色は梗塞部位（損傷部位）を示す．

FLAIR像

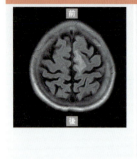
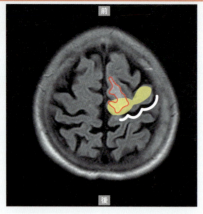

図 1-23 症例1：発症後1カ月のMRI（皮質レベル）と損傷部位（つづき）

他の神経核の損傷は観察されないため，純粋な錐体路障害が推測されます．

補足運動野に損傷が及んでいる場合，自発的な運動パターンが障害される可能性があります．「下肢の動かし方がわからない」という訴えは，内発的な運動制御障害の可能性があり，運動発現のプロセスについても留意しながら介入を検討する必要があります．

皮質下の損傷は免れており，姿勢制御の障害はないと思われます．このため，痙縮などの極端な筋緊張異常は起こりにくいと考えられます．

■リハ戦略

●姿勢課題から筋の収縮のコツをつかむ

本症例の主要症状は，一次運動野の損傷による弛緩性麻痺です．特徴は，膝伸展などの下肢における随意的な筋出力の低下です．膝伸展筋力と皮質脊髄路の完全損傷の程度には相関があると言われていますが[18]，本症例においても皮質脊髄路の損傷による筋出力の低下が要因と考えられました．

本症例では，随意運動における収縮は著しく困難でしたが（図1-24a），立位や歩行などの支持的活動では十分な収縮が得られていました（図1-24b）．そこで，支持的活動を利用して，筋収縮の感覚をフィードバックすることにしました．この支持的活動時の感覚を内的な手がかりとして，随意運動の際に失った「力の入れ方」を指導していきました．

●腹部の安定性を求める

下肢の随意運動の際，体幹の低緊張によって骨盤の不安定性が生じ，股関節運動の際に，骨盤も同時に（同じ運動方向に）動揺していました．骨盤と下肢の分離運動が障害されることで，（病的な）共同運動パターンに陥りますので，まずは体幹，特に腹部の不安定性を改善する必要がありました．

腹部が収縮しやすい課題を検討した結果，起き上がりなどの場面で随意的に収縮を促すと，姿勢保持や歩行場面でも緊張が継続することがわかり，随意運動の課題を行う前段階として積極的に取り入れることにしました．

腹部の収縮によって骨盤の安定性が得られることで，末梢の随意運動（特

> **共同運動パターン**：中枢神経を損傷すると，個別の筋単位で運動すること（分離運動）ができず，複数の筋による一定のパターンでしか運動ができなくなる．多くの場合，屈筋群・伸筋群による共同運動に分類される．

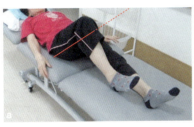 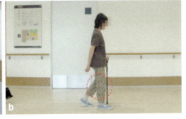

図 1-24　課題特性の違いによる大腿四頭筋の収縮の差異
2つの写真は，ともに麻痺側（右側）の大腿四頭筋の収縮を要する課題である．
a. 随意的な課題としてのSLRでは，大腿四頭筋への随意的な収縮がほとんど入らず，膝以下の随意性は著しく低下している．一方，b. 同時期の歩行場面では，体幹の不安定性を補うための杖は使用しているものの，自重を支持するだけの大腿四頭筋などの収縮があり，一定の歩行速度での遊脚が可能である．このように課題特性が異なると全く違った反応が見られることがある．

に足関節背屈）の出現が見られるようになってきましたので，腹部の収縮を求めつつ下肢の空間操作（**OKC課題**）を求めました．本症例では，おもりや緊縛帯などを利用して**リファレンス**を与えることで持続的な収縮が得られやすいことから，セルフトレーニングとしても導入しました．

また，本症例で注目すべき点は，非麻痺側での片足立位がとれないことです．体幹の低緊張により骨盤の空間保持が困難となり，麻痺側に墜落することで，結果的に非麻痺側の支持性も低下しています．このため，促通した腹部の筋活動をバランス課題につなげることで，非麻痺側と体幹の協調を図り，体幹機能の活動場面での活用を試みます．

● 感覚野からの運動誘発と初期学習

「力の入れ方がわからない」と訴えている人に，「力を入れて！」と声をかけても，それは無茶振りというものです．そんなときは感覚入力などで運動のきっかけを得ることが有効です．

中心溝を挟んで位置する運動野と感覚野は，随意運動に際しても連携しており，感覚入力によって随意運動が引き起こされる可能性があります．

例えば，コップを握る際，コップの形状や大きさに合わせて手の広げ方を事前に準備します．このような視覚による**手がかり**（cue）は，道具操作時の**手の構え**（**プレシェーピング**）を引き起こします（図 1-25a）．実際に道具を操作する際には，**手のなじみ機構**（**シェーピング**）[19]が誘発されます（図 1-25b）．このように，感覚刺激による感覚野の活動が，筋活動＝運動を発現[20]させているのです．

初期の運動学習では，感覚情報が手がかり（cue）となります．運動課題を行っているとき，「今どこに力が入っているのか？」「どんな感じがするのか？」「課題が成功したときと失敗したときの違いはあるのか？」，対象者の「気づき」を確認しながら進めると良いでしょう．

● 段階的な運動強度と速度を求める

本症例では，錐体路障害による出力低下に対し，当初は無理に動かそうとして，足関節筋の同時収縮を引き起こし，かえって関節運動を阻害していま

OKC：open kinetic chain 開放運動連鎖．

リファレンス：姿勢保持や運動課題を行う際に，知覚を促すために，物や環境を利用したヒントのこと．例えばpushingを呈した場合，壁を利用することで正中軸を保ちやすくなることがある．本症例では「ここに力を入れるんですよ」と力を入れる場所をわかりやすくするためのアイディアとして使用している．

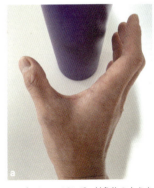

a. プレシェーピング：対象物の大きさや形状に応じて事前に手の形状を構える．

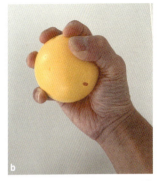

b. シェーピング：つかんだ物体の形状や材質に合わせて手をなじませる．

図 1-25　プレシェーピングとシェーピング

した．また，赤核が代償的に機能することで，原始的な屈曲優位パターンに陥りやすくなると考えられています（詳しくは第2章➡51頁参照）．

このように，運動時の過剰な努力（非麻痺側の連合運動）は，麻痺側の連合反応や同時収縮などの「誤った運動方法」を引き起こし，運動分解能をさらに低下させてしまいます．過剰性の影響がどの程度まで及んでいるのかを判別しながら，「正しい運動」の可能性を見極めましょう．

本症例では，背臥位などのリラックスした肢位から開始し，対象筋をタップしながら自動介助運動を行いました．さらに姿勢レベルを引き上げつつ，抵抗運動や速い運動を行って運動の切り返しを確認しました．

●機能的電気刺激（FES）による運動学習

本症例では，「力を入れる場所がわからない」との訴えがありましたが，機能的電気刺激（FES）などの感覚入力を積極的に利用し，本人に**気づき**（awareness）を促すことで，運動発現のチャンスや運動学習につながりました．

このような機能回復を図るトレーニング要素として，その機能を正しく引き出すことが重視されます．すなわち，**いかに正しい運動をどれだけの頻度で高い強度で行うか**が，運動学習を左右すると考えられています．近年では，FESのみならず，装具療法や新しいニューロモデュレーション（tDCS，BMIなど）との併用療法といった新しい治療法が模索されています．

損傷した神経システムの改善にアプローチする一方で，関連領域を活性化することで，神経システム全体の**血流動態の改善**を図ります．血流動態がよくなると，損傷の強い領域の活動性を賦活するチャンスが生まれます（エピローグ➡261頁参照）．

神経システムのどの要素が強く障害されているのか，逆にどの要素が残存しているのかを見極め，損傷の少ない領域を活性化させることで，神経システム全体としての機能を高める方策も，リハ戦略の1つです．

■経過

損傷領域は皮質領域に限定的で，錐体外路系神経核を損傷していないことから，筋緊張コントロールは良好でした．強度と速度負荷によって正しい運動が行えているかを確認しながら高強度トレーニングを行いました．

手指は一貫して実用手レベル．上肢は当初，「大きく手を振る」などの課題で肩甲帯の動揺が出現して正確性が低下していましたが，早期に改善し，調理を含めた家事動作が自立となりました．

下肢はBRS Vとなり，分離運動が可能となりました．しかし，スピードテストでは徐々に下腿筋が同時収縮を強めて関節運動が狭小化していました．このため，歩行はわずかに下垂足を残しましたが，当初使用していた簡易型短下肢装具（オルトップ®AFO LH）は退院時に離脱し，屋内独歩，屋外T-caneでの移動が可能となりました．この結果，FIM 125点と改善し，長距離屋外歩行での杖使用および階段で手すりを使用するほかは，屋外生活を含めて自立レベルになりました．

機能的電気刺激：FES（functional electrical stimulation）「脳卒中ガイドライン2021〔改訂2023〕」では，歩行障害および運動障害・ADLに対するリハビリテーションにおいて，機能的電気刺激（FES）による運動学習は歩行能力の向上や筋再教育に有効であり，通常のリハビリテーションに加えて行うことが推奨されている（グレードB）．対象筋の収縮だけでなく，共同運動として全身の運動パターンの学習（例えば歩行やステップ，ペダリング課題などと同時に行う）に利用することによって，治療効果を動作に汎化させる目的がある．

tDCS（transcranial direct current stimulation）：頭皮の上から微弱な電流を流して大脳皮質のシナプス伝達を増強する手法．

BMI（brain machine interface）：脳の信号を読み取って機械を操作したり，センサーなどの信号を直接脳に送って伝えたりする方法．

症例2 脳出血による皮質網様体路損傷で姿勢筋緊張障害を呈した症例
〈高位運動制御システム障害〉

■臨床所見（発症後40日）

基本情報 30歳代，男性
診断名 右脳出血（開頭血腫除去術後）
障害名 左片麻痺
現病歴 X年Y月Z日に自宅にてふらつきが出現し，救急搬送．即日，開頭血腫除去術を施行される．その後，全身状態が安定し，発症39日後に回復期リハビリテーション病院へ転院となる．
主要症状 体幹および麻痺側の上・下肢近位筋が筋緊張低下を呈し，座位や立位において姿勢を正中に保持できず，麻痺側に倒れてしまう．

運動機能

- BRS：Ⅱ-Ⅱ-Ⅲ
- 感覚検査：軽度鈍麻
- MAS：3．体幹腹部および股関節周囲筋の筋緊張低下．足底屈筋と上肢屈筋の筋緊張亢進．
- BBS：13点/56点

認知機能

入院時はやや覚醒不良（JCS I-1）で **MMSE** 23点であったが，入院後1週間で改善し，**TMT** Part Aで66秒，Part Bで164秒，**RCPM** は36/36点，**FAB** は18/18点となった．もともとの知能レベルが高いこともあり，一般的な課題や行為において認知的な問題は見られなかった．

ADL

- FIM運動項目：47点/91点．

入院当初は，座位以上の姿勢レベルの課題で麻痺側への転倒傾向が見られ，要介助．また，立位時の筋緊張低下により麻痺側荷重が難しく，非麻痺側優位での動作となっていたため，ADLは車椅子軽介助レベルであった．

■画像所見（図1-26）

脳動脈奇形（AVM）を背景とした皮質内出血によって，一次運動野直下（灰白質）〜放線冠（白質）に及ぶ広範囲を損傷しています．血腫は被殻付近にまで及んでいましたが，開頭血腫除去術によってわずかな虚血性病変を残すのみとなり，広範囲な脳の圧壊は免れました．しかし一次運動野および高次運動野からの投射線維は広いダメージを受けました．

■システム障害

運動野〜放線冠レベルでの皮質脊髄路損傷による随意運動システム障害に加えて，皮質網様体路損傷による姿勢制御システム障害を認めました．特に上・下肢の随意運動時に，体幹肩甲帯の筋緊張低下による側屈や後退が出現していました．血腫の一部は大脳基底核を圧壊していたため，転院当初は痙

MMSE：mini-mental state examination
30点満点の認知機能検査．23点以下で認知症の疑いがあり，27点以下で軽度認知障害（MCI）の疑いがある．

TMT：trail making test
Part A：ランダムに書かれた数字25個を，順番に一筆書きでつなぐ時間を計測する注意の持続性検査
Part B：ランダムに書かれた数字と平仮名の25個を交互につなぐ時間を計測する注意の分配性検査

RCPM：Raven's coloured progressive matrices（レーヴン色彩マトリックス検査）
視覚的な課題を用いた非言語的知能検査法．36点満点で評点され，24点以下で知能低下と判定される[21]．

FAB：frontal assessment battery
前頭葉機能を査定する認知行動検査．6つのサブテストを合計して18点満点で示す[22]．

術前のT2強調像		損傷部位

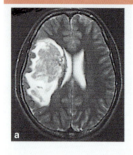 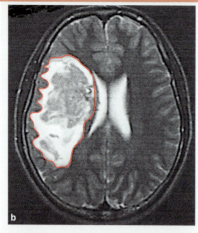 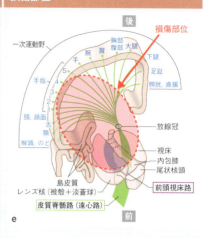

術後のFLAIR像

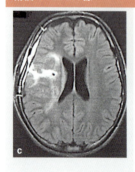 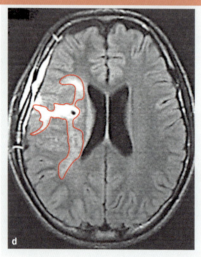

図1-26　症例2：開頭血腫除去術前後のMRIと損傷部位
a・b. 開頭血腫除去術前のT2強調像，c・d. 開頭血腫除去術後1カ月のFLAIR像，e. 損傷部位の模式図
赤色は出血部位（損傷部位）を示す．

縮を認めましたが，次第に改善していきました．

　認知機能については，発症当初，前頭前野に至る血腫によって前頭橋路および尾状核頭を損傷したことで，認知系ループ（第6章➡151頁）の機能が低下し，一時的な覚醒低下や注意障害を呈しました．しかし，その後，血腫除去術によって致命的なダメージは免れました．

■リハ戦略

　主要な問題として，抗重力的な体幹活動の低下により，上・下肢を操作する際に，肩甲帯や骨盤帯の後退が見られるなど，中枢側の不安定性が観察されました．背景として，重力に抗した姿勢を維持できずに起こる不安定性や，四肢運動時に発生する反作用や加速度に対応する姿勢制御系システムの弱化

が挙げられます．

　損傷領域は比較的広範囲で，錐体路損傷も認めましたが，血腫除去および脳血流動態の賦活による改善を見込み，姿勢課題とともに上・下肢の随意運動の課題難易度を漸増的に課していくなかで，姿勢の安定性を求めました．

● 姿勢制御の反応を引き出す

　姿勢の問題を捉えるためには，重力の作用を考えなくてはなりません．姿勢は，常に重力による外力にさらされています．その中で重心の安定を図りつつ動作を行うことが求められます．その活動の性質は「**反応**」であり，その反応を引き出すための**刺激**が必要となります．抗重力位を積極的にとることで重力刺激を与え，姿勢制御システムを活性化させて，姿勢保持筋の活動を高めていきます．逆に臥位の状態では，随意筋の活動は得られたとしても，姿勢保持筋の活動は得られません[23]．抗重力活動が得にくい場合は，高い姿勢レベル（立位）から始め，段階的に低い姿勢レベル（座位や臥位）へと展開する戦略をとります．

　また，姿勢レベルの変化に追随した反応が弱かったり，切り替わるタイミングが遅れたりすることがあります．反応を得るためのポイントは，①**正しいアライメントをとる**，②**反応が得られるタイミングを図る（待つ）**，③**姿勢変換の速度をはじめはゆっくりとし，徐々に速めていく**（速すぎても遅すぎても随意的となってしまいます）ことです．

　さらに，随意運動や歩行によって生じる関節運動は，物理的に反作用や加速度を発生させます．姿勢制御システムはそれに随伴または予測的に制御してバランスを保つ機能，すなわち**先行随伴性姿勢調節機構**（APAs）を担います（➡21頁）．動的場面において，姿勢（体幹や四肢近位筋）にインスタビリティは生じていないのか，またどのタイミングで観察されるのか，中枢と末梢＝stability & mobility の関係を見極めます．

● 肩甲帯に対するアプローチ

　体幹アライメントを考える際に，忘れてはならないのが肩甲帯です．上肢近位筋の筋緊張低下により肩甲骨が下制や屈曲位となると，大胸筋は短縮し，上肢屈筋の痙縮を助長します（図1-27a）．さらに胸郭が屈曲位をとることで体幹筋を弛緩させます．そこに上肢帯の重みが加わると，ただでさえ弱化した体幹には「重石」となり，抗重力的な活動を阻害するだけでなく，制御を失った上肢帯は姿勢に対して外乱を与えてしまいます．

　肩甲帯を姿勢制御に参画させるためには，肩甲帯周囲筋や背筋群の持続的な筋収縮を促通して，肩甲帯アライメントを内転・挙上位で安定させることを求めます．こうすることで，体幹筋（特に腹筋群）が働きやすくなることがあります（図1-27b）．また，肩痛などにより筋収縮が得られにくい場合は，装具などの利用を検討します．上肢装具（図1-28）は肩甲帯を安定化させ，体幹の正常な筋活動を促す効果が期待されます[24]．このように，==肩甲帯は，上肢の作業活動だけでなく，姿勢制御や歩行にも重要な要素だと捉える必要があります．==

> 維持期の片麻痺例では，痙縮が亢進して肩甲帯が後退・下制・後退位で固定されている場合がある．これは，肩甲帯や体幹の不安定性を止めるための代償戦略がパターン化したことによる現象である．これを改善するには，根本的な不安定性の改善が求められるが，近位関節の反応より前に起こる痙縮のパターンは，抑制する必要がある．

5. 症例でみるシステム障害とリハ戦略

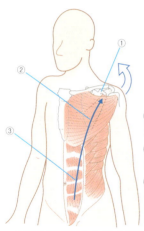

① 肩甲帯が内転・挙上位で安定すると,
② 大胸筋・小胸筋は胸郭を持ち上げ,
③ 腹斜筋・腹直筋の静止張力が高まるとともに筋活動が入力されやすい状態になり,筋活動が高まる.

a. 肩甲骨が体幹アライメントに及ぼす影響

b. 徒手によるアプローチ：肩甲帯周囲筋を活性化させて，体幹アライメントの安全性を向上させる.

図 1-27　肩甲帯に対するアプローチ

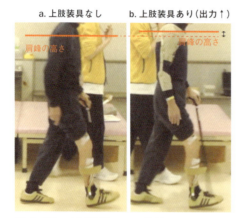

a. 上肢装具なし　　b. 上肢装具あり（出力↑）

図 1-28　上肢装具による体幹アライメントの改善

● プレーシング

　プレーシングは，四肢を空間に保持するための姿勢反応の一種です．四肢の随意運動を行う際に，主に近位関節の周囲筋の緊張を準備（セット）することで，運動を行いやすくします．また，運動が発現する前に，外乱や次に起こる運動を予測して姿勢制御を行うAPAsが機能することで，姿勢の影響を受けることなく運動を行うことが可能となります．このため，プレーシングは姿勢制御システムの一部と捉えることができます．

　治療展開においては，COLUMN「課題難易度の設定：運動要素」（→36頁）に示すように，随意運動の課題を行う際に，近位関節のプレーシングを求めつつ，姿勢レベルを段階的に上げていきます．脳卒中片麻痺患者では反応が遅れる場合がありますので，適切なアライメントに誘導して姿勢筋緊張の反応を「待つ」ことも，成功のポイントとなります．

● 歩行による網様体脊髄路系の賦活

　姿勢制御の課題として，歩行は最も姿勢レベルが高く，ダイナミックで，刺激の豊富な手段です．歩行には運動パターンやリズムを調節するジェネレーター（CPG）が存在し，姿勢制御システムに投射を送って姿勢筋緊張を調整しながら歩行を制御しています．この特性を逆手に取り，CPG から姿勢制御システムを賦活する戦略があります．動物実験では，歩行誘発野を刺激すると，歩行パターンに類似した筋活動が観察されることが知られています．ジェネレーター系システムを積極的に賦活することで，投射を受ける網様体の活性化が期待できます．もちろん，歩行による重心移動や姿勢保持が行える姿勢保持筋の機能と，床反力を受けるためのアライメントが必須となりますので，体幹を介助したり，下肢装具を活用したりして，安定性を補助しながら進めていくことが重要です．

CPG：central pattern generator（→197 頁）

■ 経過

　発症直後は，血腫による圧壊の影響が被殻に及んでいたため，筋緊張異常，特に足関節は姿勢変換の際にクローヌスが出現していました．しかし，血腫による致命的なダメージは回避されたため，次第にクローヌスは消失し，体幹および上下肢近位筋の安定性が改善していくにしたがって，痙縮は軽減していきました．

　発症後5カ月で回復期リハ病棟を退院した際には，BRS はⅤ-Ⅳ-Ⅴとなり，当初，上肢に見られていた亜脱臼に伴う疼痛や，動作中の上肢参加の遅れ（忘れ）は，肩甲帯の筋緊張改善によって消失しました．応用的な歩行，特に速いスピードでの方向転換では，足関節の内反方向の不安定性が残存していたため，油圧制動型短下肢装具と T-cane を使用し，屋外歩行・階段昇降は修正自立（電車利用は監視）でした．

　その後，外来通院に移行して，リハを継続しました．足関節の随意性が向上し，歩行中の足関節運動が安定化したため，発症後8カ月でスポーツ用サポーターに変更しました．発症後10カ月で走行も可能となり，装具から離脱して完全自立歩行となりました．

COLUMN

課題難易度の設定：運動要素

　課題難易度は，運動要素と姿勢レベルの2つの観点から設定します（姿勢レベルは➡次頁）．

　運動要素は，痙縮の影響を考慮して，正しい運動（correct movement）を誘発できる強度や速度を選択します（表）．次に，運動の分解能を見極めて，ターゲットとなる関節運動を引き出すために，その他の運動はセラピストが抑制します．また，主動筋，拮抗筋，共同筋など相反神経支配によって影響を受ける筋と運動を切り替えることによって，より随意的に制御するようにします．

　介入によって引き出した随意運動を，実際の動作に結びつけるためには，動作の運動パターンやタイミングなどの運動学的特性（運動条件）を念頭においた課題を練習します．ただ単に「課題をやってみる」のではなく，セラピストによる操作（ハンドリング）介入を用いて，①運動負荷（介助量）を調整する，②運動を分解するために不要な運動を制御する，③運動のタイミングや速度を設定する，④運動の滑らかさをアシストするなどの目的別に行うことが望ましいでしょう（図）．

表　運動要素の選択

運動要素：正しい運動を誘発できる
　　　　　難易度を判断する
①運動強度
②運動の分解能
③運動の速度やタイミング
④運動の滑らかさ

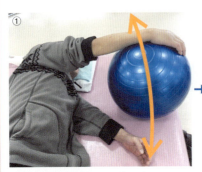 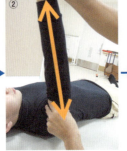 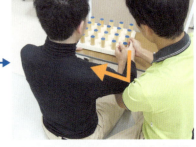

①上肢の自重負荷の軽減

座位や立位では抗重力肢位となり，不安定な肩甲帯を固定させるために痙縮が強まることがある．写真①では側臥位で重力負荷を軽減しつつ，ボールを用いることで運動方向をアシストして，三角筋の随意的な収縮を求めている．

②背臥位でのリーチ動作の誘導・③座位でのリーチ動作の誘導

背臥位は体幹の安定的な姿勢であり，肩甲帯への課題に集中して取り組むことができる．

写真②は肩甲帯をわずかに離床させて空間保持させながら三角筋に筋感覚刺激を与え，随意的な肩関節運動を求めている．

ハンドリングは簡便で汎用性が高く，即時効果を得やすい方法である．ポイントはあくまで「誘導」であって「他動」ではないこと．動きの方向性は提示するが，追随を待つ感覚が大切である．上肢の自重を下からサポートしながら，運動方向を"誘導"するように心がける．

写真③のリーチ動作は，前腕からのハンドリングを加えて肩甲帯をサポートしているが，運動の意識は手指に向け，視覚的にフィードバックしながら行っている．

図　段階的なアプローチの展開

COLUMN

課題難易度の設定：姿勢レベル

姿勢レベル（表）は，随意運動に大きく影響します．代償作用が生じないよう，下記の点に留意して課題難易度を設定します．また，たとえ誤った代償戦略であっても，それを全否定すると，対象者は不安になり，正しい姿勢制御システムを受け入れる余裕がなくなってしまいます．対象者が恐怖心を感じないような課題難易度を設定します（図）．

例えば，端座位での，上肢による食事動作を課題とした場合，その課題に必要な随意運動が，どの関節運動や分離運動で問題となっているのかを明らかにします．肘関節の屈曲なのか，指関節との連合運動なのか，などです．その上で，正しい動きを誘発するための課題を設定します．同時に，姿勢レベル，代償性姿勢の有無などを評価し，端座位がとれるように環境を調整します．

固定傾向が強い場合は，姿勢を安定させる環境を整えます．テーブルや壁，座面に対するクッションや立位時の装具など物理的安定を与えることによって，課題難易度を調整します．

実用的な姿勢制御システムを獲得するには，運動や動作による外乱（反作用や加速度）に対する適応能力が必要です．課題を設定する際には，姿勢レベルをベースに，随意運動や歩行などの動作を加えていくことより，適応的で自動的な姿勢制御システムを目指します．

表　姿勢レベルの選択

筋緊張調整が困難な事例では，姿勢レベルを的確に設定する
❶臥位
❷座位
❸膝立ち位
❹立位
❺歩行などの動的姿勢

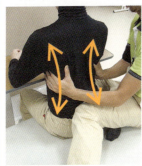

図1　徒手的な姿勢アライメントの補正

非対称性姿勢を取るのは，非麻痺側体幹や麻痺側屈筋による代償戦略の可能性がある．まずはテーブルなどを用いて座位を安定させる．これにより，姿勢保持に使用していた四肢を解放し，随意運動の課題を行う条件を整える．

写真は前腕および胸部をテーブルに接触させて肩甲帯周囲の緊張を落とし，骨盤を前傾位に保った状態で，セラピストが胸郭を補正している．

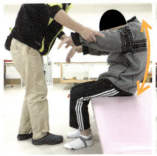 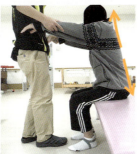

図2　体幹の分節的な姿勢反応を遠隔誘導で引き出す

座位における骨盤傾斜を，少し離れた上肢帯から誘導する．この場面では，腹筋群の持続的かつ段階的な筋活動（graded control）を求めている．ポイントは，体幹の筋活動を確認しつつ，収縮が途切れない速度の姿勢変化を求めること．腹部が収縮しにくい場合は，体幹への抵抗負荷や単純な起き上がり動作などで，腹部の収縮感覚を促通してから行うとよい．

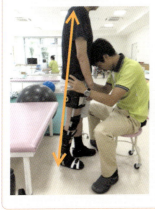

図3　下肢装具によるアライメント調整

下肢の支持的な筋活動を促通するには，麻痺側への荷重が必要である．しかし，弱化した麻痺側は自重を支持できない．そこで装具などを利用して，麻痺側に荷重をかける．このとき，適切なアライメントを保つことが重要である．最も不安定になりやすい股関節に対しては，関節窩（＝寛骨臼）に下肢荷重線を合わせ，下肢（ロコモーター）の直上に体幹（パッセンジャー）がくるように誘導する．

引用文献

1) 内藤栄一：運動制御と身体認知を支える脳内身体表現の神経基盤．理学療法学 43：59-62，2016
2) 丹治順：脳と運動第2版―アクションを実行させる脳―（ブレインサイエンス・シリーズ17）．p 25，共立出版，2009
3) 服部孝道（監訳）：一目でわかるニューロサイエンス第3版．p 77，MEDSi，2009
4) 西条寿夫，他（監修）：リハビリテーションのためのニューロサイエンス―脳科学からみる機能回復．p 48, 51，メジカルビュー社，2015
5) 松波謙一，他：最新 運動と脳―体を動かす脳のメカニズム（ライブラリ脳の世紀：心のメカニズムを探る5）．p 71，サイエンス社，2000
6) 阿部浩明，他：拡散テンソル画像・拡散テンソルトラクトグラフィーの理学療法領域における臨床応用．理学療法学 43：349-357，2016
7) 西条寿夫，他（監修）：リハビリテーションのためのニューロサイエンス―脳科学からみる機能回復．p 55，メジカルビュー社，2015
8) 本間研一（監修）：標準生理学 第9版．p 353，医学書院，2019
9) 西野仁雄，他：運動の神経科学―基礎から応用まで―．p 64，有限会社ナップ，2000
10) He SQ, et al：Topographic Organization of Corticospinal Projections from the Frontal Lobe：Motor Areas on the Medial Surface of the Hemisphere. J Neurosci 15：3284-3306, 1995
11) Wise SP：Corticospinal efferents of the supplementary sensorimotor area in relation to the primary motor area. Adv Neurol 70：57-69, 1996
12) Dum RP, et al：The origin of corticospinal projections from the premotor areas in the frontal lobe. J Neurosci 11：667-89, 1991
13) Andrews AW, et al：Distribution of muscle strength impairments following stroke. Clin Rehabil 14：79-87, 2000
14) Noskin O, et al：Ipsilateral motor dysfunction from unilateral stroke：implications for the functional neuroanatomy of hemiparesis. J Neurol Neurosurg Psychiatry 79：401-406, 2008.
15) Yoo JS, et al：Characteristics of injury of the corticospinal tract and corticoreticular pathway in hemiparetic patients with putaminal hemorrhage. BMC Neurol 14：121, 2014
16) Grefkes C, et al：Reorganization of cerebral networks after stroke：new insights from neuroimaging with connectivity approaches. Brain 134：1264-1276, 2011
17) 森進（翻訳）：拡散テンソル法によるヒト脳白質のMRIアトラス～MRI Atlas of Human White Matter（KS医学・薬学専門書）．p 21，講談社，2007
18) Madhavan S, et al：Corticospinal tract integrity correlates with knee extensor weakness in chronic stroke survivors. Clin Neurophysiol 122：1588-1594, 2011
19) 嶋脇聡，他：把持動作の手指プリシェイピングに及ぼす視覚情報の影響．人間工学 47：31-35，2011
20) 西野仁雄，他（編）：運動の神経科学―基礎から応用まで．p 99，ナップ，2000
21) 杉下守弘，他：日本版レーヴン色彩マトリックス検査手引．pp1-9，日本文化科学社，1993
22) Dubois B, et al：The FAB：a frontal assessment battery at bedside. Neurology 55：1621-1626, 2000
23) 齋藤昭彦（訳）：腰痛に対するモーターコントロールアプローチ，腰椎骨盤の安定性のための運動療法．p 4，医学書院，2008
24) 山川諒太，他：肩甲帯アライメントの変化が脳卒中片麻痺患者の歩行に及ぼす影響―Gait Judge Systemを用いた検討―．理学療法東京 3：42-47，2015

第2章

脳幹が関わる神経システム
神経核の密集地帯・運動を支える縁の下の力持ち

　脳幹は，中脳・橋・延髄で構成されています．大脳皮質が様々な情報を統合する上位中枢として機能しているのに対して，脳幹は錐体外路系投射線維の下位中枢として機能する多くの神経核を擁しています．また，大脳皮質と脊髄を結ぶ投射線維の線維束が集中する部位でもあります．

　錐体外路系の神経核の多くは，小脳と連絡をとり，バランス機能を保っています．さらに，脳幹は歩行誘発野（第8章）とも密接に連携し，歩行制御の一端を担っています．

　本章では，脳幹の中でも運動制御に関わる代表的な神経核と投射線維に焦点を当てて解説します．

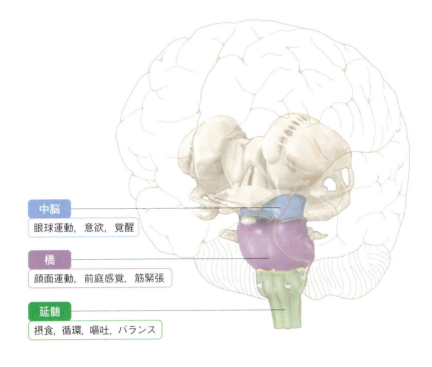

中脳
眼球運動，意欲，覚醒

橋
顔面運動，前庭感覚，筋緊張

延髄
摂食，循環，嘔吐，バランス

1. 脳幹が関わる神経システムの概要

バランスを保つには,そのときの課題や環境に適応できる運動機能はもちろんのこと,認知に必要な知覚すなわち体性感覚や前庭感覚,視覚からの情報が必要です(図2-1).

脳幹はそれらの情報を処理する神経核を有し,バランスを保つための筋緊張を調整しています.

代表的な神経核には,赤核,上丘(視蓋),網様体,前庭核,橋核,脳神経核があります.これらは,下行性投射線維の神経核として筋緊張を調整し,運動を制御しています.

この下行性投射線維は,走行部位ごとに**腹内側系**と**背外側系**に分けられ,それぞれ機能特性が異なっていることが知られています.腹内側系は,**網様体脊髄路**,**前庭脊髄路**,**視蓋脊髄路**からなり,四肢近位筋と体幹の姿勢筋緊張の調整に関与しています.背外側系は,**皮質脊髄路**と**赤核脊髄路**からなり,四肢遠位筋の巧緻運動に関与しています(図2-2).

これらの投射線維は,第1章で解説した錐体路系に対して,**錐体外路系**に分類されます(皮質脊髄路を除く).

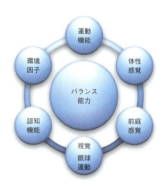

図2-1　バランスに必要な機能

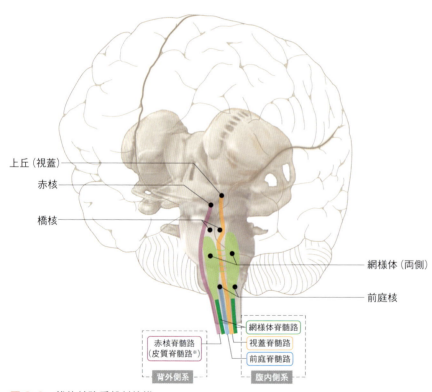

図2-2　錐体外路系投射線維
※第1章を参照

❶ 網様体脊髄路
経路 脳幹網様体から脊髄運動神経に連絡しています．
機能 脊髄運動神経の α/γ 両方に接続しており，随意運動，反射活動，姿勢筋緊張の調整に関わっています（姿勢安定化システム）．

❷ 前庭脊髄路
経路 前庭神経核から主に伸筋の脊髄運動神経に投射しています．
機能 前庭神経核は，前庭迷路系から入力を受けて，抗重力姿勢の維持に関与しています（バランス反応システム）．

❸ 視蓋脊髄路
経路 中脳の上丘（視蓋）から脊髄前索の内側部に達します．
機能 視覚刺激に対する頸部の反射運動に関与しています（眼球-頭頸部協調システム）．

❹ 赤核脊髄路
経路 中脳の赤核から脊髄運動神経に連絡しています．
機能 赤核は，大脳皮質と小脳から投射を受けて屈筋の筋緊張を調整しますが，健常なヒトでは痕跡的な線維と考えられています（随意運動サブシステム）．

❺ 皮質橋路（前頭橋路，頭頂橋路，側頭橋路，後頭橋路）
経路 大脳皮質（主に前頭前野）から橋核に連絡します．
機能 橋核から小脳に連絡し，認知機能のサブシステムとして機能します（皮質連合野システム）．

おさえておきたいポイント

- 大脳皮質が指令・統合中枢であるのに対し，脳幹は下位の規制回路としての役割を担っている．
- 脳幹は，小脳や皮質下神経核と密に連絡をとりながら，主にバランスに関わる筋緊張の調整を担う姿勢制御システムとして機能している．
- 姿勢安定化システムは，随意運動や歩行を担うジェネレーター系システムと密接に関わっており，脳幹網様体を介して，先行的かつ随伴的に姿勢を保っている．

2. 脳幹の構造

　脳幹は中脳，橋，延髄で構成されています（表2-1，図2-3, 4）．脳幹には様々な神経核が存在します．本項では，脳幹の神経核の中でも，特にバランス制御に関わる赤核，網様体，前庭核について紹介していきます．

表2-1　脳幹の構成

	主な器官	主な機能	障害例	脳神経
中脳	中脳蓋（四丘体：上丘，下丘） 被蓋（黒質，赤核） 大脳脚 上小脳脚 腹側被蓋野	・視覚，聴覚の中継点として眼球運動を制御している．また，小脳に情報を投射し，小脳から大脳皮質に情報を送る． ・随意運動や不随意運動の制御を担う． ・衝動や欲望を司る．	眼球運動障害 不随意運動	動眼神経（Ⅲ） 滑車神経（Ⅳ）
橋	上/中小脳脚 青斑核 前庭核 橋網様体 橋核	・背側は顔面や前庭感覚，眼球運動を動かす脳神経核，小脳との横行通路，注意や覚醒を調整する． ・腹側は随意運動の投射線維束の下行通路，大脳と小脳の中継点として機能している．	【腹側】 運動麻痺 【背側】 眼球運動障害 バランス障害	三叉神経（Ⅴ） 外転神経（Ⅵ） 顔面神経（Ⅶ） 内耳神経（Ⅷ）
延髄	オリーブ核 延髄網様体 中/下小脳脚	・嘔吐，嚥下，唾液，呼吸および循環，消化を含む自律神経の神経核．生命維持に必要な機能を担う． ・末梢からの情報を小脳に伝え，脳幹神経核に投射する．	Wallenberg 症候群	舌咽神経（Ⅸ） 迷走神経（Ⅹ） 副神経（Ⅺ） 舌下神経（Ⅻ）

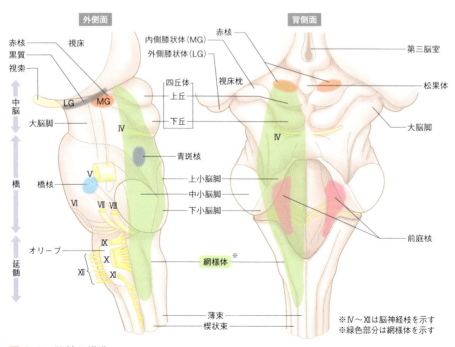

図2-3　脳幹の構造

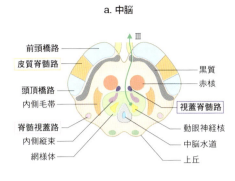
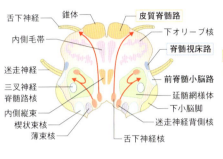
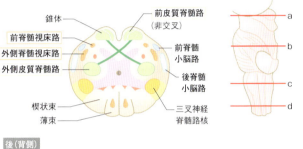

図 2-4　脳幹の水平断面

1 中脳：赤核

　赤核は，中脳被蓋の中央部に位置し，黒質に隣接しています．血管と鉄分を多く含むために赤く見えることから，「赤核」と名づけられました．赤核は，視床や小脳，脊髄と連絡をとり，赤核脊髄路を形成して運動制御に関わっていると考えられています．

　ヒトを含めた霊長類では，大脳皮質が発達しているため，皮質脊髄路による運動制御が主体となっています[1]．赤核は，皮質脊髄路の補助として，特に上肢屈筋の随意運動に関わる背外側系線維の神経核として位置づけられ，錐体路損傷時に側副路として機能すると考えられています[2]．近年では，皮質脊髄路損傷の際の代替経路としての役割が指摘される（エピローグ➡265頁）など，さらなる機能の解明が注目されています．

　赤核は，**大細胞性赤核**と**小細胞性赤核**に分けられます．大細胞性赤核は主に赤核脊髄路の出力核として機能しており，小細胞性赤核は下オリーブ核に投射する中心被蓋路を形成しています．**中心被蓋路**では，下オリーブ核が対側の小脳皮質に登上線維を出し，上小脳脚から赤核に戻す回帰性ループ（**ギラン-モラレ三角**）を形成しています（図2-5）．

　赤核を損傷すると，①顎が患側に向かう斜頸，②健側の半身不全麻痺，企図振戦，運動失調を呈することが報告されています．

> 赤核は，オリーブ-小脳を経由して大脳基底核にループ回路を形成しており，運動制御にも関与していると考えられる．一方，健常成人では上位中枢による統制を受けているため，赤核は痕跡的な神経核（線維）であるとの意見もある．

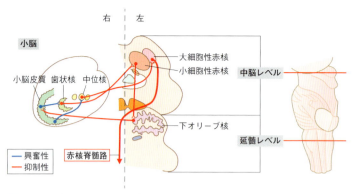

図 2-5　ギラン-モラレ三角

2 中脳：上丘（視蓋）（図 2-6）

赤核とほぼ同じレベルの高さで，最も背側に**上丘**があります．上丘は**視蓋**とも呼ばれ，網膜からの視覚情報のおよそ 10％ が投射されて（残り 90％ は視交叉を経て，視床の外側膝状体を経由して一次視覚野に投射されます），視覚探索に用いられる急速眼球運動（サッケード，第 5 章 COLUMN → 125 頁）に関与しています[3]．

視蓋は，脊髄運動ニューロンに投射を送り，眼球と頭部を動かす定位反応を引き起こします．この経路を**視蓋脊髄路**と言います．

3 橋・延髄：網様体

脳幹の背側に縦長に位置する神経細胞群で，網の目状に神経線維を形成していることから，「網様体」と名づけられました．

網様体路は，脊髄の前索または側索を下行していきますが，橋網様体脊髄路は非交叉性であるのに対し，延髄網様体脊髄路は交叉性/非交叉性両方の線維を有するため，左右一体となって機能しています[4]．

網様体は上行性と下行性で機能が異なり，**上行性網様体賦活系**は覚醒や注意力を保ち，下行性の**網様体脊髄路**の神経核は姿勢筋緊張を制御します．

網様体脊髄路は，補足運動野と運動前野（6 野）からの入力（皮質網様体路）を受けて，姿勢制御システムの主要な役割を担っています[5]．網様体は，構造的に**橋網様核**（吻側橋網様核，尾側橋網様核）と延髄網様核（**巨大細胞性網様核，大細胞性網様核**）に分けられます（図 2-7）．

また，脳幹網様体は，脚橋被蓋野を介して，運動ループを構成する淡蒼球内節および黒質網様部からの投射を受けています．同時に，中脳の歩行誘発野からの投射も受けています．歩行誘発野は，中枢性歩行パターン生成器（CPG）の駆動に関わっていることから，網様体は歩行にも関与しています．

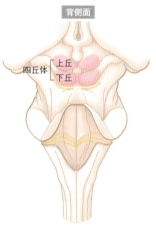

図 2-6　上丘（視蓋）の位置

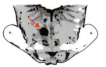

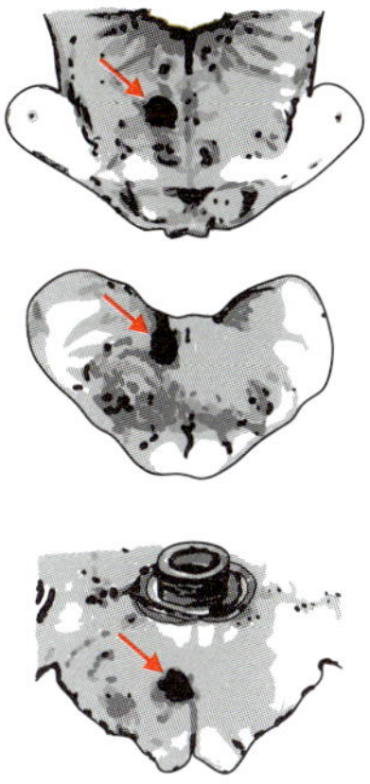

① 橋網様核
- 橋由来
- 一側性支配
- 同側脊髄前索を下行する
- 脊髄前角の介在ニューロン層と体幹筋運動ニューロン層に投射する

② 巨大細胞性網様核
- 延髄背側由来
- 両側性支配
- 同側脊髄前索を下行する
- 脊髄前角の介在ニューロン層と体幹筋運動ニューロン層に投射する

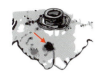

③ 大細胞性網様核
- 延髄背側由来
- 両側性支配
- 前索から側索に広く分布している
- 脊髄前角の介在ニューロン層と体幹筋運動ニューロン層に加え，前角外側の四肢筋運動ニューロン層や中間層に投射する

図 2-7　網様核の分類

〔松山清治，他：脳幹歩行中枢と網様体脊髄路・赤核脊髄路．Clin Neurosci 33：755, 2015 をもとに作成〕

4 橋：前庭核（図 2-8）

平衡感覚を司る**前庭核**は，橋の背側部に位置します．前庭核は，その構造の特徴から 4 つの核に分けられます[6,7]．

外側核は，耳石から投射を受けて，外側前庭脊髄路の出力核として，主に下肢の伸筋の筋緊張を調整しています．

内側核は，半規管から投射を受け，内側毛帯を介して，姿勢の変化や回転に応じて頸部や体幹の垂直性を保っています．

上核は，小脳（片葉小節葉と室頂核）や半規管から入力を受けて，同側の滑車神経核と動眼神経核に出力し，眼球の制御に関わっています．

下核は，小脳（片葉小節葉と室頂核）や卵形嚢・球形嚢から投射を受けて，前庭小脳に出力し，平衡機能や筋緊張の調整に関与しています．

> 平衡感覚の受容器である前庭迷路には，耳石器（球形嚢と卵形嚢）と半規管がある．耳石器は直線加速度を，半規管は回転運動の角加速度を検出して，前庭神経に送る[5,7]．

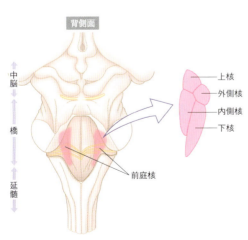

図 2-8　前庭核の位置と機能

5 橋：橋核 (図2-9)

橋核は脳幹の中間部，橋の中央部にある小脳前核で，連合野（特に前頭葉）から投射を受けています．橋核は，中小脳脚を介して**橋小脳路**を形成し，橋で交叉して，大脳皮質からの情報を対側の小脳に伝えています．

6 脳神経核

脳幹には，脳神経12本のうち10本の脳神経核が存在します（大脳レベルにある嗅神経［Ⅰ］と視神経［Ⅱ］を除く）(表2-2)．

脳幹の**脳神経核**には感覚性と運動性のものがあり，それぞれの神経枝の感覚と運動を司っています（三叉神経感覚枝と前庭蝸牛神経を除く）．特に運動性の神経核は大脳皮質からの投射を受けています．詳細は皮質核路（→19頁）で解説します．

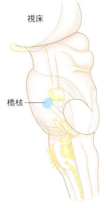

図2-9 橋核の位置

表2-2 脳神経12枝

枝	第Ⅰ	第Ⅱ	第Ⅲ	第Ⅳ	第Ⅴ	第Ⅵ	第Ⅶ	第Ⅷ	第Ⅸ	第Ⅹ	第Ⅺ	第Ⅻ
神経	嗅	視	動眼	滑車	三叉	外転	顔面	内耳	舌咽	迷走	副	舌下
タイプ	感覚	感覚	運動 自律	運動	運動 感覚	運動	運動 感覚 自律	感覚	運動 感覚 自律	運動 感覚 自律	運動	運動
部位	大脳レベル		中脳レベル		橋レベル				延髄レベル			

3. 脳幹が関わるシステム

1 姿勢安定化システム：網様体脊髄路
(図 2-10)

経路 補足運動野/運動前野➡網様体➡
- ➡①脊髄介在ニューロンを経由して（主に）γ運動ニューロン（網様体脊髄路）
- ➡②被殻➡（運動ループ）➡運動関連領域（一部は前庭神経核からの投射を受ける）（回帰ループ）

主な投射線維（橋および延髄）網様体脊髄路，皮質網様体路，小脳網様体投射，前庭網様体投射

機能 重力に対する関節の位置や，姿勢における四肢近位筋および体幹筋の筋緊張調整を担い，姿勢を安定化させます．

障害 網様体脊髄路は皮質，前頭葉，小脳，大脳基底核など様々な部位から広く入力を受けているため，脳損傷によって影響を受けやすいシステムです（第1章COLUMN➡22頁）．損傷されると，腹筋群などの体幹筋や四肢近位筋の機能不全（**筋緊張低下**）を呈します．また，網様体の損傷により吃逆（しゃっくり）が出現することがあります．

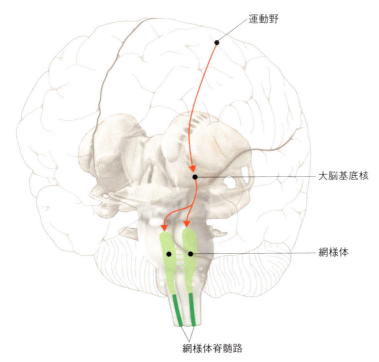

図 2-10 姿勢安定化システム：網様体脊髄路

2 バランス反応システム：前庭脊髄路
（図2-11）

経路（図2-12）

前庭器官（半規管，耳石）➡前庭蝸牛神経（Ⅷ）➡平衡機能関連領域➡

➡①前庭外側核➡同側脊髄側索腹側➡頸椎〜仙椎レベルの脊髄（γおよびα）運動ニューロン

➡②前庭内側核（上・下前庭核）➡内側縦束➡頸椎〜上位胸椎レベルの脊髄前角細胞

前庭神経核からの線維の一部は下小脳脚より小脳片葉小節葉に入り，前庭神経核に回帰する．

主な投射線維 前庭脊髄路，歯状核赤核路，歯状核視床路，視床皮質路，前庭室頂核投射，前庭核動眼神経および外転神経投射

機能 平衡感覚に従って，バランスを保つための筋緊張を調整します．前庭神経核は前庭蝸牛神経（Ⅷ）の他に，平衡機能に関わる領域〔大脳皮質や小脳，網様体，眼球運動神経核（Ⅲ・Ⅳ・Ⅵ）〕からの投射を受けており，大きく2つの経路に分けられます．

①**外側前庭脊髄路**：伸展反応など全身の平衡を保つ同側の抗重力筋の筋緊張調整

②**内側前庭脊髄路**：頭頸部の平衡を保つための両側の頸部の筋緊張調整

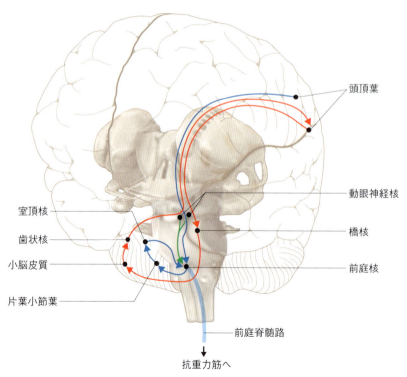

図2-11 バランス反応システム：前庭脊髄路

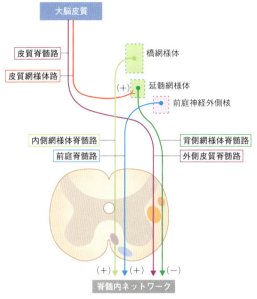

図 2-12　前庭脊髄路と網様体脊髄路の経路
〔Li S, et al：New insights into the pathophysiology of post-stroke spasticity. Front Hum Neurosci. 9：192, 2015 をもとに作成〕

障害　前庭脊髄路は橋網様体とともに運動皮質からの投射を受けて，脊髄の伸張反射に対して興奮させる作用をもちます．対照的に，延髄網様体脊髄路は，脊髄の伸張反射に対して強力な抑制作用をもっています．つまり，前庭脊髄路と網様体脊髄路は，脊髄の伸張反射の興奮性/抑制性のバランスを調整しており，これらの損傷は，伸張反射に異常をきたして**痙縮**の要因となります．

③ 眼球–頭頸部協調システム：視蓋脊髄路
（図 2-13）

経路
後頭葉視覚野↔視放線↔視床（外側膝状体）↔上丘 ┐
側頭葉聴覚野↔聴放線↔視床（内側膝状体）↔下丘 ┘ ➡視蓋前野

➡背側視蓋交叉➡脊髄前角細胞➡頸部筋

主な投射線維 視蓋脊髄路

機能 視覚・聴覚情報を伝える求心性線維を受けており，刺激された方向に反射的に頭を向けて，視覚や聴覚を捕捉しやすくします（**視覚と頸の協調運動**）[8]．

障害 **瞬目反射**や**反射性注視運動**が障害されます．また，視覚や聴覚に対する頸部反射が障害されるため，視覚・聴覚情報が遅延ないし減弱する恐れがあります．

> **瞬目反射**：眼に物体が近づいたり，触れそうになったりしたとき，または大きな音や強い光刺激を受けた際に起きる瞬間的な閉眼反応のこと．視蓋脊髄路は頸部前角細胞にもインパルスを送っており，閉眼だけでなく，とっさに頭をそらす動作が生じる[6]．

> **反射性注視運動**：動いている物体を，眼と頭で自動的に追いかける運動のこと．

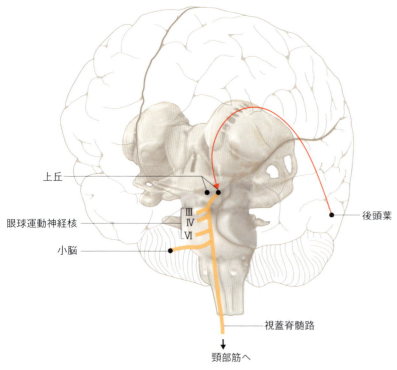

図 2-13 眼球–頭頸部協調システム：視蓋脊髄路

❹ 随意運動サブシステム：赤核脊髄路
（図2-14）

経路 一次運動野・小脳➡
- ➡①大細胞性赤核➡腹側被蓋交叉➡脊髄側索➡脊髄介在ニューロンを経てα運動ニューロン（赤核脊髄路）
- ➡②小細胞性赤核➡オリーブ核➡小脳新皮質➡歯状核➡上小脳脚➡視床➡皮質運動関連領域（回帰ループ）

主な投射線維 赤核脊髄路，赤核オリーブ投射（中心視蓋路）

機能 赤核脊髄路は，伸筋-屈筋の相反抑制支配に関わり，Ⅰa，Ⅰb反射やα-γ連関などの相反性回路と屈曲反射の系を利用して，四肢遠位の屈曲運動を円滑に行っています．

障害 ヒトが赤核を損傷すると，同側の**動眼神経麻痺**や対側の**不全片麻痺，振戦**などの自発性不随意運動が生じます[9]．

> 血管支配領域の観点から赤核のみを損傷することは稀で，これらの症状は錐体路損傷によるとする意見もある．
> 近年，錐体路損傷後の機能回復に，赤核の代償機能が関わっていることが報告されており，その機能に注目が集まっている[1]．

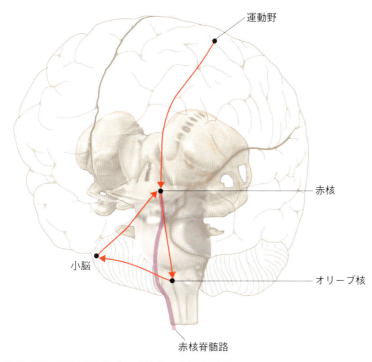

図2-14 随意運動サブシステム：赤核脊髄路

5 皮質連合野サブシステム：皮質橋路（図2-15）

経路 皮質連合野➡前頭橋路・頭頂橋路・側頭橋路・後頭橋路➡橋核➡中小脳脚➡小脳新皮質➡歯状核➡視床➡大脳関連皮質

主な投射線維 皮質橋路，歯状核赤核路，歯状核視床路，視床皮質路

機能 各皮質から送られた情報を受けて，2次ニューロンを小脳に投射します（大脳小脳神経連絡）．小脳では，この情報をもとに内部モデル（遠心性コピー）を生成して，運動や認知機能の出力をモニタリングして調整するフィードバック制御や，内部モデルに基づく無意識レベルでのフィードフォワード制御を行っています．

障害 連合野の中でも運動ループの構成要素である4野と6野からの投射線維が多いため，皮質橋路損傷の代表的な症状として**同側の運動障害**が見られます．

また前頭前野と，小脳第一脚や第二脚との連絡線維（第3章➡79頁）が損傷することで，**遂行機能障害**（計画能力，セット転換，論理的思考，ワーキングメモリー，言語流暢性障害など），**空間性障害**（視空間構成，非言語性記憶の障害など），**社会行動障害**（感情鈍麻，脱抑制，不適切な行動など），**言語障害**（プロソディーの障害，失文法，健忘性失語など）が見られることがあります[10]．

これら小脳に関連する認知機能障害を **CCAS** と呼びます．

> **セット転換**：一度保持した概念（考え）や計画＝セットを，状況に応じて柔軟に変換すること．
>
> **CCAS**：cerebellar cognitive affective syndrome

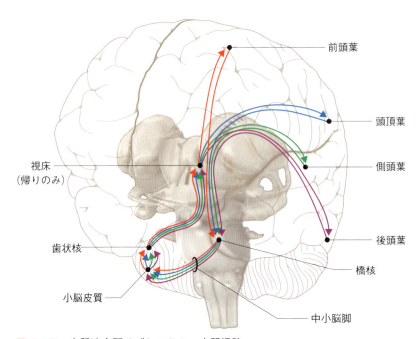

図2-15 皮質連合野サブシステム：皮質橋路

6 覚醒維持システム：上行性覚醒系（図2-16）（網様体賦活系）

経路　①青斑核➡（網様体）➡（視床下部）➡（前脳基底部）➡大脳皮質
　　　②背側/正中縫線核➡（網様体）➡（視床下部）➡（前脳基底部）➡大脳皮質
　　　③脚橋/背外側被蓋核➡視床正中中心核➡①に合流
　　　④視床下部外側野➡①に合流
　　　⑤前脳基底部➡①に合流

主な投射線維　上行性覚醒系（網様体賦活系）

機能　覚醒状態を維持する神経システムはかつて上行性網様体賦活系と呼ばれていましたが，その後の研究により覚醒に関連するニューロンの軸索が網様体を通過するだけであることがわかり，今日では**上行性覚醒系**と呼ばれるようになりました．上行性覚醒系には大きく分けて5つの経路があります．

①橋上部にある青斑核を起点として，網様体と視床下部および前脳基底部を経由し，大脳皮質に広範に投射する**ノルアドレナリン作動系**

②中脳橋移行部にある背側/正中縫線核を起点として，網様体と視床下部および前頭葉基底部を経由し，大脳皮質に広範に投射する**セロトニン作動系**

③中脳橋移行部にある脚橋/背外側被蓋核を起点として，視床正中中心核（➡97頁）を経由し，①に合流する**コリン作動系**

④視床下部外側野を起点として，①に合流する**ヒスタミン作動系**

⑤前脳基底部を起点として，①に合流する**コリン作動系**

　大脳皮質は，これらの経路から信号を受けることにより，覚醒状態を維持しています．

障害　中脳/橋および前頭葉基底部にある起点，視床/視床下部の中継地および途中経路が損傷した場合や，投射先である大脳皮質が広範に機能低下した場合に，意識障害を生じます．

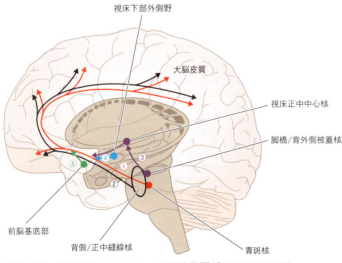

図2-16　覚醒維持システム：上行性覚醒系（網様体賦活系）

4. 脳幹の脳画像の見かた

　脳幹は，神経核と神経線維の密集地帯です（図2-17）．くわえて，細かな血管が分布しているため，小さな梗塞性損傷でも様々な症状を呈します．脳画像で見ると小さな病変でも，重大な症状を呈することもあります．脳画像と臨床症状を見比べると，判別しやすいでしょう．

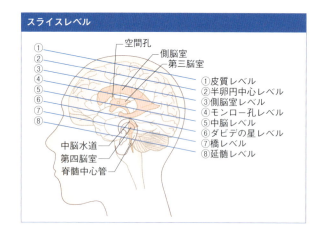

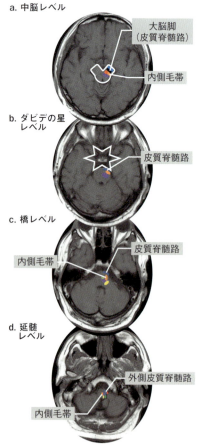

図2-17　MRI画像（DWI）の連続スライス

1 中脳レベル（図2-18）

　中脳は，大脳皮質に囲まれて，中央部に，ミッキーマウスのように見えます[11]．ミッキーマウスの耳の部分が**大脳脚**で，ここを**皮質脊髄路**が通過します．耳の付け根に**黒質**，その前方に**赤核**が位置します．中央よりやや腹側に，中脳レベルから延髄レベルにかけて，**網様体**が分布しています．網様体の前方を**脊髄視床路**が通過します．最背側には**四丘体**（上丘・下丘）が位置します．

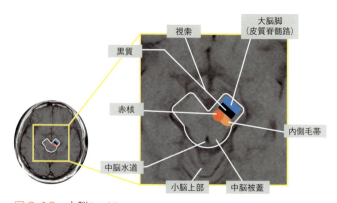

図2-18　中脳レベル

2 ダビデの星レベル（図 2-19）

　脳底槽が星の形に見えるレベルです．このレベルが**中脳から橋の移行部**に該当し，脳幹と小脳がつながって見える部分が，**小脳脚**です．**皮質脊髄路**は，このレベルまで同側腹側の錐体路を下行します．橋の網様体から起こる**橋網様体脊髄路**は，やや背側を下行します．ほぼ中央にある**内側毛帯**を体性感覚伝導路が上行し，外側から内側に向かって，下肢・体幹・上肢からの上行性線維に分けられます．

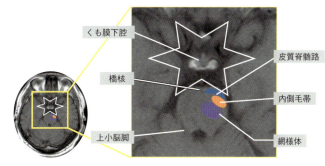

図 2-19　ダビデの星レベル

3 橋レベル（図 2-20）

　橋核は，橋の腹側に位置し，中小脳脚を介して対側の小脳に連絡します．
　第四脳室の底部に**前庭神経核**があり，小脳や脊髄と連絡しています．

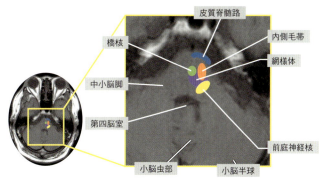

図 2-20　橋レベル

4 延髄レベル（図 2-21）

　皮質脊髄路は延髄レベルで錐体交叉し，脊髄では後外側を下行します．一方，延髄レベルの網様体は，**延髄網様体脊髄路**を形成して，脊髄の腹内側を下行します．表在感覚の上行性伝導路（前/外側脊髄視床路）が通過する**内側毛帯**が中央に位置し，最外側に**脊髄小脳路**が通過します．最背側の**薄束核**と**楔状束核**では，深部感覚を伝える後索路が2次ニューロンにシナプス接合され，視床に連絡します．

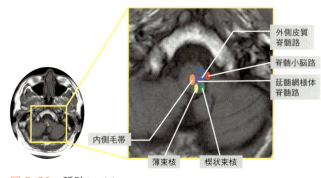

図 2-21　延髄レベル

5. 症例でみるシステム障害とリハ戦略

■バランス障害の代表的な臨床所見

「まっすぐ立っているつもりなのに引っ張られるように倒れる」
「起き上がったり向きを変えたりすると目が回る」
「目がぼやっとする」

　脳幹は，損傷部位によって様々な症状が出現します．リハ戦略を立てるにあたって，どの神経システムが損傷を受けたのかをしっかりと見極めましょう．損傷部位を同定するには，画像所見と臨床症状を合わせて判断することが大切です．

症例1 同側の筋緊張低下と対側の筋緊張亢進を伴う lateropulsion を呈した一例

■臨床所見

基本情報　80歳，男性
診断名　左延髄梗塞
障害名　Wallenberg症候群（延髄外側症候群）
現病歴　X年Y月Z日めまい感（眼振）が出現し，左側に転倒する．その後，起立困難となり，急性期病院を受診．左延髄外側部に梗塞を認め，入院となる．内科的治療を経て，42病日目に回復期リハビリテーション病院に転院する．

■画像所見（図2-22, 23）

　椎骨動脈の血栓により，延髄左外側に虚血性病変が確認できます．一部は下小脳脚および前庭神経核に損傷が及んでいます．

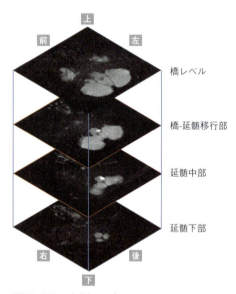

図2-22　症例1：各レベルにおけるMRI画像（DWI）

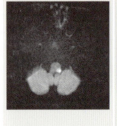 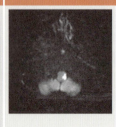 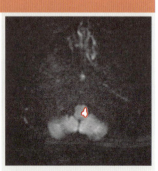

図2-23　症例1のMRI
赤色は梗塞部位（損傷部位）を示す．

■ システム障害

　後下小脳動脈および椎骨動脈の梗塞によって引き起こされる Wallenberg 症候群（延髄外側症候群）では，後脊髄小脳路や外側前庭脊髄路が障害されます（図2-24）．

　後脊髄小脳路は，同側下肢からの深部感覚を小脳に連絡します．**外側前庭脊髄路**は，前庭からの入力によって同側下肢伸筋の興奮性を促進します．また，下小脳脚を経由する前庭核から小脳への入力が影響を受け，小脳虫部に向かう固有感覚情報が不足することで，巧緻性の障害や筋活動のタイミングの誤り，筋出力の調整障害などの協調運動障害が生じます．

　なお，眼振は，下前庭神経核の損傷によるものと思われます．

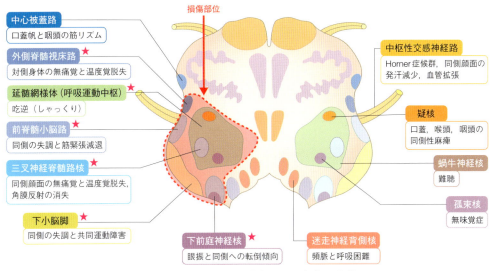

図2-24　Wallenberg 症候群（延髄外側症候群）で障害される部位と症状
★は，本症例で損傷した経路

■ 初回評価

　主要な問題として，<mark>同側下肢の筋緊張低下を伴った **lateropulsion**</mark> と，対側下肢（特に外転筋）の**筋緊張亢進**が挙げられます．特に起立動作以降の立位場面において，同側への転倒傾向が顕著に出現しており，これが原因でADLに見守りが必要でした．

感覚検査
- 対側上下肢：温痛覚鈍麻
- 対側足底：荷重感覚（圧覚）鈍麻
- 同側（上下肢）：深部感覚軽度鈍麻

傾斜に対する内省は，転倒直前まで得られなかった．
筋力　体幹，両上下肢ともに GMT4 レベル（対側＞同側）
可動性　大腿筋膜張筋（Ober test 陽性）および下腿三頭筋の短縮（背屈−5°）
協調運動障害検査
- 鼻指鼻テスト，脛骨叩打テスト，踵膝テスト：すべて同側で陽性

> **lateropulsion**：Wallenberg 症候群の主要症状の1つで，不随意的に生じる側方への突進により，身体が倒れてしまう現象．

解説動画で check!

バランス評価

- 座位バランス：同側前方方向にふらつき＋（対側＜同側，前＞後）
- 立位バランス：開脚・閉脚ともに，骨盤が同側後方に sway（傾斜）し，体幹は対側側屈回旋位（図2-25）
- タンデム立位・片脚立位・TUG：実施困難

重心動揺　重心動揺計による計測では，開眼で重心動揺が約50〜80 mm，閉眼では約100 mm動揺し，中心は対側偏位となっている．時折，同側後方への大きな動揺が見られる．

Scale for Contraversive Pushing（SCP）（表2-3）**1.25点**
立位姿勢での同側傾斜が見られ，これに伴う対側の筋緊張亢進が特徴的である．

歩行　歩行器を使用すれば，誘導で10 m程度可能．支持物がないと麻痺側への傾斜が顕著に出現し，転倒リスクが高まる（10 m努力歩行：14秒98, 30歩）．

認知機能　検査上，認知機能の顕著な低下は見られない（MMSE：27点）．ADLは同側転倒傾向を認め，動作性急でリスク管理は曖昧（FIM合計72点，運動51点，認知21点）．

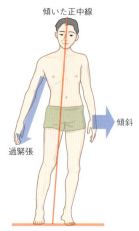

図2-25　小脳性低緊張症の典型例
損傷側の筋緊張が低下し，重心が側方に逸脱する．同時に，反対側の上下肢は過剰性を強めて側屈することが多い．患者本人の気づきが少ないことも多い．

表2-3　Scale for Contraversive Pushing（SCP）臨床評価スケール

観察項目	現象	配点	採点		
			端座位	立位	合計
(A)麻痺側への姿勢	ひどく傾いて転倒してしまう	1	点 ＋	点 ＝	点
	傾きは強いが転倒はしない	0.75			
	わずかに傾く	0.25			
	傾きは見られない	0			
(B)非麻痺側上下肢のつっぱり（外転または伸展）	常に突っ張る	1	点 ＋	点 ＝	点
	姿勢変換時のみ突っ張る	0.5			
	突っ張らない	0			
(C)修正への抵抗	抵抗する	1	点 ＋	点 ＝	点
	抵抗しない	0			
		総合計(A+B+C)			点

※ 胸骨と背部から対象者に触れ，「あなたの体を横に動かします．この動きを許可してください」と指示する．
※ 0〜6点で採点し，各下位項目＞0の場合，pusherと判断する．
〔Karnath HO, et al：The origin of contraversive pushing：evidence for a second graviceptive system in humans. Neurology 55：1298-1304, 2000 より〕

■リハ戦略

●過剰性を抑制し，損傷側の反応を引き出す

Wallenberg症候群の発症初期は，同側に協調性運動障害を伴った筋緊張低下が出現し，骨盤は損傷側にswayして，バランスが不安定となります．バランス障害が強いこの時期は，転倒に対する恐怖心から対側の過剰性を強めて姿勢を保持しようとしますが，逆に足を突っ張って重心移動を著しく制限している例を多く見かけます．また，同側下肢に荷重がかからないため

に，支持的な筋活動（特に下肢伸筋）が行えず，lateropulsion を助長してしまいます．つまり，損傷側の筋出力や感覚インプットを改善したくても，非損傷側が邪魔をしている状況となっているのです．

そもそも，同側の筋緊張低下による支持性（剛性）の低下が問題となっているため，同側の体幹腹部や股関節外転筋など，いわゆる lateral line を強化し，骨盤の sway を改善していきます．このとき，対側の過剰性が強すぎて，同側の収縮が引き出せない場合は，対側への対策が優先されます．「**損傷側（同側）＝不足**」と，「**非損傷側（対側）＝過剰**」の関係性を把握し，どちらから介入すべきかを見極めましょう．

● 下肢から体幹へのアプローチ

まず，対側下肢の過剰性に対してアプローチしました．対側の大腿筋膜張筋の筋硬結を取り除き，指示物を配置して，姿勢変換時の過緊張を抑制します．これによって，同側の**股関節ストラテジー**の自由度を高めました．さらに，立位歩行時のアライメントに留意しながら，同側下肢での支持性を得るために感覚入力を活用しながら伸筋を促通し，骨盤の同側偏位の修正を試みました．動的トレーニングでは，骨盤でボールを非麻痺側方向に転がしたり，**相反神経抑制**を使用して重心移動を促していきました（図 2-26）．これに伴い，体幹腹部の活動が高まったところで，応用歩行（方向転換やピボットターン）などのダイナミックな姿勢制御を求めました．

過剰性が強い場合は，筋（軟部組織）の**粘弾性**（stiffness）が低下していることがあります．本症例の場合も，非麻痺側の大腿筋膜張筋に粘弾性の低下が見られたので，筋コンディションを整えて筋感覚フィードバックの適正化を図りました．動的場面では，骨盤でボールを非損傷側に転がしたり（図 2-26），セラバンドや徒手による抵抗運動によって相反神経抑制を利用して，重心移動を促すと良いでしょう．

● 対側と同側のバランスを整えるための感覚情報

Wallenberg 症候群におけるバランス障害では，下肢からの深部感覚を小脳に伝達し，無意識下でバランスや協調性を調整する，「**意識にのぼらない感覚**」が問題となります．本人が自覚していないために，「めまいがする」や「なんだかフラフラする」と感じていることも少なくありません．まず，本人がどのように感じているかを確認しておくことで，その後の治療場面で，患者に与える **cue**（手がかりや合図）が変わってきます．

リハ戦略として，不足した情報（脊髄小脳路からの「意識にのぼらない感覚」）を，固有感覚や体性感覚で補うことを検討します．例えば，鏡による視覚代償だけでは修正が困難なため，重心（骨盤）移動のための**ターゲット**（reference point）として壁やテーブルを使います．これによって一定の姿勢調整能力・協調運動の再獲得を図り，対側の過剰性と同側の荷重反応性を高めます．同時に，回転動作や起床・床からの起立（重心の鉛直移動）など前庭系への刺激を徐々に増やし，前庭系情報処理の改善を図ります．

また，視覚に依存した代償を強めている場合には，視覚情報を遮断したり

> 健常者では，状況に応じて3つのストラテジー（図 5-21 → 138 頁）が補い合う関係にある．例えば，綱渡りのように足ストラテジーを使いにくい状況では，股関節ストラテジーでバランスをとる．片麻痺患者によく見られる股関節の筋緊張低下の場合，股関節を補うための足ストラテジーの多用によって，底屈筋の痙縮が助長される．

相反神経抑制：主動筋が強く収縮する際に，拮抗筋の活動が低下する反応のこと．これは，主動筋のIa群線維が，拮抗筋のIa群線維のシナプスに，シナプス前抑制として結合し，拮抗筋の脊髄神経機構を抑制させるために起こる[12]．過剰な筋活動を抑制する手段として利用されている．

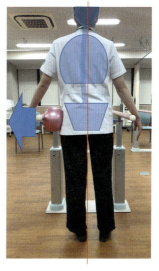

図 2-26 ターゲットを活用した重心移動
本症例では左側にターゲット（ボール）を置いた．

制限したりして，体性感覚や前庭系の情報処理能力を高めていきます．

さらに動的な場面へと展開していくに従って，姿勢制御・運動課題・視覚情報処理の分離を試みます．例えば，歩行しながらのキャッチボールなど，視覚探索課題（サッケード）によって，姿勢や動作と眼球運動の同時並行処理能力を高めます．

また，無意識下での姿勢制御が障害されたことで危険予測が困難となった点を考慮し，姿勢変換に伴う動揺についてフィードバックを行い，<u>メタ認知</u>によって危険を回避する動作パターンを定着させる行動学習を試みました．

> **メタ認知**：メタには「高次の」という意味があり，自己の認知の状態を客観的に捉えるプロセスを示す．適正な行動パターンの定着（改善）＝行動学習につながる．

●眼球運動や前庭系の反応性を高める

めまいや複視は，Wallenberg症候群でよく観察される症状です．前庭神経核と動眼神経核は神経連絡の結びつきが強く，これらが機能不全を起こすことによって，眼球運動の障害が出現します．特に，回転動作や早い運動は，前庭系による情報処理を要するため，症状が顕在化しやすいです．追視によって生じる**めまい**では，眼球運動と頭頸部運動の協調性を失っていることが多く，視蓋脊髄路の損傷が疑われます．注視や追視の際に，左右の眼球運動が協調して動かない場合は，**複視**を生じます．眼球の運動障害の程度や，各方向の眼球運動速度によって，症状の増減が見られます．

眼球の運動障害と前庭系の機能障害は，切り離すことが難しく，個別に扱うことができません．ただ，開眼時/閉眼時における差を評価することで，眼球運動の問題なのか，前庭系機能の問題なのかを判断し，リハ戦略に反映させることができます（例：眼球運動障害では眼球の協調課題を，前庭系の機能障害では重心偏位や頭頸部傾斜の課題を取り入れる）．

■経過と予後

歩行は，サークル歩行動作練習から始めました．歩容の改善が見られ，入院5週目ではT-cane歩行動作が院内自立となり，8週目から屋外歩行動作練習を行い，退院時には屋外歩行が連続1km以上可能となりました．

退院時には，対側の過剰性が改善し，SCP（表2-3）では0.25点と，立位姿勢にわずかに傾きが見られるものの，バランス能力については，開眼時/閉眼時ともに対側/同側の重心動揺は初回比の半分以下（SD値内）と改善しました．タンデム立位は両側とも連続30秒以上可能，片脚立位は同側12秒58/対側13秒06，10m努力歩行は7秒23 16歩，TUGは同側回り9秒/対側回り10秒，BBSは50点でした．

屋内ADLは概ね自立し，屋外ではT-caneを使用しての連続40分程度の歩行が可能となり，階段昇降も修正自立となりました（FIM合計120点，運動89点，認知31点）．

介護保険を利用した住宅改修を経て，入院後72日後に自宅退院となりました．

症例2 橋出血により，上小脳脚が損傷されて顕著な失調症状が出現した症例

■開始時評価

基本情報 80歳代，女性
診断名 橋出血
障害名 運動麻痺，失調症，感覚障害
現病歴 自宅にて意識を失っているところを発見され，救急搬送される．上記診断に対する保存的加療を受け，発症後5週に，リハ目的にて当院回復期リハ病棟に転院となった．
主訴 「手足がいうことを聞かないので怖い」

■画像所見（図2-27）

左橋背側を中心に，主に上小脳脚および内側毛帯，さらには網様体に血腫が広がっています．このため，ギラン-モラレ三角を損傷したと推察されます．

■システム障害

本症例の場合，左の内側毛帯を損傷したことで，右側の体性感覚情報がことごとく遮断されています．また，**上小脳脚**（表2-4）を通る前脊髄小脳路と中心被蓋路にも障害が現れています．**前脊髄小脳路**は意識に上らない感覚を小脳に伝える経路ですが，特に運動の情報を伝えていると考えられています．一方，**中心被蓋路**の損傷による症状や，赤核の役割や損傷による症状についてはよくわかっていないのですが，対側の不全麻痺や企図振戦が出現すると考えられています．また，網様体に関連した姿勢筋緊張（バランス反応）の低下が予測されます（表2-4）．

一方，皮質脊髄路，大脳基底核や歩行誘発野の損傷を免れていたことから，歩行中の筋出力の低下は比較的軽微でした．

■入院時所見

BRS 上肢Ⅴ，手指Ⅴ，下肢Ⅳ
感覚検査 表在感覚〈重度～脱出〉，深部感覚〈脱失〉
MMT 上肢3～4，体幹4，下肢2～3
筋緊張 被動抵抗は認めないが，動作時の筋緊張は顕著に亢進し，**hypermetria**が出現していた．一方，体幹は低緊張を呈し，特に転院当初は座位でも後方に転倒していた．現在では，重心移動に伴った支持的な活動が弱化しており，運動に伴う随伴的な筋緊張調整が不十分であった．
SARA 20点（7-5-2-0-1.5-1.5-1.5-1.5）/40点満点
BBS 5点（バランス能力は著しく低下）

基本動作には一部介助を要し，ADLには全面的な介助を要していた（FIM合計42点，運動26点，認知16点）．なお，認知機能はMMSE 24点であった．

表2-4 上小脳脚を通過する連絡線維

視床への遠心路（大脳小脳連絡線維）
①歯状核→視床で中継→大脳皮質の運動野，運動前野
②大脳皮質→脳橋核→小脳皮質

赤核と網様体への遠心路（ギラン-モラレ三角回路）
赤核→中心被蓋路→オリーブ核→小脳（オリーブ小脳路）→赤核

前脊髄小脳路
同側および対側の前側索内を上行し小脳へ達する．

中脳蓋小脳路
上小脳脚から傍虫部へ向かうもので，聴覚情報，視覚情報を伝えている．

---

hypermetria：測定障害
小脳症状の1つ．運動が目的のところで止まらず，過大となって行き過ぎる現象のこと．過小となる場合を，hypometriaと呼ぶ．

SARA：scale for the assessment and rating of ataxia
歩行，立位，座位，言語障害，指追い試験，指鼻試験，回内回外試験，踵脛試験から構成される統合失調症の検査バッテリー．合計40点満点（正常0点）で評定される．

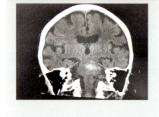
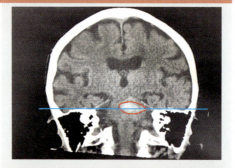
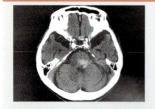
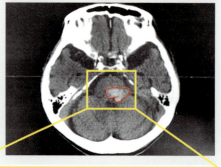
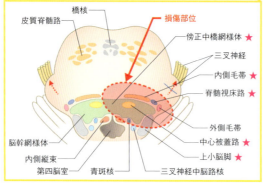

図 2-27　症例 2：発症後 5 日後の CT と損傷部位
★は損傷路を，赤色は梗塞部位（損傷部位），水色はスライス部位を示す．

■ リハ戦略（図 2-28）

　本症例の特徴として，高齢かつ痩身（BMI 18.0）であることから，活動量低下によるフレイルが懸念されました．一方，重度感覚障害を伴う失調症でしたが，粗大な運動や，麻痺側下肢の支持的な筋出力は比較的保たれており，介助しながら動作を行っていくことで，麻痺側への感覚入力を促通することが可能でした．このため，日中の活動内容を記録し，OT・ST と協力して，生活活動量をモニターしながら，運動機会を拡大していきました．また，歩行練習を積極的に行っていくことで，代償戦略を含めたバランス方略の学習を図りつつ，主要な問題である体力や筋力，感覚鈍麻，さらには認知機能低下リスクに対して改善・予防を目指しました（図 2-28）．

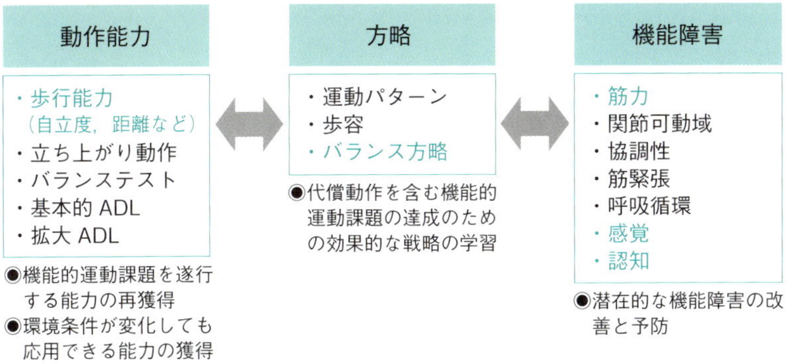

```
┌─────────────────┐     ┌─────────────────┐     ┌─────────────────┐
│     動作能力     │     │      方略       │     │     機能障害     │
├─────────────────┤ ←→  ├─────────────────┤ ←→  ├─────────────────┤
│ ・歩行能力       │     │ ・運動パターン    │     │ ・筋力           │
│  （自立度，距離など）│   │ ・歩容          │     │ ・関節可動域     │
│ ・立ち上がり動作  │     │ ・バランス方略   │     │ ・協調性         │
│ ・バランステスト  │     ├─────────────────┤     │ ・筋緊張         │
│ ・基本的 ADL     │     │ ●代償動作を含む機能的│    │ ・呼吸循環       │
│ ・拡大 ADL      │     │ 運動課題の達成のため│    │ ・感覚           │
├─────────────────┤     │ の効果的な戦略の学習│    │ ・認知           │
│ ●機能的運動課題を遂行│  └─────────────────┘     ├─────────────────┤
│ する能力の再獲得  │                            │ ●潜在的な機能障害の改│
│ ●環境条件が変化しても│                          │ 善と予防         │
│ 応用できる能力の獲得│                          └─────────────────┘
└─────────────────┘
```

図 2-28 課題指向型アプローチによる問題点の分析
緑色は主要な問題点を示す．
〔潮見泰蔵（編）：脳卒中に対する課題指向型トレーニング．文光堂，2015 を参考に作成〕

　運動主体感の喪失に対しては，視覚や非麻痺側からの情報入力を利用した運動結果のフィードバックを行い，運動感覚統合を求めました．

●**安全な動作手順の学習**（多少のふらつきを想定した行動学習）

　まず，バランス障害に対して早急に「どうすれば転ばないか」を考えなくてはいけませんでした．認知機能は比較的早期に回復していましたので（MMSE 29 点），ADL における動作手順を掲示して，多少ぐらついても転倒しないよう，注意点（例えば，足のつく位置，手すりの使用，転倒リスクの高い運動方向の回避など）も含めた行動学的補償（エピローグ➡269 頁）を学習してもらいました．ただし，感覚が著しく障害されていたため，フィードバック制御ができず，環境の変化に適応することが困難でした．この場合，行動学的補償の学習には一定の時間を必要としますので，なるべく限定的な環境の中で，行動パターンの定着を図りました．そして，できること（動作）を増やしていくなかで，自分の身体状況（病態）への認識を高め，危険の及ばない行動パターンを理屈で学習していくことを求めました．

●**感覚刺激による運動の誘発**（物品操作による実践的な作業練習）

　感覚刺激によって運動が誘発されることは広く知られており，頭頂連合野の後部では，物体の立体認知のみならず，その物体を操作するための情報への感覚運動変換が行われています．この情報は，前頭前野腹側部に送られて到達動作や把持動作の制御に用いられると言われています[13]．さらに，フィードバック経路である小脳大脳連絡経路の遮断によって関節間の非協調性が生じ，巧緻動作では**プレシェーピング**が障害されます．このため，感覚をインプットしつつ，視覚情報からの補償を利用することで，**手の馴染み機構**[14]であるシェーピングなどの運動の誘発を試みました（図 1-25➡29 頁）．

　このときに考慮したいのは，**課題難易度**です．複雑な情報処理や同時処理は運動の努力性を強め，運動の正確性を損なう恐れがあるため，処理範囲をコントロールする必要があります．図 2-29 は CI 療法で用いられる課題のグレーディングの一例です．課題設定のポイント[15]は，「ちょっと難しいけ

粗大動作 →	巧緻動作 →	両手動作
・前腕を机上のタオルにのせる ・机上のタオルに前腕をのせた状態で円を描くように肘を伸ばす ・肘で時計回り・反時計回りに直径10 cm・20 cmの円をなぞる ・手を机上のタオルにのせた状態で前腕に肘を伸ばす ・反対側の肩をリズミカルに叩く ・穴開けパンチで紙に穴を開ける ・机上のボールをつかみ，患側横の箱に入れる ・机上と机縁をタオルで拭く ・ブロックを2つ以上積み上げる ・紙を手前から2つに折る	・人差し指で時計回り・反時計回りに直径10 cm・20 cmの円をなぞる ・計算機のキーを人差し指で順に押す ・ペンをつまんでペン立てに立てる ・うちわで手前や前方にあおぐ ・食べ物に塩をふる動作 ・洗濯バサミを様々な角度で板にはさむ ・直径5 cm程度のボトルのねじふたを開閉する ・そろばんをはじく ・ティッシュでこよりを作る ・書字（名前，計算，迷路など障害や必要に応じて）	・タオルを絞る ・ちょうちょ結びをする ・はさみで紙を切る ・お手玉を前方のかごに投げ入れる ・輪投げ ・上手投げでボールを持ったままゆっくり壁に当てる ・傘をさして歩く

図 2-29 Shaping項目（兵庫医大式）
〔佐野恭子, 他：Constraint-induced movement therapy (CI療法)-当院での実践. 作業療法ジャーナル 40：979-984, 2006 より改変〕

ど，なんとか達成できる」という難易度に課題を調整し，患者が多様な達成感を感じることです．粗大動作から徐々に課題難易度を調節していくことを配慮しました．

●身体図式と運動主体感の構築

本症例では，「動かしている感じがわからない，自分の手じゃないみたい」と言う訴えが特徴的でした．これは，**運動主体感**と呼ばれる意識です．運動主体感は，身体図式とも密接に関係しています[17]．**身体図式**は，触覚などの体性感覚だけで構成されているわけではなく，運動によって生じる全身的な**ダイナミックタッチ**（能動的知覚）[19]や，視覚による知覚統合によって形成されます．このため，局在感覚からのフィードバックだけに頼るのではなく，前述のような道具使用であったり，重心制動や運動の結果の学習であったり，これらの経験によって得られる情報から新たな身体図式を構築していきます．この身体図式の構築によって，無意識下でも実行できる運動や姿勢制御の獲得を目指しました．本症例のように意識下での運動によって失調症が強まる場合では，運動に意識を配さずにスムーズに行うための運動制御の1つの方略と考えられます．

■経過と予後

最終評価の段階でも，表在感覚〈重度～中等度鈍麻〉，深部感覚〈軽度鈍麻〉と障害を残しましたが，hypermetriaは軽減しました［SARA：7.5点(4-1-0-0-0.5-1-0.5-0.5)/40］．特に上肢では，手すりや歩行器を把持することが可能となりました（補助手レベル）．このほか，BRS：下肢Ⅴ，MMT：概ね4～5レベルとなったことで，下肢の「踏ん張り」が効くようになりました．そのおかげでバランスが改善し（BBS：44点），下肢の荷重感覚が得られるようになっていきました．体幹の低緊張も改善して，座位をはじめとした

> **運動主体感**：「身体や環境に物理的変化を引き起こしたのは，自分自身である」という主観的感覚と定義される[16]．

> **身体図式**：姿勢変化によって惹起される新鮮な感覚情報に基づき，時々刻々と更新される自己の体位（姿勢）モデルのこと．意識に上る前の脳内身体表現[18]．

> **ダイナミックタッチ**：受動的に知覚するだけではなく，対象物を振ったり動かしたりすることで，能動的に知覚すること．例えば，目をつぶった状態では，手に持った棒を握るだけでは棒の長さはわからない．しかし，棒を振ることによって棒の長さを知ることができる．

姿勢保持が可能になりました．歩行は，4点杖歩行が17秒28歩/10mとなりました．

　背景として，比較的広い神経核をもつ網様体の神経ネットワークが代償しているものと考えられます．この結果，室内は伝い歩き，フロア内移動は歩行車を使用して入浴および階段を除き修正自立（FIM合計103点，運動73点，認知30点）となり，退院後はサービス付高齢者向け住宅に入所しました．

引用文献

1) Takenobu Y, et al：Motor recovery and microstructural change in rubro-spinal tract in subcortical stroke. Neuroimage Clin 4：201-208, 2014
2) 筧慎治，他：小脳の神経回路．理学療法ジャーナル48：1135-1143，2014
3) マーク・F. ベアー，他：ベアー コノーズ パラディーソ 神経科学―脳の探求．p 242，西村書店，2007
4) 松山清治：歩行運動と姿勢制御～神経の機構と作動様式から～．ボバースジャーナル38：52-68，2015
5) 阿部浩明，他：拡散テンソル画像・拡散テンソルトラクトグラフィーの理学療法領域における臨床応用．理学療法学43：349-357，2016
6) 花北順哉（訳）：神経局在診断 改訂第5版．p 172，文光堂，2011
7) 上村拓也：前庭神経上核の機能に関する最近の知見．耳鼻19：441-446，1973
8) マーク・F. ベアー，他：ベアー コノーズ パラディーソ 神経科学―脳の探求．p 243, 355，西村書店，2007
9) 大屋知徹，他：中脳赤核と運動機能―系統発生的観点から―．Spinal Surgery 28：258-263, 2014
10) 前島伸一郎，他：テント下病変による認知機能障害．認知神経科学13：227-232，2012
11) 前田眞治：標準理学療法学・作業療法学・言語聴覚障害学別巻 脳画像．p 30，2017
12) 鈴木恒彦，他：痙縮制御における運動療法．Clin Rehabil 11：907-912, 2002
13) 小澤瀞司（監修）：標準生理学 第8版．p 437，医学書院，2019
14) 嶋脇聡，他：把持動作の手指プリシェイピングに及ぼす視覚情報の影響．人間工学47：31-35，2011
15) 道免和久（編）：CI療法 脳卒中リハビリテーションの新たなるアプローチ．pp 51-66，中山書店，2008
16) 矢野史郎，他：運動主体感に着目したリハビリへのモデルベースドアプローチ．日本ロボット学会誌35：512-517, 2017
17) 村田哲：ミラーニューロンシステムの中の身体性．認知リハビリテーション20：3-16, 2015
18) 内藤栄一：運動制御と身体認知を支える脳内身体表現の神経基盤．理学療法学43：59-62，2016
19) 佐々木正人，他（訳）：アフォーダンスの構想．東京大学出版会，2001

第3章

小脳が関わる神経システム

誤りをフィードバックして正してくれる大脳の教育係

　小脳損傷による臨床症状は，運動失調だけでなくめまいや運動学習障害，認知機能障害など多岐にわたります．

　10の小葉に区分される小脳皮質が，それぞれ脳のどの部分と線維連絡しているかを理解することによって，障害の原因が明らかになり，予後予測やリハビリテーションの組み立て方に生かすことができます．

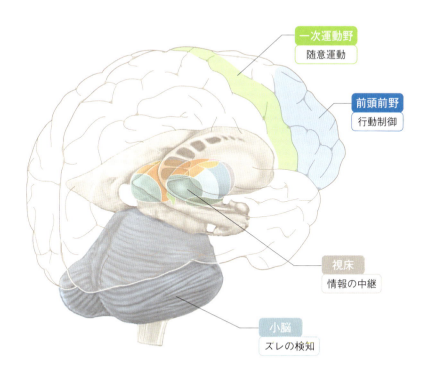

1. 小脳が関わる神経システムの概要

　小脳が関与する神経システムには，以下の5つがあります．小脳の虫部・中間部・半球部が，脳の他の部位と連絡をとりながら様々な機能を担っています．

❶ 前庭小脳システム
【関与する部位】
- 小脳片葉
- 脳幹網様体
- 前庭神経核
- 脊髄
- 感覚受容器

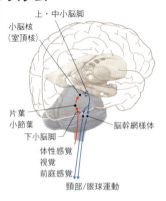

❷ 脊髄小脳（虫部）システム
【関与する部位】
- 小脳（虫部）
- 脳幹網様体
- 前庭神経核
- 脊髄
- 感覚受容器

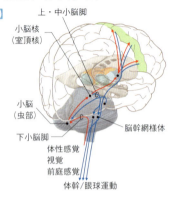

❸ 脊髄小脳（中間部）システム
【関与する部位】
- 小脳（中間部）
- 視床外側腹側核
- 一次運動野
- 橋核
- 赤核
- 脊髄

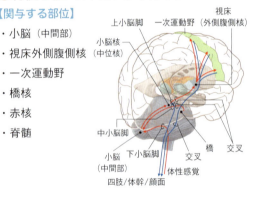

❹ 大脳小脳システム：運動学習
【関与する部位】
- 小脳（虫部・中間部）
- 視床外側腹側核
- 運動野
- 運動前野
- 橋核
- 脊髄

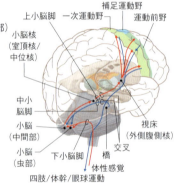

❺ 大脳小脳システム：認知機能
【関与する部位】
- 小脳（半球部）
- 視床背内側核
- 前頭前野
- 橋核

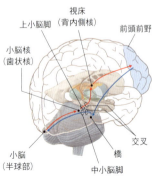

おさえておきたいポイント

- 小脳が関わるシステムは，**前庭・脊髄・大脳**の3つの連絡先と，小脳の**虫部・中間部・半球部**という3つの部位の組み合わせによって5つに分けられる．
- 小脳は，大脳からの指令情報と，全身の感覚器からの感覚情報との**"ズレ"を検知**して大脳にフィードバックすることにより，**眼球・姿勢・運動**に関わる筋と認知機能の調節と制御を行っている．

2. 小脳の構造

1 小脳の概要（表3-1）

小脳は，重量が約130gと**大脳の1/6**であるにもかかわらず，**大脳の7倍**にあたる約1000億の神経細胞が存在しています．このことからも，小脳が神経系にとって非常に重要な器官であることがわかります．

表3-1 小脳の重量と神経細胞

	大脳	小脳
重量	約800g ＞	約130g
神経細胞	約140億 ＜	約1000億

2 小脳の構造

●小脳の神経核（図3-1）

小脳核は小脳深部で白質に囲まれている神経核で，**室頂核・中位核・歯状核**の3つに区分されます．

小脳皮質のプルキンエ細胞などで調整された情報は，小脳核を経由して出力され，虫部からは室頂核を，中間部からは中位核を，半球部からは歯状核を，それぞれ経由します．

●小脳皮質の構造

小脳皮質は，横襞構造によって第Ⅰ～Ⅹの**10小葉**に区分され，さらに縦帯構造として**虫部・中間部・半球部**の3つに区分されます（図3-2, 3）．

ヒトでは，第Ⅶ小葉の外側の半球部に形成される第一脚と第二脚が大型化して，半球部の大部分を占めています．また，小脳は機能区分によって，**前庭小脳・脊髄小脳・大脳小脳**の3つに分けられます．

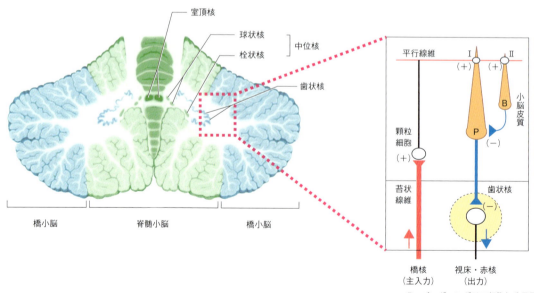

図3-1 小脳核と小脳の構造
〔左図 坂井建雄：標準解剖学．p547，医学書院，2017，右図 小澤瀞司，他（監）：標準生理学 第8版．医学書院，2016をもとに作成〕

● 小脳の機能区分（表3-2）

図3-4〜6は、それぞれ虫部、中間部、半球部の断面を示しています。

前庭小脳である片葉（HX）と小節葉（X）は、眼球運動や姿勢に関する前庭反射の制御に関わります。

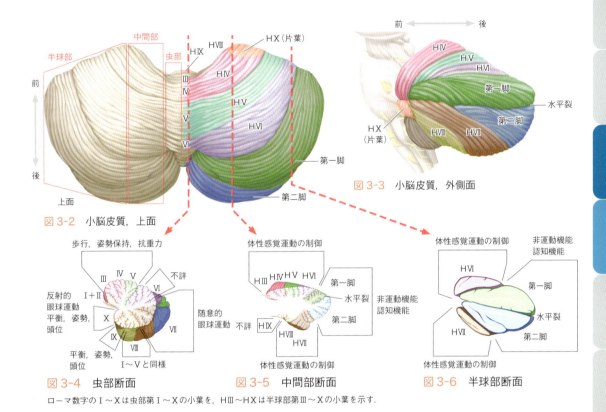

図3-2 小脳皮質，上面
図3-3 小脳皮質，外側面
図3-4 虫部断面
図3-5 中間部断面
図3-6 半球部断面

ローマ数字のⅠ〜Ⅹは虫部第Ⅰ〜Ⅹの小葉を、HⅢ〜HⅩは半球部第Ⅲ〜Ⅹの小葉を示す.

表3-2 各小葉の機能

小葉	機能	機能的名称
片葉（HX） 小節葉（X）	眼球運動 姿勢に関する前庭反射制御	前庭小脳
虫部第Ⅰ〜Ⅴ小葉（Ⅰ〜Ⅴ） 虫部第Ⅷ小葉（Ⅷ）	歩行 抗重力姿勢制御	
虫部第Ⅸ小葉（Ⅸ）	身体の平衡と姿勢制御 頭位制御	脊髄小脳
虫部第Ⅶ小葉（Ⅶ）	随意性眼球運動の制御	
中間部・半球部第Ⅲ〜Ⅵ小葉（HⅢ〜HⅥ） 中間部・半球部第Ⅶ〜Ⅷ小葉（HⅦ〜HⅧ）	四肢の随意性体性感覚運動の制御	
第一脚 第二脚	認知機能を含む非運動機能	大脳小脳

脊髄小脳である虫部第Ⅰ～Ⅴ小葉（Ⅰ～Ⅴ）と第Ⅷ小葉（Ⅷ）は，歩行や抗重力姿勢の制御に，虫部第Ⅸ小葉（Ⅸ）は身体の平衡と姿勢制御および頭位制御に関わり，運動や姿勢の調整を行います．

　大脳小脳である虫部第Ⅶ小葉（Ⅶ）は随意性眼球運動の制御に，中間部・半球部の第Ⅲ～Ⅵ小葉（HⅢ～Ⅵ）と第Ⅶ～Ⅷ小葉（HⅦ～HⅧ）は四肢の随意性体性感覚運動の制御に関わり，スムーズな運動を可能にしています．一方，第一脚・第二脚は認知機能を含む非運動機能に関わり，認知機能のバックアップを担っています．

　虫部にある歩行や抗重力姿勢の制御に関わる領域と，中間部～半球部にある四肢の随意性体性感覚運動の制御に関わる領域が，**上下鏡合わせのような位置関係**（図3-7）になっていることは興味深いですね．

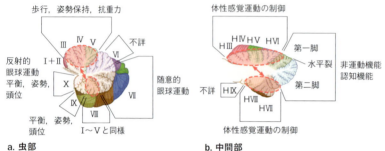

a. 虫部　　　　　　　　　　　　b. 中間部

図 3-7　鏡合わせの機能区分

〔図 3-2～7 は，藤田啓史，他：ヒト小脳の構造と解剖学的機能局在．辻省次（総編集）：シリーズ≪アクチュアル脳・神経疾患の臨床≫小脳と運動失調―小脳はなにをしているのか．pp2-16，中山書店，2013 を参考に作成〕

3 小脳の入出力

小脳には，上小脳脚・中小脳脚・下小脳脚という3つの経路があります．

●上小脳脚（図3-8）

上小脳脚は，小脳からの主な出力経路であり，小脳核からの出力線維の大部分は上小脳脚を通って中脳に向かいます．

〈求心路〉
① 前脊髄小脳路：深部感覚➡小脳虫部
② 中脳蓋小脳路：中脳蓋➡傍虫部

〈遠心路〉
③ 視床への遠心路：歯状核➡視床（ループ）
④ 赤核への遠心路：赤核➡オリーブ➡小脳核➡歯状核
⑤ 網様体への遠心路：小脳核➡網様体

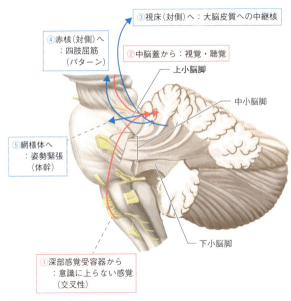

図3-8　上小脳脚

●中小脳脚（図3-9）

中小脳脚は小脳脚の中で最も大きく，大脳皮質からの情報を，橋を経由して小脳へと入力します．

〈求心路〉
① 橋小脳路：大脳皮質➡交叉➡小脳半球
② 縫線核：縫線核➡小脳半球

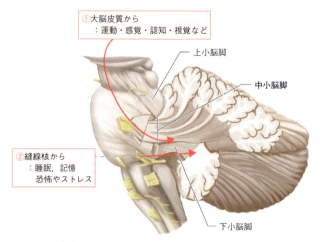

図 3-9　中小脳脚

●下小脳脚（図 3-10）

　下小脳脚は，脊髄や延髄から小脳への入力線維と，片葉小節葉からの出力線維が通っています．

〈求心路〉
① 前庭系：前庭感覚 ➡ 片葉小節葉と室頂核
② オリーブ小脳路：下オリーブ核 ➡ プルキンエ細胞
③ 後脊髄小脳路：筋紡錘 ➡ 傍虫部

〈遠心路〉
④ 室頂延髄路：室頂核 ➡ 前庭神経核 (前庭脊髄路へ)
⑤ 小脳網様体路：室頂核 ➡ 網様体
⑥ 小脳オリーブ路：歯状核 ➡ オリーブ核

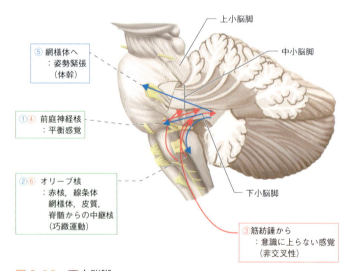

図 3-10　下小脳脚

3. 小脳の機能と神経システム

　小脳の機能は，主に線維連絡している部分に応じて，前庭小脳・脊髄小脳・大脳小脳の3つに分類できます．線維連絡している部分と経路，そこから形成されるシステムについてそれぞれ見ていきましょう．

1 前庭小脳システム（図 3-11）

小葉　片葉（HX）・小節葉（X）
入力経路　体性感覚受容器・前庭器官・眼球 ➡ 下小脳脚 ➡ 小脳
出力経路　小脳 ➡ 室頂核 ➡ 上小脳脚・中小脳脚 ➡ 延髄網様体・前庭神経核 ➡ 頸部・体幹・外眼筋
障害　平衡機能障害，反射的眼球運動障害

　三半規管および耳石器からの入力により，頭部の動きや重力に対する位置を感知し，あわせて豊富な視覚入力も受けています．頸部・体幹を制御して平衡機能を担うとともに，眼球運動および眼と頭部の動きの協調を制御しています．

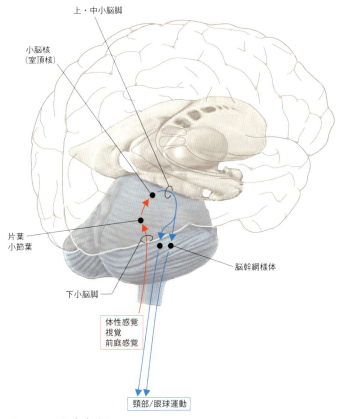

図 3-11　前庭小脳システム

2 脊髄小脳（虫部）システム：体幹の随意運動制御 (図 3-12)

小葉 虫部第Ⅰ～Ⅴ小葉，第Ⅷ小葉，第Ⅷ小葉（Ⅰ～Ⅴ・Ⅶ・Ⅷ）

入力経路
① 体性感覚受容器・前庭・眼球➡下小脳脚➡小脳
② 運動野➡橋核➡中小脳脚➡小脳

出力経路
① 小脳➡室頂核➡上小脳脚➡延髄網様体・前庭神経核➡体幹・外眼筋
② 小脳➡室頂核➡上小脳脚➡視床外側腹側核➡運動野➡体幹

障害 体幹の平衡機能障害，随意的眼球運動障害

　運動野から橋核を経て入力された**運動指令**（遠心性コピー）と，視覚・三半規管や耳石器からの前庭覚・体性感覚受容器からの触覚・圧覚・位置覚などに由来する**感覚情報**を比較して"ズレ"を認識し，姿勢保持や歩行などの体幹および四肢近位部の抗重力筋と眼球運動を制御しています．

　このシステムのいずれかが損傷されると，**体幹**の**平衡機能障害**や**随意的眼球運動障害**が出現します．

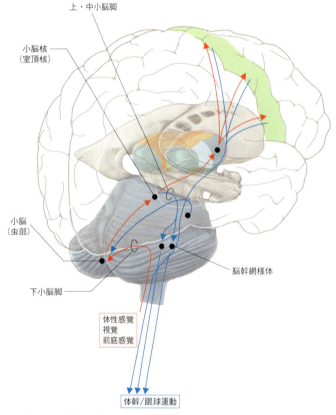

図 3-12　脊髄小脳（虫部）システム

3 脊髄小脳(中間部)システム：四肢の随意運動制御 (図3-13)

小葉 中間部・半球部第Ⅲ～Ⅵ小葉(HⅢ～HⅥ)・内側前方(HⅢ～Ⅵ)が下肢,中間(HⅣ～Ⅵ)が上肢,外側後方(HⅥ)が頭部というおおまかな体部位局在が認められています.

入力経路 ①体性感覚受容器➡下オリーブ核➡下小脳脚➡小脳
②運動野➡橋核➡中小脳脚➡小脳

出力経路 ①小脳➡中位核➡上小脳脚➡赤核➡四肢
②小脳➡中位核➡上小脳脚➡視床外側腹側核➡一次運動野➡四肢

障害 上肢・下肢の運動失調,構音障害

　一次運動野から橋核を経て入力された運動指令(遠心性コピー)と体性感覚受容器に由来する感覚情報を比較して"ズレ"を認識し,運動野からの皮質脊髄路・赤核脊髄路を介して,四肢の随意運動を制御しています.このシステムのいずれかが損傷されると,**上肢・下肢の運動失調**や**構音障害**が出現します.

　一次運動野や体性感覚受容器からの入力は上下鏡合わせのように小脳皮質に投射されます(図3-14).その機能的意義は,現在のところ明らかではありません.しかし例えば随意的な手の運動課題において,力の変化に対する適応と,運動の視覚情報の変化に対する適応というように,随意運動のやや異なる側面での制御に関係すると言われています.

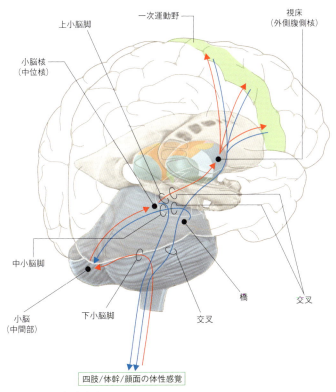

図3-13　脊髄小脳(中間部)システム

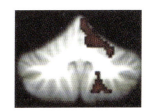

図3-14　運動野から小脳皮質への鏡合わせのような投射

〔Stoodley CJ, et al：Functional topography of the cerebellum for motor and cognitive tasks：an fMRI study. Neuroimage 59：1560-1570, 2012〕

4 大脳小脳システム：運動学習（図3-15）

小葉 すべての小葉
入力経路 運動野➡橋核➡中小脳脚➡小脳
出力経路
小脳➡室頂核・中位核・歯状核➡視床外側腹側核➡運動前野・運動野
障害 運動学習障害

　自転車に乗るなどの運動は，いったん習得すると，次からは意識しなくても自動的にできるようになります．これは大脳と小脳のネットワーク（図3-16）の働きによります．運動野から橋核を経て入力した運動指令（遠心性コピー）と，感覚受容器に由来する感覚情報は，部位に対応した小脳皮質で比較されます．両者の情報に"ズレ"があると，それは**エラー情報**として，**長期抑圧**という方法で小脳皮質に記憶されます（**運動記憶**）．この記憶は24時間以内に消えてしまいますが，24時間以内に同様の運動が繰り返されると，部位に対応した小脳核に，より強固な記憶として1週間以上保存されます．またエラー情報は，視床を介して運動前野や運動野にも運ばれ，そもそもの運動指令から最適なものだけを有効にするように働きかけることによって，最初からエラーの少ない運動が開始されるようになります．

　このシステムのいずれかが障害されると，何度練習しても正しい動きを覚えられなくなったり，覚えにくくなったりします．

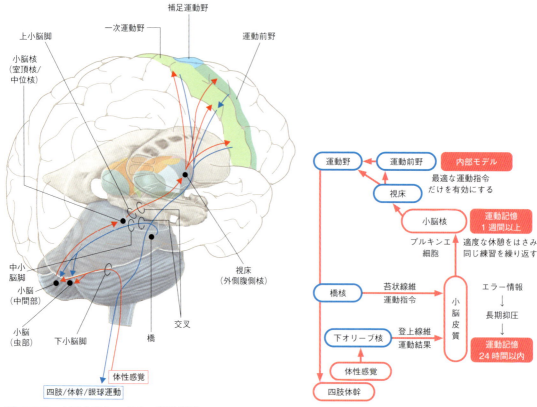

図3-15　大脳小脳システム：運動学習　　図3-16　大脳と小脳のネットワーク

5 大脳小脳システム：認知機能・非運動機能
（図3-17）

小葉 半球部第一脚，第二脚など
入力経路 前頭前野➡橋核➡中小脳脚➡小脳
出力経路 小脳➡歯状核➡上小脳脚➡視床背内側核➡前頭前野
障害 遂行機能障害，空間認知障害，言語障害，人格障害

　前頭前野から橋核を経て小脳に入力された情報は，小脳で処理されたあと歯状核，上小脳脚，視床背内側核を経由して前頭前野に戻り，ループを形成します．

　Schmahmannは，小脳損傷に伴い①遂行機能障害，②空間認知障害，③言語障害，④人格障害が現れることを提唱し，**小脳性認知・情動症候群**（cerebellar cognitive affective syndrome：CCAS）と名付けました[1]（表4-2➡101頁）．

　その後，認知課題に伴う小脳の活動が，画像解析などで明らかになってきました（図3-18）．作業記憶課題では両側の第一脚を含む領域が活動し，言語課題では右側の第一脚と半球部第Ⅶ～Ⅷ小葉が活動し，空間課題では左側の虫部第Ⅶ小葉が活動したと報告されています．小脳が扱う認知機能にも機能局在があることは興味深いですね．

　言語課題で右側，空間課題で左側が活動するのは，それぞれ反対側の大脳皮質とループを形成していると考えると，理解しやすいです．

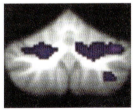

a. 作業記憶課題

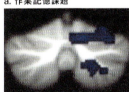

b. 言語課題

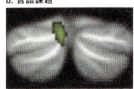

c. 空間課題

図3-18　認知課題ごとの小脳の活動部位
〔Stoodley CJ, et al：Functional topography of the cerebellum for motor and cognitive tasks：an fMRI study. Neuroimage 59：1560-1570, 2012〕

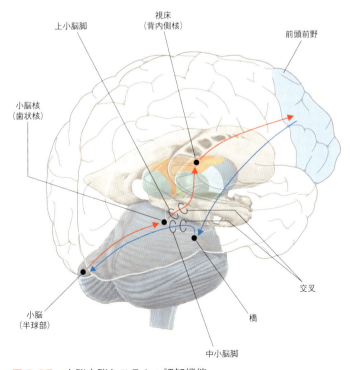

図3-17　大脳小脳システム：認知機能

4. 小脳の脳画像の見かた

図 3-19 は小脳梗塞の脳画像です．小脳の上部・中部・下部の水平断を示してありますが，どこにどの小葉，小脳核，小脳脚が見えるかわかりますか？ ここではこれまで学んできた小脳の各部位が，脳画像ではどう見えるかを解説していきます．

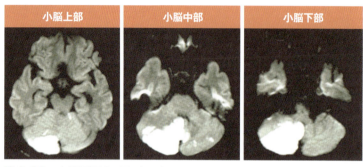

図 3-19 小脳梗塞の MRI（DWI）

1 小脳上部

脳画像の水平断は前方が高く，後方が低いという傾きをもって撮影しています．これから見ていく水平断の高さと傾きが，どの小葉の断面に相当するのかを図 3-20 で確認しましょう．この矢状断では，前端が第HIV小葉，後端が第一脚となっていることがわかります．

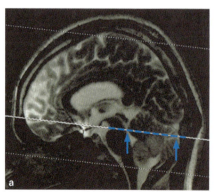
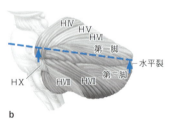

図 3-20 小脳上部のスライス部位

小脳上部では上小脳脚が確認できます（図3-21）．中脳との結合部，とても細い部分（○）が**上小脳脚**です．

次に小脳上部の虫部，中間部，半球部の損傷部位をそれぞれの断面図に照らし合わせていきましょう．白く光っている部分（高信号域，赤色部分）が脳梗塞に相当する部分です．

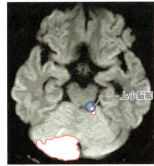

図3-21　小脳上部の水平断

図3-22は**虫部**の水平断です．小脳上部の虫部には脳梗塞が存在していません．

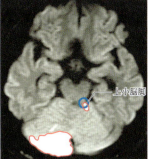

図3-22　小脳上部：虫部

図3-23は**中間部**の水平断です．こちらも後ろ半分の第HⅥ小葉と第一脚が脳梗塞であると考えられます．

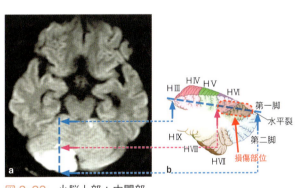

図3-23　小脳上部：中間部

図3-24は**半球部**の水平断です．こちらは後端の第一脚の一部が脳梗塞であると考えられます．

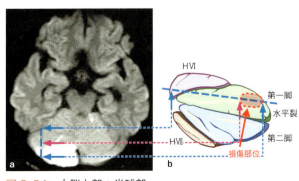

図3-24　小脳上部：半球部

4. 小脳の脳画像の見かた

2 小脳中部

小脳中部の矢状断（図3-25）では，前端が第HⅧ小葉，後端が第二脚となっていることがわかります．

解説動画でcheck!

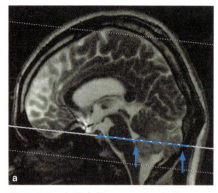

図3-25 小脳中部のスライス部位

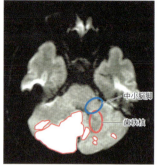

図3-26 小脳中部の水平断

小脳中部では中小脳脚と歯状核が確認できます（図3-26）．橋との結合部，とても太い部分が**中小脳脚**です（〇）．また小脳の中央近く，やや薄暗くなっている部分が**歯状核**です（〇）．

次に，小脳中部の虫部，中間部，半球部の損傷部位をそれぞれの断面図に照らし合わせていきましょう．

図3-27は**虫部**の水平断です．前端の小節葉から白質，後端の第Ⅶ小葉まで脳梗塞であると考えられます．

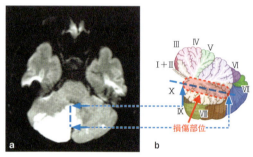

図3-27 小脳中部：虫部

図3-28は**中間部**の水平断です．後ろ半分の第HⅦ小葉と第二脚が脳梗塞であると考えられます．

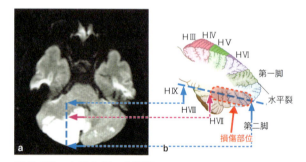

図3-28 小脳中部：中間部

図3-29は**半球部**の水平断です．後端の第二脚の一部が脳梗塞であると考えられます．

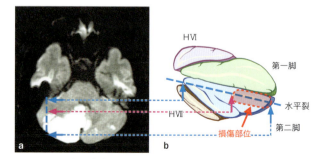

図3-29 小脳中部：半球部

3 小脳下部

小脳下部の矢状断（図3-30）では，前端が第HⅧ小葉，後端が第HⅦ小葉となっていることがわかります．

小脳下部では下小脳脚が確認できます（図3-31）．延髄との間の細い部分（〇）が**下小脳脚**です．

解説動画でcheck!

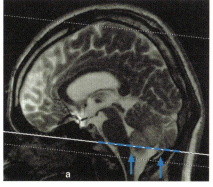

図3-30 小脳下部のスライス部位

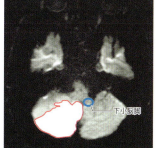

図3-31 小脳下部の水平断

次に，小脳下部の虫部，中間部，半球部の損傷部位をそれぞれの断面図に照らし合わせていきましょう．

図3-32は**虫部**の水平断です．前端の第Ⅸ小葉から後端の第Ⅷ小葉まで脳梗塞であると考えられます．

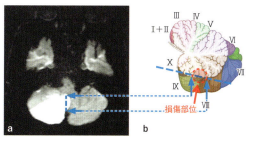

図3-32 小脳下部：虫部

図3-33は**中間部**の水平断です．第HⅧ小葉から第HⅦ小葉までが脳梗塞であると考えられます．

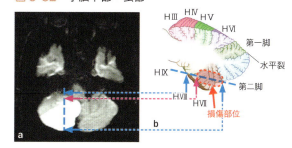

図3-33 小脳下部：中間部

図3-34は**半球部**の水平断です．後端の第HⅦ小葉の一部が脳梗塞であると考えられます．

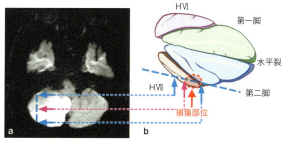

図3-34 小脳下部：半球部

4 損傷部位の全体像

　小脳上部，中部，下部それぞれの損傷部位を重ね合わせると，小脳のどの小葉の機能が残存し，どの小葉の機能が低下しているのかがわかります（図3-35）．

　この症例では，右側の虫部白質および小節葉，第Ⅶ小葉，第Ⅷ小葉と，半球部の第一脚，第二脚，第HⅥ小葉，第HⅦ小葉が損傷されていました．

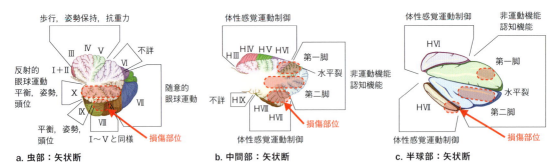

a. 虫部：矢状断　　b. 中間部：矢状断　　c. 半球部：矢状断

図 3-35　損傷部位の全体像

COLUMN

小脳における協調性への関与

　小脳は運動の協調性に関与していますが，実際どのようにして調整されているのでしょうか？

　随意運動を例に考えてみましょう．まず，**ダイナミクスモデル運動制御系**（順モデル）では，運動を行うための運動指令が運動野から小脳へ送られます．小脳では，運動をモニタリングしていて，その情報を内部フィードバックすることによって運動を制御する，というものです．しかし，すべての運動をフィードバックしてから出力していたらとっさの動きはできません（これをfeedback delayと言います）．

　そこでもう１つの**逆ダイナミクスモデル運動制御系**（逆モデル）があるのです．ここでは小脳の細胞内で構築された内部モデル，つまり運動モデルが小脳に蓄えられていて，それに基づいて運動を行うフィードフォワード制御が行われています．

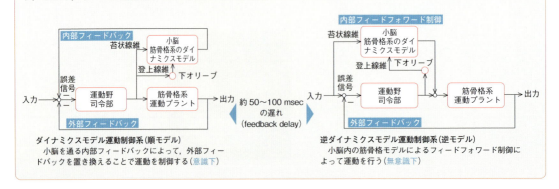

ダイナミクスモデル運動制御系（順モデル）
小脳を通る内部フィードバックによって，外部フィードバックを置き換えることで運動を制御する（意識下）

逆ダイナミクスモデル運動制御系（逆モデル）
小脳内の筋骨格モデルによるフィードフォワード制御によって運動を行う（無意識下）

5. 症例でみるシステム障害とリハ戦略

症例1 小脳出血により運動失調とめまいを呈した症例

■臨床所見

基本情報 80歳代，女性
診断名 左小脳出血
現病歴 X年Y月Z日，眼振を伴うめまいが出現し，急性期病院に救急搬送．頭部CTを施行し，左小脳出血の診断を受ける．同日に内視鏡下脳内血腫除去術を実施，翌日よりリハビリテーションを開始．
主訴 「起き上がるとめまいが強くなる」「左足に力が入りにくい」

■初期評価（Z+1日目）

筋緊張 左上下肢，体幹部に低緊張を示す．
下肢粗大筋力（GMT） Grade 3レベル（筋出力 右下肢＞左下肢）
運動障害 分離良好であり麻痺なし．体幹および左上下肢の運動失調中等度～重度
躯幹失調検査 Ⅳ
SARA 37点（8-6-4-3-4-4-4-4）
感覚 正常
めまい 安静時より出現．頭位変化に伴い増悪し，嘔吐に至ることがある．
眼振 両方向性眼振（安静時なし，体動時に出現し，1分以上持続）
ADL 寝返り動作：中等度介助　起き上がり～移乗動作：重度介助，端座位：左転倒傾向にて要介助（めまいにより端座位以上は保持困難）

■画像所見（図3-36）

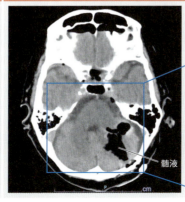
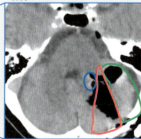

図3-36　症例1：術前術後CT（水平断）

■システム障害

　小脳皮質・中間部・片葉小節葉にかけて広範囲に血腫が拡大していました．血腫除去術により出血巣は消失しましたが，中間部（小脳上部HⅣ・HⅤ・HⅥ，小脳中部HⅧ・HⅦ）の損傷により，四肢の随意運動の協調性が困難となり，姿勢保持と体幹部の運動制御に影響を与えると考えられます（図3-37）．また，片葉小節葉（Ⅸ，Ⅹ）の一部も損傷している可能性があり，頭部と眼球運動の協調運動が機能低下を起こすことで，バランスの維持や姿勢調整が困難となることが予想されました（図3-38）．血腫の影響は第一脚や中小脳脚付近にもおよんでおり，一時的な機能障害を呈することも考えられましたが，血腫除去術によって改善することを見込みました．

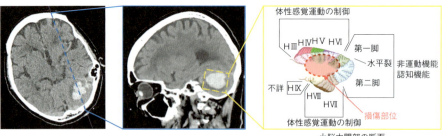

	主なシステム障害
虫部	出血進展なし．脳浮腫による圧迫あり（Ⅲ～Ⅵ）
中間部	HⅣ，HⅤ，HⅥの障害により体性感覚運動の制御が障害 第一脚の損傷により非運動機能と認知機能に障害
半球部	第一脚の一部に出血進展あり．非運動機能に障害

図3-37　症例1：小脳上部の水平断・矢状断CT

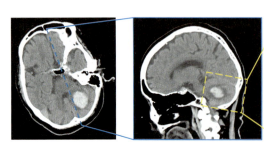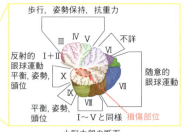

	主なシステム障害
虫部	Ⅹ，Ⅸの障害により平衡・姿勢・頭位調節障害が出現
中間部	HⅧ，HⅦの損傷により体性感覚運動の制御が困難
半球部	出血進展なし

図3-38　症例1：小脳中部の水平断・矢状断CT

■リハ戦略（図3-39, 40）

体幹および下肢の筋出力低下については，脊髄小脳路の障害による失調症状の影響が大きく，姿勢は不安定でした．この不安定性と失調症状は比例してみられたため，まずは姿勢の安定化を図ることを優先しました．

リハ戦略の手がかりとして，損傷は免れている前庭脊髄路の活用を考えました．前庭脊髄路は前庭器官からの情報を受けて，主に伸筋などの抗重力筋を支配して姿勢を保持する役割があります〔第2章 前庭脊髄路（→48頁）参照〕．今回はこの残存する前庭脊髄路を賦活しながら姿勢の安定化を目指します．また，体幹機能を向上させることで，めまいの原因となっていた不安定な外乱を抑えて離床を促しました．安静時めまいが慢性期めまいへ移行した時期からは，積極的な前庭リハビリテーションを取り入れてさらなる改善を図りました．

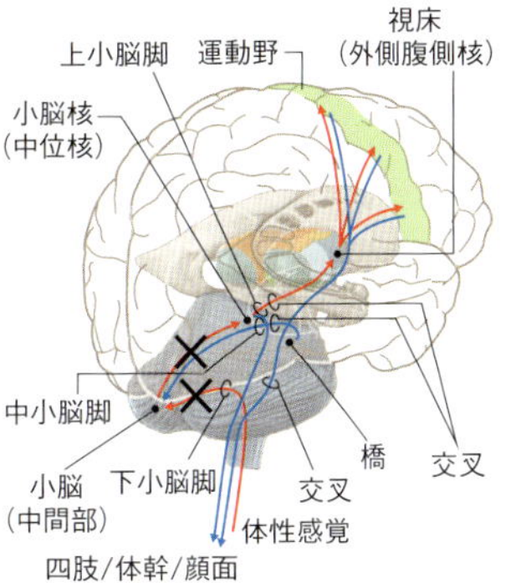

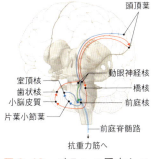

図3-39 脊髄小脳（中間部）システムの障害

図3-40 バランス反応システム（前庭脊髄路）の障害

●頸部・体幹・左上下肢の運動制御への介入

まずは，支持基底面を広くとって安定して運動が行える臥位姿勢から運動を開始しました．**ブリッジ活動**や**テンタクル活動**のなかで協調的な運動（例：力任せにやらない持続的な収縮とスムーズな切り返し）を求めて，低緊張を呈している体幹と股関節周囲の安定性の向上を図りました．その後，座位や立位などの抗重力位での前庭刺激を入力して，残存する前庭脊髄路を賦活し，姿勢の安定化を図りました．体幹の安定性が高まることで，随意運動課題においても次第に協調的な動作が可能となりました．

●めまいに対する介入

脳血管障害による中枢性めまいに対する前庭リハビリテーションは，歩行能力やバランス能力，ADLの改善に有効とされています．その原理としては，①慣れ（habituation），②適応（adaptation），③代用（substitution）が挙げられます[2]．

① Habituation exercise

Habituation exerciseは「慣れ」を促進するプログラムです．本症例は，頭頸部と体幹部で運動のタイミングに"ずれ"（頭頸部―体幹の協調運動）が生じており，これがめまいを助長していると考えました．めまい症状を誘発しやすい運動を選択して，その動作を反復させながら，吐き気が出現しない範囲でダイナミックな動作に展開していきました．

> **ブリッジ活動**：Closed Kinetic Chain（CKC）の運動様式であり，アーチの内側にある筋群（特に体幹活動）を求めることができる．
> **テンタクル活動**：Open Kinetic Chain（OKC）の運動様式であり，四肢の空間操作によって挙上する方向の筋群とそれを固定する体幹活動を求めることができる．

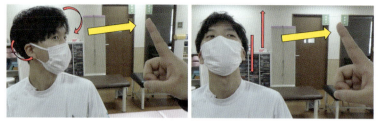

図 3-41 Gaze stability exercise（適応の促進）
対象物（指やカードなど）を固視した状態で，頭頸部の運動を行う．
左右・上下の方向に各 1 分（合計 8 分）．
各運動間にはめまいが回復する程度の休息を確保する．

② Gaze stability exercise

Gaze stability exercise は「適応」を促進するプログラムです．本症例の特徴として，頭頸部と眼球運動の"ずれ"（頭部―眼球運動の協調性障害）が生じていたため，対象物（指やカードなど）を固視した状態で頭部の運動を行うことで，頭部と眼球運動の協調性を求めました（図 3-41）．

③ Substitution exercise

Substitution exercise は「代用」を促進するプログラムです．これは平衡感覚の機能低下を体性感覚で代用する方法[3]であり，視覚情報の有無（開眼から閉眼），頭部の回旋運動，立位における支持基底面の調整（Broad base から narrow base）などを用いて，バランスに必要な情報量を段階的に調節しました．

> Gaze：凝視することの意．

■最終評価（Z＋40 病日）

筋緊張 左上下肢，体幹部の低緊張が改善
下肢 MMT（右/左） 腸腰筋 4/4 中殿筋 3/3 大殿筋 3/3 大腿四頭筋 4/3 前脛骨筋 4/3
運動障害 体幹および左下肢の運動失調は中等度，左上肢の運動失調は軽度
躯幹失調検査 Ⅲ
SARA 24 点（6-5-1-2-2-2-3-3）
めまい 安静時はなし 頭位変化に伴い軽度出現（10 秒ほど持続）
眼振 安静時，動作時ともになし
ADL 床上動作：修正自立，移乗動作：見守り，歩行：サークル型歩行器にて見守り，連続歩行：50 m

残存する前庭脊髄路を足がかりとした体幹安定性と失調症状に対する介入に加え，前庭リハビリテーションを並行して行ったことで，めまいが軽減し，ADL は概ね見守りとなりました．めまいは患者の QOL や運動意欲にも大きく影響することから，早期に改善に向けた取り組みを行うことが重要となります．

症例2 小脳出血により高次脳機能障害を呈した症例

■臨床所見
基本情報 50歳代，男性，発症前ADL自立
診断名 右小脳出血

■初期評価（Z+1日目）
意識レベル JCS I-2
意思疎通 短文レベル
筋緊張 右上下肢で軽度低下
運動 分離良好で麻痺なし，体幹および右上下肢の運動失調中等度
感覚 正常
めまい 軽度
高次脳機能検査 （10～13病日）
- RCPM：22/36点（50歳代 34.2±2.1）
- FAB：6/18点（50歳代 15.3±1.4）
- Kohs立方体：IQ 52
- TMT：Part A 586秒（50歳代 109.3±35.6） Part B 測定不可

> **Kohs立方体組み合わせテスト**：16個の立方体を組み合わせて，17の模様図通りに同じ模様を作らせるテスト．識別，比較，分析，判断などの精神機能を知能として測定する．実際に対象物を操作する点で視空間知覚および動作の能力障害を如実に反映する．

■システム障害 （図3-42, 43, 表3-3）

小脳上部：水平断
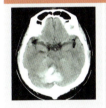
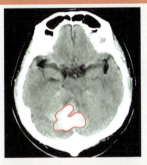

小脳上部：矢状断
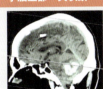
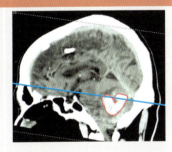

小脳中部：水平断
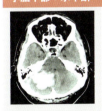
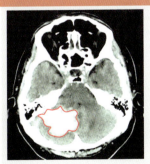

小脳中部：矢状断
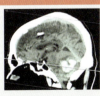
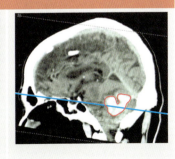

図3-42 症例2のCT
赤色は出血部位（損傷部位）を示す．
水色はスライス部位を示す．

| 小脳下部：水平断 | 小脳下部：矢状断 |

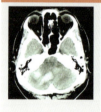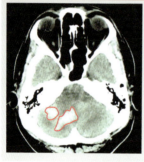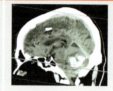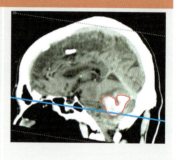

図 3-42　症例2のCT（つづき）

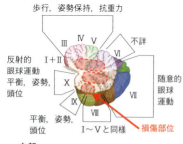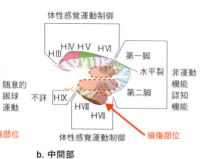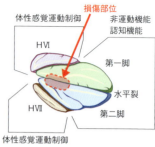

a. 虫部　　　　　　　　　　　b. 中間部　　　　　　　　　　c. 半球部

図 3-43　症例2：損傷部位の統合

表 3-3　症例2：システム障害と予後予測

	システム障害	予後予測
虫部	右側の皮質下白質部分に血腫を認める．両側支配である眼球運動障害および頸部・体幹の運動失調は軽度～中等度に留まると考えられる．	2～4週の血腫吸収期に大幅に機能回復し，皮質に損傷が少ないことから眼球運動障害および頸部・体幹の運動失調は，軽度から消失まで回復が見込める．
中間部	右側の皮質下白質部分に血腫を認める．右上下肢に中等度の運動失調を生じると考えられるが，HⅢ～Ⅴの損傷が少ないことから下肢より上肢のほうがやや重度かもしれない．右側の第一脚・第二脚にも血腫が及んでいることから，注意機能・遂行機能・言語機能が障害されると考えられる．	2～4週の血腫吸収期に大幅に機能回復し，皮質および上・中小脳脚に損傷が少ないことから，右上下肢の運動失調・認知機能障害ともに，軽度から消失まで回復が見込める．
半球部	右側の皮質下白質部分に血腫を認める．注意機能・遂行機能・言語機能が障害されると考えられる．	2～4週の血腫吸収期に大幅に機能回復し，皮質の損傷が少ないことから，認知機能障害は軽度から消失まで回復が見込める．

■ リハ戦略（図3-44, 45）

● 頸部・体幹・右上下肢の運動制御

虫部皮質および HVI・HVII・HVIII への入出力経路の一部が損傷されている状態です．以下を念頭においてリハ戦略を組み立てます．

❶ 小脳への入力を増強するため体性感覚を強調する工夫をします．
　例：裸足にする，硬い座面を選ぶ，皮膚の接触面積を増やすなど．

❷ 小脳から運動野への出力（運動野への小脳からのフィードバック）が少ない状態でも協調運動ができるよう練習します．
　例：外乱に抗して姿勢を保持する，プレーシングなど．

❸ 小脳から運動野への出力（運動野への小脳からのフィードバック）が少ない状態を補い，運動野が機能しやすい状態を保ちます．
　例：上下肢の動きを目で追う，鏡を使用するなど．

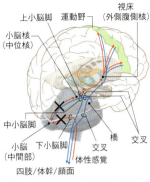

図 3-44　脊髄小脳（中間部）システムの障害

● 認知機能

右第一脚・第二脚への入出力経路の一部が損傷されている状態です．以下を念頭においてリハ戦略を組み立てます．

❶ 小脳右半球と連絡している大脳左半球が担う高次脳機能（注意機能・遂行機能・言語機能）について検査を行います．
　例：TMT，FAB，SLTA など．

❷ 小脳の情報処理能力が低下し，注意障害を呈していることから，机上課題・運動課題ともに情報量の少ない周囲の静かな環境で練習を行いましょう．機能回復とともに次第に情報量を増やしていき，不適切な反応には小脳の代わりにセラピストから適宜フィードバックしましょう．

50歳代と若く，発症前の ADL も自立していた方です．運動機能，認知機能ともに予後は良好と考えられ，機能練習を中心に行うことで病前生活への復帰が果たせると考えられます．

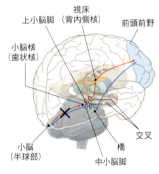

図 3-45　大脳小脳システム：認知機能の障害

> **SLTA**: standard language test of aphasia
> 標準失語症検査

引用文献
1) Schmahmann JD：An emerging concept. The cerebellar contribution to higher function. Arch Neurol 48：1178-1187, 1991
2) Whitney SL, et al：An overview vestibular rehabilitation. Handb Clin Neurol 137：187-205, 2016
3) 藤本千里：―めまいのリハビリテーション―．日耳鼻頭頸部外科会報 125：312-316, 2022

参考文献
・藤田啓史，他：ヒト小脳の構造と解剖学的機能局在．辻省次（総編集）：シリーズ《アクチュアル脳・神経疾患の臨床》小脳と運動失調―小脳はなにをしているのか．pp2-16, 中山書店, 2013
・荻原啓文，他：右小脳・脳幹梗塞による中枢性めまいと両側前庭障害を合併した症例に対する前庭リハビリテーション．理学療法学 48：108-116, 2021

第4章

視床が関わる神経システム

次々とパスを受けては捌く多才なミッドフィルダー

　視床損傷による臨床症状は，感覚障害だけでなく運動失調や不随意運動，認知機能障害など多岐にわたります．

　視床は，20あまりの亜核に区分され，各区分が脳の異なる部分と線維連絡をしています．それぞれのつながりを理解することによって，障害の原因が明らかになり，予後予測やリハビリテーションの組み立て方にも役立ちます．

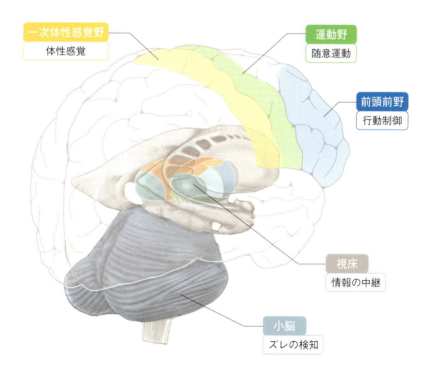

1. 視床が関わる神経システムの概要

視床が関与する神経システムには，主に以下のようなものがあり，脳の他の部位と連絡をとりながらさまざまな機能を担っています．

❶ 体性感覚システム：脊髄視床路
【関与する部位】
- 視床（後腹側核）
- 体性感覚受容器
- 一次体性感覚野

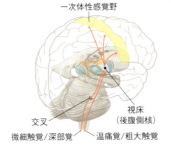

❷ 小脳ネットワーク：運動ループ
【関与する部位】
- 視床（外側腹側核）
- 小脳（虫部/中間部）
- 運動野/運動前野/補足運動野
- 橋

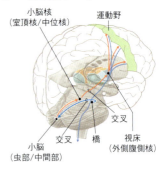

❸ 小脳ネットワーク：認知ループ
【関与する部位】
- 視床（背内側核）
- 小脳（半球部）
- 前頭前野（背外側部）
- 橋

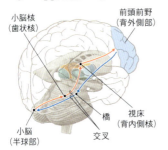

❹ 基底核ネットワーク：筋骨格運動ループ
【関与する部位】
- 視床（前腹側核/外側腹側核）
- 運動野/運動前野/補足運動野
- 被殻
- 淡蒼球

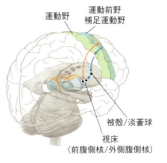

❺ 基底核ネットワーク：前頭前野ループ
【関与する部位】
- 視床（前腹側核/背内側核）
- 前頭前野（背外側部/眼窩面）
- 尾状核
- 淡蒼球

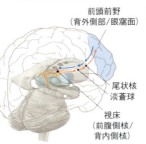

❻ 基底核ネットワーク：辺縁系ループ
【関与する部位】
- 視床（背内側核）
- 帯状回
- 淡蒼球

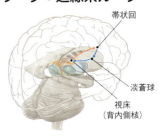

おさえておきたいポイント

- 視床が関わるシステムは，視床亜核と連絡する大脳の部位によって上記の6つに分けられます．視床の内側は大脳の内側や前側，視床の外側は大脳の外側とそれぞれ連絡を取り合っているのが特徴です．
- 視床のどの部位が損傷されるかによって出現する症状が異なってきます．感覚障害だけでなく，筋緊張や認知機能にも影響が出ることを確認しましょう．

2. 視床の構造

1 視床の概要 (図4-1)

　視床は，大脳半球と脳幹を中継する間脳の約4/5を占める，母指程度の大きさの左右対称の構造体です．体性感覚・視覚・聴覚・平衡感覚・嗅覚などすべての感覚を，大脳皮質の各所に投射する中継核です．

　また，大脳皮質とループ回路で情報をやりとりしており，注意・記憶・情動・言語・遂行機能・筋緊張・運動制御など大脳皮質が担う多くの機能に関与しています．

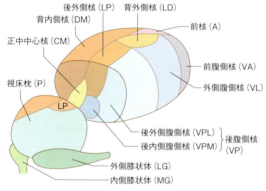

図4-1　視床の構造

2 視床の亜核

　視床は，解剖学的に20あまりの視床亜核に分類されます．部位別には，Y字型の内髄板により**背側内側核群**，**前核群**，**外側核群**の3群に区切られます．機能別には，**特殊核**（感覚野や運動野といった皮質の特定部位へ投射する），**連合核**（連合野へ投射する），**非特殊核**（皮質全体に広く投射する）の3つに分類されます．

　以下に代表的な視床亜核の特徴を紹介し，表にまとめました (表4-1).

表 4-1　視床亜核の種類と特徴

	名称	部位	入力・出力	機能
特殊核：大脳皮質に投射する	後腹側核（VP） ventral posterior nucleus		前外側：四肢/体幹の触覚 前内側：顔面/頭部の触覚 後外側：四肢/体幹の温痛覚 後内側：顔面/頭部の温痛覚 一次体性感覚野	体性感覚を中継する． 後外側腹側核は四肢・体幹の体性感覚を担い，後内側腹側核は顔面・頭部の体性感覚を担う．前方部分には内側毛帯から固有感覚と触覚が入力され，後方部分には外側脊髄視床路から温痛覚が入力される．後腹側核からは，視床皮質路を通り，一次体性感覚野に出力する．
	外側腹側核（VL） ventral lateral nucleus		前方：被殻・淡蒼球 後方：小脳 運動野・運動前野・補足運動野	前方部分は運動野・運動前野・補足運動野からの情報が，被殻・淡蒼球を経由して入力され，再び運動野・運動前野・補足運動野に出力することで，基底核ネットワークの筋骨格運動ループを形成し，筋緊張の調節に関与する． 後方部分は運動野・運動前野・補足運動野からの情報が小脳虫部・中間部を経由して入力され，再び運動野・運動前野・補足運動野に出力することで，小脳ネットワークの運動ループを形成し，協調運動の制御に関与する．
	前腹側核（VA） ventral anterior nucleus		被殻・淡蒼球 運動野・運動前野・補足運動野・前頭前野	外側腹側核の前方部分と同様の入出力経路をもち，筋緊張の抑制に関与する． 前頭前野からの情報が尾状核・淡蒼球を経由して入力され，再び前頭前野に出力することで基底核ネットワークの前頭前野ループを形成し，遂行機能や動機づけに関与する．
	前核（A） anterior nucleus		乳頭体・海馬 帯状回後部	記憶に関与する． 乳頭体・海馬から入力され，帯状回後部に出力する．
	外側膝状体（LG） lateral geniculate body		網膜 視覚野	視覚を中継する． 網膜から視覚情報が入力され，後頭葉の視覚野に出力する．
	内側膝状体（MG） medial geniculate body		蝸牛 聴覚野	聴覚を中継する． 蝸牛から聴覚情報が入力され，側頭葉の聴覚野に出力する．

表 4-1 視床亜核の種類と特徴（つづき）

	名称	部位	入力・出力	機能
連合核：大脳皮質連合野に投射する	背外側核（LD）lateral dorsal nucleus		他の視床亜核 帯状回後部	**記憶**に関与する． 他の視床亜核から入力され，帯状回後部に出力する．
	後外側核（LP）lateral posterior nucleus		体性感覚野・視覚野・聴覚野 頭頂連合野	**空間認知・姿勢定位**に関与する． 視覚野・聴覚野・体性感覚野から入力され，頭頂連合野に出力する．
	背内側核（DM）dorsal medial nucleus		淡蒼球・小脳 前頭前野・帯状回前部	認知機能や情動の制御，動機づけに関与する． 前頭前野からの情報が尾状核・淡蒼球を経由して入力され，再び前頭前野に出力することで基底核ネットワークの**前頭前野ループ**を形成し，**遂行機能や動機づけ**に関与する． また，前頭前野からの情報が小脳を経由して入力され，再び前頭前野に出力することで小脳ネットワークの**認知ループ**を形成し，**認知機能**に関与する．
	視床枕（P）Pulvinar		他の視床亜核・視覚連合野 頭頂連合野・帯状回後部	**視覚・聴覚・体性感覚の統合**と**記憶**に関与する． 他の視床亜核・視覚連合野から入力され，頭頂後頭連合野に出力する．
非特殊核*	正中中心核（CM）central medial nucleus		中脳網様体 大脳皮質全般	大脳皮質の**覚醒**に関与する． 中脳網様体から入力され，大脳皮質に広範に出力する．

*個別的な感覚に対して"機能しない"視床亜核．

3. 視床の機能と神経システム

　視床はさまざまな情報処理に関与していて，交換所のような役割を担っています．もっと言うと，情報量のボリュームを調整していて，多すぎる情報量を減らしたり，不必要な情報を削除したりしています．これを**ゲーティング機構**[1]といいます．視床は，このゲーティングによって皮質に上げる情報を制限することで，皮質での円滑な情報処理に一役を担っています．

　さらに視床は，線維連絡している部分に応じて，6つのネットワークに分類できます（図4-2）．線維連絡している部分と経路，それらから形成される機能について，それぞれ見ていきましょう．

> ゲーティングは視床の他にも脊髄や脳幹などで起こるとされている．

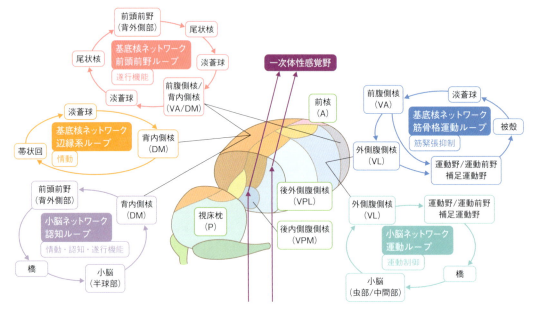

図4-2　視床が関連するネットワーク

1 体性感覚システム（脊髄視床路）(図4-3)

視床亜核 後腹側核 VP（後外側腹側核・後内側腹側核）
入力経路 ①四肢・体幹の体性感覚受容器 ➡ 内側毛帯・外側脊髄視床路 ➡ 視床（後外側腹側核）
②顔面・頭部の体性感覚受容器 ➡ 三叉神経 ➡ 視床（後内側腹側核）
出力経路 視床（後腹側核）➡ 視床皮質路 ➡ 一次体性感覚野
障害 体性感覚障害

　四肢・体幹の体性感覚のうち，触覚と固有感覚は内側毛帯を通り，温痛覚は外側脊髄視床路を通り，どちらも視床の後外側腹側核に入力します．顔面・頭部の体性感覚は，三叉神経を通り，後内側腹側核に入力します．後腹側核を出た視床皮質路は，内包後脚を通り，一次体性感覚野に出力されます．

　この経路のどこかが損傷されると**体性感覚障害**を生じますが，後腹側核以外の視床亜核が損傷されても体性感覚障害は生じません．

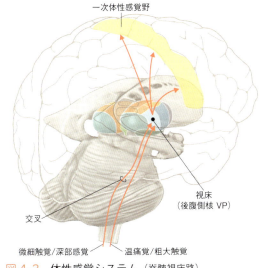

図4-3 体性感覚システム（脊髄視床路）

2 小脳ネットワーク：運動ループ (図4-4)

視床亜核 外側腹側核 VL
入力経路 運動野➡橋➡小脳（虫部/中間部）➡上小脳脚➡視床（外側腹側核）
出力経路 視床（外側腹側核）➡運動野
障害 運動失調

　運動野からの運動指令は，皮質脊髄路を下行していく途中の橋で，横橋線維にそのコピーを渡し，反対側の小脳虫部および中間部に入力します．小脳で処理された運動の誤差情報は，上小脳脚を通り，視床の外側腹側核に入力します．外側腹側核を経由した運動の誤差情報は，運動野に出力され，運動ループを形成します．

　このループのどこかが損傷されると，運動の誤差修正が不正確になり，**運動失調**を呈します．

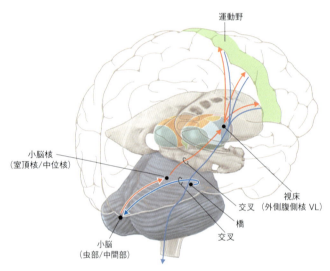

図 4-4　運動ループ：小脳ネットワーク

3 小脳ネットワーク：認知ループ（図4-5）

視床亜核 背内側核 DM
入力経路 前頭前野（背外側部）➡橋➡小脳（半球部）➡視床（背内側核）
出力経路 視床（背内側核）➡前頭前野（背外側部）
障害 小脳性認知・情動症候群

　前頭前野からの認知情報は，橋を経由して小脳の半球部に入力されます．小脳で処理された認知情報は，上小脳脚を通り，視床の背内側核に入力されます．背内側核を経由した認知情報は，前頭前野に出力され，認知ループを形成します．

　このループのどこかが損傷されると，**小脳性認知・情動症候群（CCAS）**（表4-2）と呼ばれる認知機能障害を呈します[2]．

> 小脳性認知・情動症候群：
> CCAS（cerebellar cognitive affective syndrome）

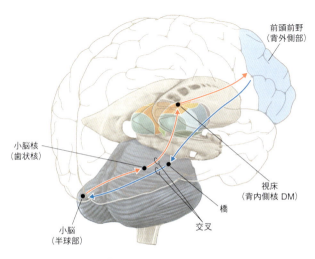

図 4-5　認知ループ：小脳ネットワーク

表 4-2　小脳性認知・情動症候群（CCAS）の臨床的特徴

遂行機能障害	プランニングの障害，セット変換の障害，抽象的推論の障害，作業記憶の障害，流暢性の低下
空間認知障害	視空間の統合障害，視空間記憶の障害
言語障害	プロソディーの障害，失文法，軽度の失名辞
人格障害	情動の平板化や鈍さ，脱抑制や不適切な行動

〔Schmahmann JD：An emerging concept. The cerebellar contribution to higher function. Arch Neurol 48：1178-1187, 1991 をもとに作成〕

4 基底核ネットワーク：筋骨格運動ループ
（図 4-6）

視床亜核 前腹側核 VA・外側腹側核 VL
入力経路 運動前野・補足運動野・運動野 ➡ 被殻 ➡ 淡蒼球 ➡ 視床（前腹側核・外側腹側核）
出力経路 視床（前腹側核・外側腹側核）➡ 運動前野・補足運動野 ➡ 運動野
障害 筋緊張亢進または低下，随意運動低下，不随意運動

　運動前野・補足運動野・運動野からの情報は，被殻に入力されます．その情報をもとにつくられた興奮性/抑制性の指令が，被殻および淡蒼球から視床の前腹側核・外側腹側核に入力されます．前腹側核・外側腹側核を経由した興奮性/抑制性の指令は，運動前野・補足運動野・運動野に出力され，骨格運動ループを形成します．

　このループのどこかが損傷されると，筋緊張異常や随意運動低下，不随意運動を呈します．被殻および淡蒼球からの抑制性出力が増加すると，運動前野・補足運動野・運動野の活動が低下し，**パーキンソン病**のように**筋緊張亢進**や**随意運動の減少**といった症状を呈します．逆に被殻および淡蒼球からの抑制性出力が減少すると，運動前野・補足運動野・運動野の活動が増加し，**ハンチントン舞踏病**のように**筋緊張低下**や**不随意運動**（意思とは関係ない運動）の誘発といった症状を呈します．

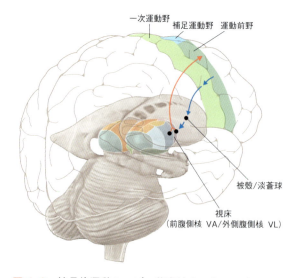

図 4-6　筋骨格運動ループ：基底核ネットワーク

5 基底核ネットワーク：前頭前野ループ
(図 4-7)

視床亜核 前腹側核 VA/背内側核 DM
入力経路 前頭前野（背外側部）➡尾状核➡淡蒼球➡視床（前腹側核/背内側核）
出力経路 視床（前腹側核/背内側核）➡淡蒼球➡尾状核➡前頭前野（背外側部）
障害 遂行機能障害

　前頭前野からの情報は，尾状核に入力されます．尾状核および淡蒼球は，「目的の決定」や「動作の選択」といった場面で活動し，その情報は視床の前腹側核/背内側核に入力されます．前腹側核/背内側核を経由した情報は前頭前野に出力され，前頭前野ループを形成します．前頭前野は，決定された目的や選択された動作の保持も担っています．

　このループのどこかが損傷されると，行動の選択や保持ができなくなり，いわゆる**遂行機能障害**を呈します．

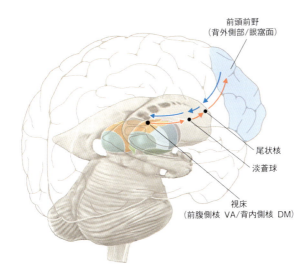

図 4-7　前頭前野ループ：基底核ネットワーク

⑥ 基底核ネットワーク：辺縁系ループ （図4-8）

視床亜核 背内側核 DM
入力経路 帯状回 ➡ 淡蒼球 ➡ 視床（背内側核）
出力経路 視床（背内側核）➡ 帯状回
障害 情動障害

　帯状回からの情報は，淡蒼球を経由して視床の背内側核に入力されます．背内側核を経由した情報は，帯状回に出力され，辺縁系ループを形成し，行動の動機づけや情動に関与しています．

　このループのどこかが損傷されると，**情動障害**を呈します．

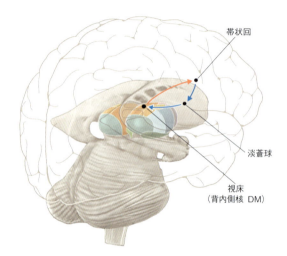

図 4-8　辺縁系ループ：基底核ネットワーク

4. 視床に関連する脳画像の見かた

1 感覚神経線維の通り道 （図4-9）

まず，視床に関連する感覚神経線維の経路を，脳画像で確認しましょう．

解説動画でcheck!

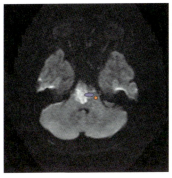

a. 橋レベル
触覚が通る内側毛帯（●）が中央を，温痛覚が通る外側脊髄視床路（●）が中央外側を，視床に向かって上がっていく．

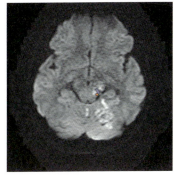

b. 中脳レベル
触覚が通る内側毛帯（●）と，温痛覚が通る外側脊髄視床路（●）が，中央外側を視床に向かって上がっていく．

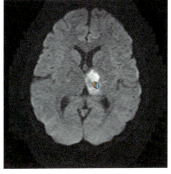

c. モンロー孔レベル
視床の後腹側核（●●●●）に入力し，内包後脚を通る視床皮質路が，体性感覚野に向かって上がっていく．

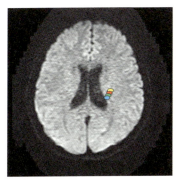

d. 側脳室レベル
中心後回の側脳室近傍を，内側から下肢（●）・体幹（●）・上肢（●）・顔面（●）の神経線維が上がっていく．

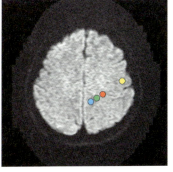

e. 半卵円中心レベル
中心後回の内側から，下肢（●）・体幹（●）・上肢（●）・顔面（●）の感覚神経線維が上がっていき，顔面の感覚神経線維は大脳皮質に到達する．

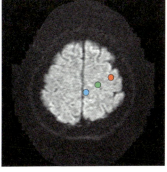

f. 皮質レベル
中心後回の内側に下肢（●），外側に上肢（●），その間に体幹（●）の感覚神経線維が通り，大脳皮質に到達する．

図4-9 視床に関わる感覚神経線維の水平断MRI（DWI）

2 視床

図4-10は視床出血の脳画像です．視床の上部と中部の水平断を選んでありますが，どこにどの亜核が見えるか，わかりますか？ ここでは，これまで学んできた視床の亜核が，脳画像ではどう見えるかを解説していきます．

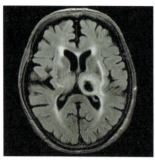
a. 視床上部

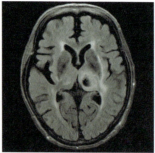
b. 視床中部

図4-10 視床出血の水平断MRI（FLAIR）

■視床上部（図4-11）

脳画像の水平断は，図4-11bのように，前上方から後下方に斜めにスライスされます．したがって視床上部のスライスでは，視床の上面に位置する**前核（A）**の後部が前方に，**背外側核（LD）**，**後外側核（LP）**が外側に，**背内側核（DM）**が内側に，**視床枕（P）**が後方に確認できます．

解説動画でcheck!

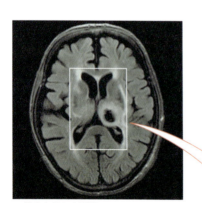
a. 視床上部の水平断

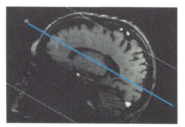
b. 矢状断からみた水平断の位置

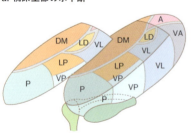
c. 視床全体における断面イメージ

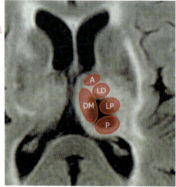
d. aの拡大図

図4-11 視床上部の水平断MRI

■ 視床中部（図4-12）

　視床中部のスライスでは，**前腹側核（VA）**，**外側腹側核（VL）**，**後腹側核（VP）**が外側に，**正中中心核（CM）**が中央に，**背内側核（DM）**が内側に，**視床枕（P）**が後方に確認できます．

　このように水平断のレベルによって見える視床亜核が変化しますので，どのレベルのスライスなのかを意識して，脳画像を確認することが重要です．

解説動画で check!

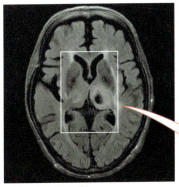

a. 視床中部の水平断

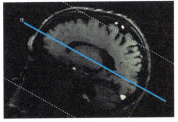

b. 矢状断からみた水平断の位置

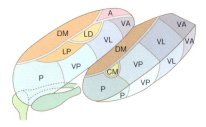

c. 視床全体における断面イメージ

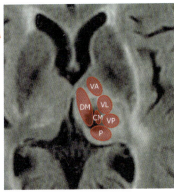

d. a の拡大図

図 4-12　視床中部の水平断 MRI

5. 症例でみるシステム障害とリハ戦略

症例1 視床梗塞により感覚障害と注意障害を呈した症例

■臨床所見（1病日）

基本情報　80歳代，男性，発症前ADL自立
意識レベル　清明
意思疎通　日常会話可能
運動　BRS 右V-V-V，バレー徴候陽性，運動失調中等度
感覚　右上下肢で表在覚軽度鈍麻，深部覚中等度鈍麻
高次脳機能検査　（4病日）TMT Part A 制限時間超過，BIT 139/146点

> **BIT**：behavioural inattention test
> 行動性無視検査．抹消試験，模写・描画試験，線分二等分試験などによる半側空間無視検査法．

■画像所見（図4-13）

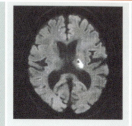
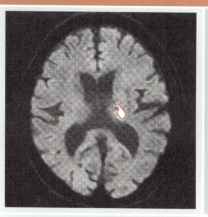
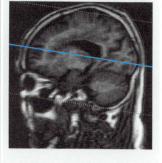
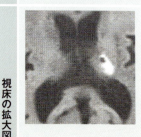
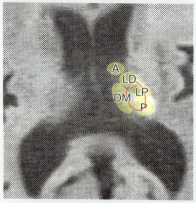

A：前核
LD：背外側核
LP：後外側核
DM：背内側核
P：視床枕
赤色は梗塞部位（損傷部位）を示す．

図4-13　症例1のMRI（DWI）

視床中部

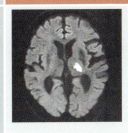
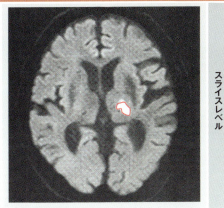
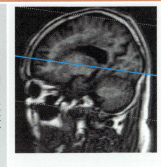

全体像 / スライスレベル

DM：背内側核
P：視床枕
VA：前腹側核
VL：外側腹側核
VPL：後外側腹側核
赤色は梗塞部位（損傷部位）を示す．

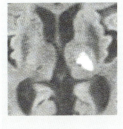
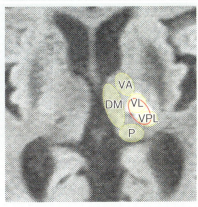

視床の拡大図

図4-13 症例1のMRI（DWI）（つづき）

■システム障害 （表4-3，図4-14）

表4-3 症例1：システム障害と予後予測

	システム障害	予後予測
上部	後外側核（LP）の一部に梗塞を認める．空間認知に影響を及ぼし，ごく軽度の右半側空間無視を呈している．	空間認知障害は，1～4週の浮腫軽減期に大幅に機能回復し，消失まで回復が見込める．
中部	内包後脚・背内側核（DM）に梗塞は認めないが，極軽度の運動麻痺と中等度の注意障害を呈している．梗塞部位の浮腫に伴う圧迫の影響と考えられる． 外側腹側核（VL）の一部に梗塞を認める．四肢体幹の協調性に影響を及ぼし，中等度の運動失調を呈している． 後腹側核（VP）の大部分に梗塞を認める．体性感覚に影響を及ぼし，中等度の感覚障害を呈している．	運動麻痺と注意障害は，1～4週の浮腫軽減期に大幅に機能回復し，消失まで回復が見込める． 運動失調も浮腫による影響が大きく，梗塞は一部であるため，1～4週の浮腫軽減期に軽度まで回復し，6カ月以内に消失まで回復が見込める． 感覚障害は回復に時間を要し，中等度～軽度の障害残存が予想される．

5. 症例でみるシステム障害とリハ戦略

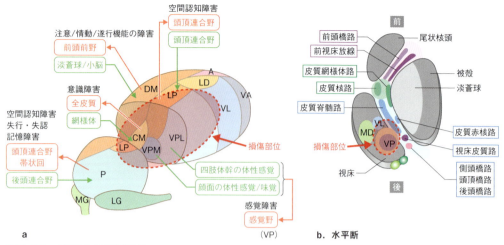

図 4-14 症例 1 の損傷部位

■リハ戦略

●感覚障害へのアプローチ
　左視床の後腹側核の大部分が損傷されている状態です．以下を念頭においてリハ戦略を組み立てます．
①硬めの座面を用いて殿部の感覚入力を，裸足になることで足底の感覚入力を，壁にもたれて左半身の接触面積を増やすことによって左半身の感覚入力を高めましょう．
②右半側空間無視は極めて軽度であることから，視覚による代償が期待できます．鏡に全身を映したり，目視で確認するなどして，身体イメージを補いましょう．

●運動麻痺へのアプローチ
　左内包後脚の損傷は認めません．浮腫による圧迫で極軽度の運動麻痺を呈していると考えられ，1〜4週の浮腫軽減期に自然回復すると思われます．感覚障害を伴っていますので，自傷や不使用とならないよう，視覚で確認しながら右上下肢の使用を促しましょう．

●注意障害へのアプローチ
　左視床の背内側核の損傷は認めません．浮腫による圧迫で中等度の注意障害を呈していると考えられ，1〜4週の浮腫軽減期に自然回復すると思われます．
①高次脳機能（空間認知機能・注意機能・遂行機能）について検査を行い，具体的な機能障害について詳細に評価します．
　例：BIT，TMT，BADS，FAB など．
②感覚障害を伴っていますので，右空間および右身体への注意が向きにくく，情報処理能力が低下している状態です．余計な情報で混乱が生じないよう，机上課題・運動場面ともに情報量の少ない周囲の静かな環境で行い

ます．また，硬めの座面を用いたり，裸足になったり，壁にもたれて左半身の接触面積を増やすなどして，右半身の感覚入力を高め，右空間への注意を促しましょう．

■ 経過

発症後2週目には注意障害は概ね改善し，日常生活では問題ない程度となりました．運動麻痺もほぼ改善し，見守りでの棟内歩行が可能となりました．

感覚障害の改善と生活の自立を目的に，リハビリテーション病院へ転院となりました．

症例2 視床出血により注意・情動・遂行機能障害を呈した症例

■臨床所見（1病日）

基本情報 60歳代，女性，発症前ADL自立

意識レベル JCS I -2

意思疎通 簡単な指示を理解して従うことができる．短期記憶が低下している．

運動 BRS右Ⅴ-Ⅳ-Ⅴ，運動失調なし

感覚 右の上・下肢で軽度鈍麻が見られる．

高次脳機能検査（10病日）TMT Part A 276秒，Part B 中断

■画像所見（図4-15）

視床上部

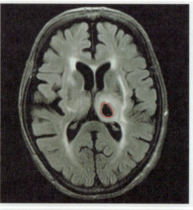
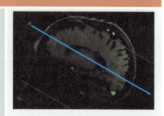
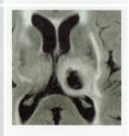
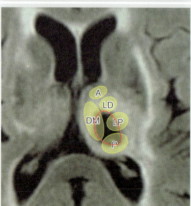

A：前核
LD：背外側核
LP：後外側核
DM：背内側核
P：視床枕
赤色は梗塞部位（損傷部位）を示す．

図4-15 症例2のMRI（FLAIR）

視床中部

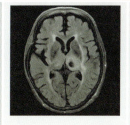
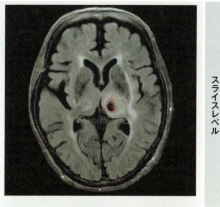
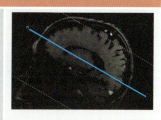

全体像　　スライスレベル

視床の拡大図

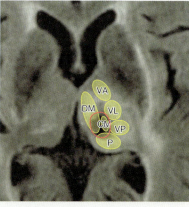

DM：背内側核
P：視床枕
VA：前腹側核
VL：外側腹側核
VP：後腹側核
CM：正中中心核
赤色は梗塞部位（損傷部位）を示す．

図 4-15　症例 2 の MRI（FLAIR）（つづき）

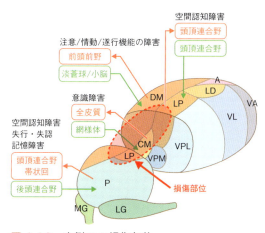

図 4-16　症例 2 の損傷部位

■ システム障害(表4-4,図4-16)

表4-4 症例2:システム障害と予後予測

	システム障害	予後予測
視床上部	後外側核(LP)の一部に血腫を認める.空間認知に影響を及ぼすが,損傷が一部であり,左半球であることから軽度に留まる. 背内側核(DM)の一部に血腫を認める.注意・情動・遂行機能に影響を及ぼすが,損傷が一部であること,両側支配であることから軽度~中等度に留まる. 視床枕(P)の一部に血腫を認める.左半球のため失行・失認に影響を及ぼすが,損傷はごく一部であるため軽度に留まると考えられる.	空間認知障害と失行・失認は,2~4週の血腫吸収期に大幅に機能回復し,消失まで回復が見込める. 注意・情動・遂行機能障害は,軽度までの回復が見込めるが,3カ月~半年程度の時間を要することが予想される.
視床中部	背内側核(DM)の一部,正中中心核(CM)の一部に血腫を認める.注意・情動・遂行機能と覚醒にそれぞれ影響を及ぼすが,損傷が大きくないこと,両側支配であることから軽度~中等度に留まる. 後腹側核(VP)には損傷を認めないことから,感覚障害は残存しないと考えられる.	意識障害と感覚障害は,2~4週の血腫吸収期に大幅に機能回復し,消失まで回復が見込める. 注意・情動・遂行機能障害は,軽度までの回復が見込めるが,半年~1年程度の時間を要することが予想される.

■ リハ戦略

● 注意・情動・遂行機能障害へのアプローチ(図4-17)

左視床の背内側核の一部が損傷されています.以下を念頭においてリハ戦略を組み立てます.

①高次脳機能(注意機能・遂行機能)について検査を行い,具体的な機能障害について詳細に評価します.

　例:TMT,BADS,FABなど.

②注意障害を呈していることから,机上課題も運動課題も,情報量の少ない静かな環境で行いましょう.遂行機能障害に対しては,多段階指示を避け,具体的に1つ1つ指示するようにし,必要に応じてメモを活用しましょう.情動が不安定なので,深呼吸をしたり話題を変えたりしても,リ

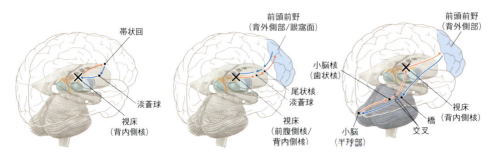

a. 辺縁系ループ(情動)　　b. 前頭前野ループ(遂行機能)　　c. 小脳認知ループ(CCAS)

図4-17 症例2のシステム障害

ハの実施が難しいときもあります．そうした場合には，セラピストが席をはずしたり，別の部屋で1人になって興奮が収まるのを待つことで，学習を促す方法（**タイムアウト法**）もあります．

● **感覚障害へのアプローチ**

左視床の後腹側核が，血腫により圧迫されていますが，損傷は免れている状態です．

基本的に自然回復により2～4週で感覚障害は消失することが見込まれます．その間に日常生活で困ることがあれば，視覚で補う，感覚入力を高めるなどの指導を行いましょう．

■ **経過**

発症後2週目には感覚障害は概ね改善し，運動機能は日常生活で問題ない程度となりました．

注意・情動・遂行機能障害の改善を目的に，リハビリテーション病院へ転院となりました．

引用文献
1) McCormick, DA, et al：Sensory gating mechanisms of the thalamus. Curr Opin Neurobiol 4：550-556, 1994
2) Schmahmann JD：An emerging concept. The cerebellar contribution to higher function. Arch Neurol 48：1178-1187, 1991

参考文献
・吉尾雅春：視床と周辺の機能解剖—特集 視床出血と理学療法．理学療法ジャーナル 52：389-396, 2018

第5章

大脳基底核が関わる神経システム：運動系ループ

運動制御のための接合拠点（＝コネクターハブ）

　大脳基底核は，認知系と運動系の大脳皮質からの投射を受け，関連領域に回帰性の4つのループを形成して，運動や認知の制御に関与しています．

　大脳基底核の中でも，脳卒中で損傷されやすい**被殻**は，運動系ループの接合拠点です．被殻が損傷されると，運動や姿勢に適した筋緊張を調整できず，異常姿勢を呈します．この姿勢筋の筋緊張亢進は，随意運動障害の程度を判別しにくくするため，評価や治療では筋緊張を念頭とした課題難易度の調整がポイントとなります．

　本章では，運動系ループに焦点を当てて，大脳基底核の機能を紹介していきます．

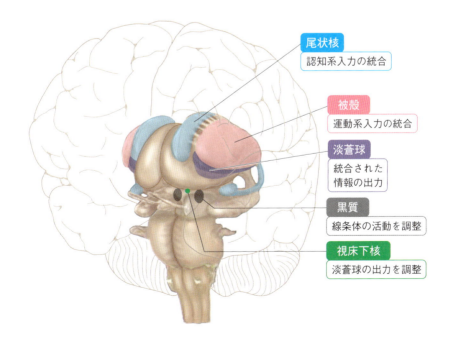

尾状核
認知系入力の統合

被殻
運動系入力の統合

淡蒼球
統合された情報の出力

黒質
線条体の活動を調整

視床下核
淡蒼球の出力を調整

1. 大脳基底核が関わる神経システムの概要

　大脳皮質からの出力情報は大脳基底核に送られ，視床を介して関連領域に回帰するループ（回路）を形成しています．大きく4つのループがあり，運動系の**運動ループ**，**眼球運動ループ**，認知系の**前頭前野ループ**，**辺縁系ループ**に分けられます．

　本章では運動系ループについて解説し，認知系ループは第6章（→142頁）で紹介します．運動系のループでは，随意運動や姿勢制御などの出力情報が収束・統合され，意図した運動の強さやタイミングで随意運動が行えるように，筋緊張を調整しています．

　運動系ループには，**大脳皮質-基底核回路**（狭義の運動ループ）と**大脳小脳ネットワーク**（広義の運動ループ）の2つのシステムが存在します（表5-1）．大脳小脳ネットワークについては，第3章（→78頁）で解説していますので，本章では大脳皮質-基底核回路を中心に，運動ループの概要をおさえていきたいと思います．

おさえておきたいポイント

- 大脳基底核は，大脳皮質からの入力核として**被殻**と**尾状核**が，他の神経核への出力核として**淡蒼球**と**黒質網様部**が，基底核の働きの調整核として**視床下核**と**黒質緻密部**が機能している．
- 被殻は，運動野からの投射を受けて運動ループを形成している．
- 大脳皮質-基底核回路は，脳幹，小脳神経核，歩行誘発野に投射を送って，並行して行われる随意運動・姿勢制御・歩行制御の実行状況によって，筋緊張を逐一調整している．

COLUMN

量的評価と質的評価（図）

　量的評価とは，客観的な尺度や物差しで測れる「データ」を指します．

　質的評価とは，主観や観察などの「性質」を指します．

　データだけで人の動きは示せません．そこに主観が加わるとなおのこと，データで示すことは不可能に近くなります．その人がどのように感じているのか？　わずかなタイミングはどうなのか？

　逆に，質的評価だけでは問題を客観的に捉えられず，経時的変化を追うことも困難です．性質は人によって感じ方が異なりますし，それがそのような意味をもつのか，どの程度の差や変化があるのかは，データ化された物差しで図るべきです．そうでなければ，いわゆる再現性は保てず，評価とは呼べなくなってしまいます．

臨床における評価では，①問題点を客観的に捉えながらも（量的評価），②対象者の特徴を明確に抽出する（質的評価）ために，評価全体を2つの側面で捉える．

量的評価　　　質的評価

客観的な「尺度」や「物差し」　　現象，性質，主観など

量的評価である機能評価（MMTなど）であっても，それがどのように起こるのか，つまり質的評価を同時に行う

図　量的評価と質的評価

表 5-1 大脳皮質-基底核回路の概要

ループ	運動系		認知系	
	運動ループ	眼球運動ループ	前頭前野ループ	辺縁系ループ
機能	運動を実行する際の運動プログラムや，姿勢制御といった随伴運動の情報を元に筋緊張を制御しながら運動を実行する．また，脳幹に投射して姿勢の調整および歩行パターン制御に関与している．	このループでは報酬や認知に関連した視覚運動の処理を担っている．ループで処理された情報は上丘に送られ，サッケードなどの眼球運動が制御されている．	認知情報処理や作業記憶（ワーキングメモリー）の制御に関わっており，意思の発動や行動計画，注意，社会行動などの高次脳機能の発現を担っている．	情動や生理的欲求などの本能や，自律神経活動などに関与している．また，前頭眼窩皮質と前帯状回皮質は，視床背内側核を介して他の連合野と相互に連絡して，前頭前野の機能制御を補っている．
連絡経路	大脳皮質運動関連領域（特に補足運動野）からの投射を被殻に送り，淡蒼球内節/黒質網様部からの出力は，視床腹側核群（外側腹側核，前腹核）を経由して補足運動野に戻る．	眼球運動領域（前頭眼野，補足眼野）からの投射を尾状核に送り，淡蒼球内節の背内側尾部/黒質網様部外側部からの出力は，視床の腹側核大細胞部外側部および背内側核髄板傍部を経由して前頭眼野に戻る．	背外側前頭前野および外側前頭眼窩皮質からの投射を尾状核頭に送り，淡蒼球内節と黒質網様部からの出力は，視床前腹側核および背内側核を経由して前頭前野に戻る．	前帯状回皮質および内側前頭眼窩皮質からの投射を側坐核（尾状核腹側部）に送り，腹側淡蒼球からの出力は視床背内側核から前帯状回皮質に戻る．
連合投射	一次運動野 感覚運動野 運動前野	背外側前頭前野 後部頭頂領域	後部頭頂領域 運動前野 下側頭回 上側頭回 前帯状回	海馬 嗅内皮質 下側頭回 上側頭回
モデル	補足運動野 → 被殻 → 淡蒼球内節黒質網様部 → 視床外側腹側核	前頭眼野 → 尾状核体 → 淡蒼球内節黒質網様部 → 前腹側核背内側核	前頭前野 → 尾状核頭 → 淡蒼球内節黒質網様部 → 前腹側核背内側核	前帯状回皮質 → 腹側線条体 → 腹側淡蒼球 → 背内側核後内側核

大脳皮質から投射された情報は，大脳基底核で処理して視床を経て大脳皮質に至るループ回路（ローカルネットワーク）を形成しています．このループ回路は機能別にネットワークを形成して，運動や認知，情動や記憶などヒトの行動制御に必要な様々な機能を制御していると考えられます．また，これらのループ回路は別の領域ともグローバルネットワークを形成しており，様々な情報を並列同時処理することが可能となります．
〔Alexander GE, et al：Parallel organization of functionally segregated circuits linking basal ganglia and cortex. Annu Rev Neurosci 9：357-381, 1986, Alexander GE, et al：Functional architecture of basal ganglia circuits：neural substrates of parallel processing. Trends Neurosci 13：266-271, 1990 をもとに作成〕

2. 大脳基底核の構造

1 大脳基底核（図5-1）

　大脳基底核は，大脳皮質下の深部にある神経核の集合体で，**線条体**（**尾状核**と**被殻**の総称），**淡蒼球**，**黒質**，**視床下核**から構成されています．

　大脳皮質や大脳辺縁系から受け取った情報は，線条体で収束・統合されて，淡蒼球内節・黒質網様部に送られます．淡蒼球内節・黒質網様部は，この情報を視床や脳幹神経核などの関連領域に投射する**出力核**として機能しています[1]．一方，黒質緻密部や視床下核は，情報の出力を修飾する**調整核**として機能しています．

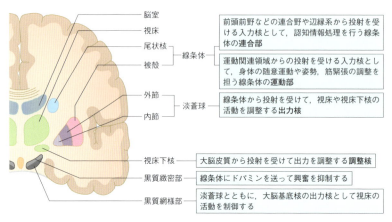

図5-1　大脳基底核の構造と機能

2 大脳基底核による情報の収束と統合

　入力核である線条体ニューロンの約90％は，**投射ニューロン**です．これらは長い樹状突起をもち，介在ニューロンなどの**内在性ニューロン**を多く有しています（図5-2）．いずれも長い樹状突起を重ね合うようにして収束しているのは，ニューロン間で情報を統合するためだと考えられています[2, 3]．

　被殻は，高次運動野，一次運動野，感覚野などから投射を受けて，内部で体部位領域を構成しています．上肢・下肢の体部位領域は，左右が完全に分かれています．その一方で，体幹や口の領域は，左右の重複する割合が大きくなっています．このことから，被殻の中で投射線維が収束する際には，感覚野からの情報に基づく運動と感覚の統合や，左右分離ないし統合が行われていると考えられています[4]．被殻で収束された情報は，**淡蒼球内節**および**黒質網様部**に送られ，視床や下位神経核に出力されて関連領域に回帰投射されます（図5-3）．

　大脳基底核には，脳の各領域の機能分担（図5-4a）や機能統合（図5-4b）を行う接合拠点，つまりコネクターハブとしての役割が考えられます．大脳皮質の損傷では該当する局在機能が障害されますが（図5-4d），被殻出血な

投射ニューロン：その神経細胞が属する特定領域を超えて，比較的長い軸索で投射を行う神経細胞のこと．異なる領域に情報の伝達を行う．

内在性ニューロン：その神経細胞が属する同一領域内においてのみ，短い軸索を伸ばして情報連絡を行う神経細胞のこと．主に神経細胞群の活動調整を行う．

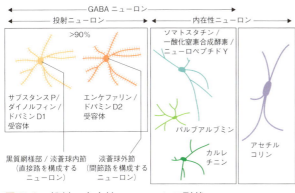

図 5-2　投射・内在性ニューロンの形状

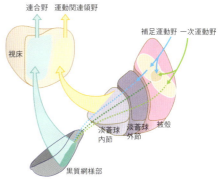

図 5-3　被殻をはじめとする投射ニューロンの経路

どによって生じるコネクターハブの病変（図 5-4c）では，正常な機能統合が障害されるため，脳の広範囲に影響が出現します[5]．

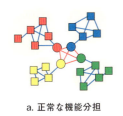
a. 正常な機能分担

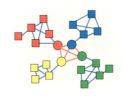
b. 正常な機能統合

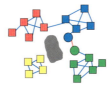
c. コネクターハブの病変

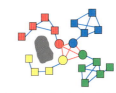
d. ローカルネットワークの病変

 集合体（コミュニティ）　 特定領域　 接合拠点（コネクタハブ）　 リンク/接続　 病変

図 5-4　コネクターハブの機能と障害

a・b．**正常**：ローカルエリアとエリアグローバルのネットワークを形成することで情報処理能力を最大化させる．各領域が高度に接続されているが，異なる集合体との接続は限られる．
c．**コネクターハブ（接合拠点）の病変**：異なる集合体のグローバルな機能的統合を変化させる．切断された領域は，他領域から孤立する．
d．**ローカルネットワークの病変**：ネットワークのローカル統合を減少させる．

> **COLUMN**
>
> ### 主な中枢神経系の伝達物質
>
> 脳内の神経細胞から出力された情報は，シナプスを介して脳内の他の神経や下位の神経に伝達されます．この神経間での情報のやりとりに必要なのが，神経伝達物質です．
>
> 神経伝達物質には興奮性と抑制性のものがあり，以下のような種類があります．
>
> | | | | |
> |---|---|---|---|
> | **GABA**（γ-アミノ酪酸） | 中枢神経系のシナプス伝達物質の1つで，神経細胞の活動性を低下させる抑制性の神経伝達物質 | **ノルアドレナリン** | 青斑核から，大脳皮質，視床，視床下部，小脳，中脳，脊髄など脳のほぼ全域に投射し，注意，覚醒，学習に関与する |
> | **グルタミン酸** | 大脳，小脳，脊髄などの神経に対する興奮性伝達物質 | **アドレナリン** | 延髄のアドレナリン作動性神経細胞核から大脳皮質，視床下部，海馬，青斑核に投射して，循環器や内分泌系の調整を行う |
> | **アセチルコリン** | 大脳皮質運動野，大脳基底核などの中枢神経や神経筋接合部のシナプスで分泌される伝達物質 | **セロトニン** | 脳幹の縫線核で産生され，脳内に広く投射し，脳機能全般の調整に関与する |
> | **ドパミン** | 黒質，中脳，腹側被蓋野，視床下部に受容器をもち，筋緊張の調整や認知機能に関与する | | |

3. 大脳基底核が関わる神経システム：運動系ループ

1 大脳皮質-基底核回路：運動ループ

運動ループは，皮質運動野-大脳基底核-視床で構成される回帰性回路です（図5-5）．運動ループは，必要な運動を適切なタイミングで発現させる役割を担っており，状況に適した運動を促進し，不要な運動を抑制して，運動に適した筋緊張を調整しています．

ここでは，運動ループがどのように運動を発現しているのかを見ていきましょう．大脳基底核の出力部である淡蒼球内節/黒質網様部は，GABA作動性の抑制性ニューロンから構成されています．アイドリング状態で活動しているので，投射先の視床や脳幹ニューロンを常時，抑制的に制御しています．

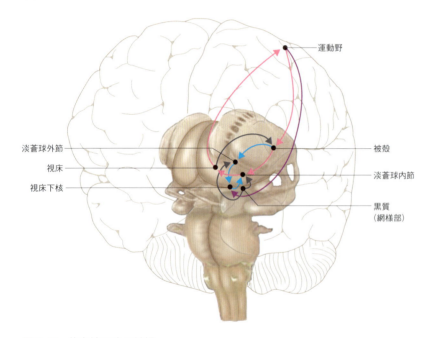

図5-5　基底核回路の種類
一部は内部ループとして視床から基底核に回帰する．

■運動の発現から終了まで

運動の発現にあたっては，信号の伝達速度が異なる3つの経路が機能しています（図5-5，表5-2)[6]．

大脳皮質から投射を受けた線条体ニューロンが，出力部を一時的に抑制させます．その結果，脱抑制が生じて投射先である視床や，その先にある大脳皮質が興奮します．これで運動が起きるのが，**直接路**です．

大脳皮質-基底核回路には，ハイパー直接路と間接路というブレーキ役の経路があります．**間接路**は，活動を抑制して運動を停止させ，運動のタイミ

ングや協調性を担っています．**ハイパー直接路**は，視床の興奮を抑制し，運動の分解能に関わっていると考えられています．特に，前補足運動野からのハイパー直接路は，運動の切り替えに関わっているとされています[7]．

運動の発現には，最初にハイパー直接路が不要な運動を抑制しつつ，次に直接路が運動を起こし，最後に間接路が運動を停止させます．このように，信号の伝達速度の違いそのものが，正確な運動を制御するシステムの一部となっています．

表 5-2　基底核回路の種類

	機能	目的
直接路	大脳皮質の限局した領域を脱抑制させて，必要な運動を発現させる	運動の強さ
ハイパー直接路	直接路の周辺領域を抑制して，不要な運動を抑制する	運動の分解（分離）
間接路	活動を抑制して出現した運動を停止させる	運動のタイミングや協調性

■ 運動ループによって随意運動・姿勢制御・歩行運動のシステムは統合的に調整される（図 5-6）

実際に運動するためには姿勢の安定が必要ですし，姿勢を維持するためには随意運動による影響を踏まえた制御が求められます．このような運動の制御に必要な情報の交換（**収束と統合**）を行い，同時処理的な実行を可能とするシステムが**運動ループ**です．

運動ループでは，基底核回路（**内部ループ**）によって調整された信号が，視床を介して皮質運動野（随意運動を担う一次運動野と，姿勢制御を担う高次運動野）に回帰することで筋緊張を調整しています（**外部ループ**）．運動にあたっては，回帰情報を受けた運動野からの出力が，錐体路を下行して随意運動を発現させます．これと同時に，淡蒼球内節および黒質網様部からの出力が，脳幹の脚橋被蓋核の活動を制御し，脳幹網様体を介して運動に応じた姿勢筋緊張に調整します．また，運動と歩行が同時並行的に行われる場合は，随意運動や姿勢制御に関連する出力が歩行誘発野を介して脳幹網様体の活動を制御し，**セントラルパターンジェネレーター**（CPG）（第 8 章 ➡ 197 頁）の駆動を調整します．

このように，<mark>随意運動・姿勢制御・歩行運動は，運動ループによってそれぞれの実行状況に応じて統合的に処理されています</mark>．つまり，筋緊張の背景は複合的な要因で成り立っており，<mark>筋緊張異常の治療にあたっては，これらの相互作用の把握が重要となっていきます</mark>．

「シェリントンの法則」で有名なチャールズ・シェリントンは，100 年以上前に「随意運動には姿勢制御が法師のように付随する」と言ったとのこと．まさに「運動は姿勢から，姿勢は運動から」である．

被殻出血例では，しばしば筋緊張異常（連合反応の出現）を伴った運動麻痺が観察される．これは，錐体路損傷による随意運動の障害のみならず，被殻出血によって運動ループが障害されたことで，姿勢制御に必要な筋緊張調整が破綻していると推察される．この筋緊張異常は，運動分解能を阻害していると考えられる．

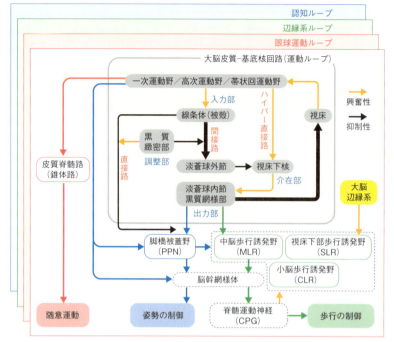

図 5-6　運動ループ：大脳皮質-基底核回路
図は運動ループモデルを示す．これと同様に各ループは関連領域と回帰回路を形成して出力情報を調整して行動を制御しています．

COLUMN

実用性の5大要素

　質的評価の最たるは動作観察です．動作観察において，どのような「質」を捉える必要があるのか？　それは動作が実用的に行えるのかという視点で構成される要素を見ればわかります．

　動作を「しているADL」として行うためには，図の5つの要素があげられます．

　この5つの要素は，量で測れるデータに置き換えることができます．このように動作観察を実用性の観点から捉え，それをデータ化することで，より課題指向的な治療を考えることが可能となります．

　動作観察を行う際には，動作を実用性の観点から大まかに捉えながら，それがどのような運動パターンで行われているかを観察し，記述します．次に，主に見受けられる特徴的な事象のほかに，その事象前後の「時間的」流れ，およびその事象の上下（関節）左右（反対側）の「空間的」状態を観察することによって，問題点の関連性を確認します．

　例：立脚中期で反張膝が出現➡立脚初期で既に骨盤の後方回旋が形成されている！
　例：遊脚相で引っかかる➡反対側立脚はどうか？

1）**安全性**：安全に行うことができるか？
　➡動作の自立度，もしくは転倒歴の有無で評価（/回数，/期間など）
2）**安定性**：同じ動作手順，動作様式を安定して行うことができるか？
　➡10回の成功率や歩幅など（成功/回数，歩幅平均とSDなど）
3）**耐久性**：どれだけ続けて行うことができるか？
　➡連続歩行距離や回数など（km/時，回数）
4）**速　度**：どれだけの速度で行うことができるか？
　➡歩行速度や動作完了までの所要時間（秒，分など）
5）**適応性**：同じ動作をどこでも行うことができるか？
　➡場所を変えての動作が同じであるか（屋外，屋内，自宅内など）

図　動作観察と実用性の5要素

2 眼球運動ループ（図5-7）

■行動選択と学習機能としての眼球運動

眼球運動ループは，前頭眼野-尾状核体-淡蒼球内節/黒質網様部-視床前腹側核/背内側核で構成されています．尾状核と被殻で構成される**線条体**は，中脳ドパミンニューロンの投射を強く受けており[8]，報酬刺激を背景とした眼球の制御と密接な関係があると考えられています．

尾状核を中心とした眼球運動システムでは，選択したい行動は直接路によって反応が促進され，選択したくない行動は間接路によって反応が制限されます．さらに報酬が期待できる場合には，眼球運動ループが上丘に対する持続的な抑制[9]を解除し，**サッケード**（→COLUMN）が素早くなるように働きかけます．眼球運動を制御し，必要な運動だけを選択的に実行する機能は，運動ループにおける大脳基底核の役割と同じしくみですね．

●前頭眼野回路

眼球運動に関わる神経システムには眼球運動ループ以外に，感覚認知処理のバイアスを運動命令に反映させる**前頭眼野回路**があります．

前頭眼野のある**ブロードマン8野**は，眼球運動を制御する領域です．外部状況と運動指令を眼球運動に反映させて，随意的な眼球運動（随意性注視運動）を実行するとともに，反射的な要素（反射性注視運動）にも影響を与えます（図5-8）．

前頭眼野が刺激（空間的視覚入力）を受けると，刺激された反対側の眼球運

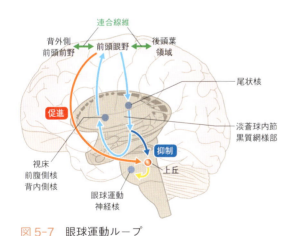

図5-7 眼球運動ループ

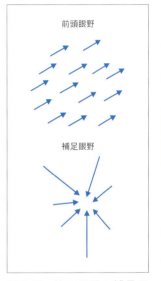

図5-8 前頭眼野と補足眼野における皮質内微小刺激で誘発される眼球運動

矢印の始点と終点はそれぞれ刺激前と後の視線の位置を示す．前頭眼野刺激では一定のベクトル成分をもつ眼球運動が，補足眼野刺激ではある特定の視線に収束し到達する眼球運動が誘発される．

〔蔵田潔：第21章 大脳皮質の機能局在．本間研一（監修）：標準生理学．第9版，p468, 2019, 医学書院より〕

COLUMN

サッケード（急速眼球運動）

サッケードは，様々な視覚情報を得るために，皮質レベルで制御されています．報酬が期待できる場合は，尾状核が活性化して，サッケードが反応しやすくなります．ターゲットを捕捉した後は，余分な眼球運動を制御します．このように，報酬刺激は行動を選択し，運動の実行ないし強化学習のファクターとなっています[9]．

上丘のサッケードニューロンの軸索は，脳幹のサッケード発生機構に投射するだけでなく，脳幹網様体を介して頸部の運動系に直結しています．こうした神経回路が，眼球-頸部の協調的な運動を可能にしています．

動が誘発されます[10]．例えば，右側の前頭眼野が破壊されると，左からの視覚入力に対する反応性が低下し，患者は右側を睨んだり，右側に頭部を向けたりします[11]．

前頭眼野の下方は**補足眼野**と呼ばれ，視線を特定箇所に収束させ，視覚入力に必要な座標系を保つ役割があります（図5-8）．

このように前頭眼野回路は，眼球運動を制御するとともに，視野の特定領域への注意を強調するシステムとして機能しています[12]．

■認知機能としての役割

眼球運動ループと前頭眼野回路の2つの神経システムは，上丘で統合されます[8]．さらに，背外側前頭前野や視覚野からも入力を受けており，行動制御や視覚情報処理に関与しています．

つまり，単に眼球運動を引き起こすだけでなく，注意機能と密接な関係をもち[13]，眼球運動の背景となる行動制御や学習に深く関与していることがわかります．このように眼球運動ループは，「運動系」でありながら「認知系」の役割を担っていると言えます．

■眼球運動障害の評価と判別

眼球運動が一側性に障害されると，非損傷側に眼球や頭部を向けることが困難になります．眼球運動障害の程度は，図5-9のように頭部を固定し，目だけでターゲットを追う課題（**追視**）で評価します．眼球運動障害がある場合は，非損傷側への追視で，眼球が途中から追いかけてこなくなり，頸部の回旋で代償しようとします．

眼球運動障害は，一側からの視覚情報量が制限されるため，**注意障害**や**半側空間無視**の背景因子となります（図5-10）．また，眼球運動障害は，ADL場面において，麻痺側上肢の管理不足や**身体失認**の一因となります．一側性運動性低下[14]と混同される場合がありますが，**一側性運動性低下**では，麻痺側の全域にわたって運動性が低下しています．厳密に判別することは困難ですが，眼球運動特有の問題を捉えることで，より的確な介入が選択できます．

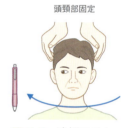

図 5-9　追視テスト

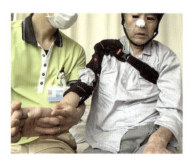

図 5-10　眼球運動障害へのアプローチ
麻痺側に視線を向けるように求めているが，右への眼球運動が伴わないためにターゲットを捕捉できなかった．
この場合，単に麻痺側への注意を促す認知的な課題よりも，麻痺側上肢に刺激を与えながら注視を促して眼球運動を誘発する課題を選択したほうがよい．

4. 大脳基底核の脳画像の見かた

大脳基底核は，側脳室の少し下，視床とほぼ同じレベルに見ることができます（図5-11）．

1 モンロー孔〜松果体レベル（図5-11）

このレベルでは，側脳室と第三脳室をつなぐモンロー孔がランドマークとなります．またCT画像では，ちょうど中央部に石灰化した松果体が白い点として見えることがあります．石灰化は健常成人の75％以上で観察されます[15]．

このレベルでは，大脳基底核と視床の背側が観察できます．内包は前脚・膝・後脚を判別できます．また，視床・尾状核・被殻などの皮質下神経核が判別しやすいでしょう[15]．

解説動画で check!

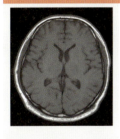
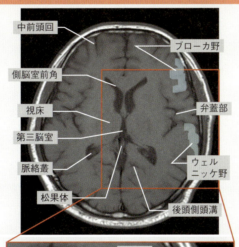
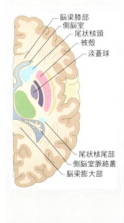
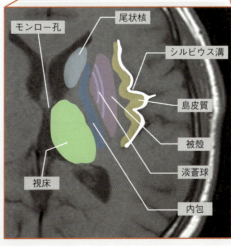

図5-11 モンロー孔〜松果体レベルの水平断

2 乳頭体レベルの前額断（冠状断）（図5-12）

前額断で観察すると，皮質から放線状に下行して内包を通過する皮質脊髄路の経路がよく観察できます．

解説動画で check!

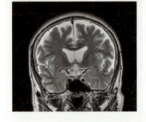
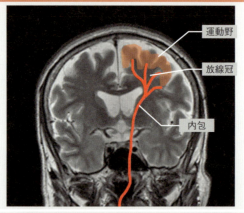
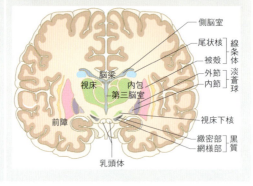

図 5-12　乳頭体レベルの前額断

COLUMN

Kinesie paradoxale（矛盾運動）

　大脳基底核が障害を受けると，歩行障害を呈します．その代表例がパーキンソン病で見られる**矛盾歩行**です．

　ドパミンの欠如によって視床が抑制されず，常に興奮している状態になり，ループ回路による調整が破綻し，筋緊張は高い状態で固定化してしまいます．つまり，「歩き始め」の「立つことをやめることができない」状態です．

　矛盾歩行に対しては，運動前野の「外発的な運動の発現」を利用して，網様体に働きかけます．すると，「歩き始める」ことはできますが，今度は「止まること」ができなくなります．

　また，自転車などの「歩行以外の運動課題」は，びっくりするほど上手に行うことができます．起立する必要がないこと，損傷されたジェネレーターを使用しないためだと考えられます．歩行では促進できない動作でも，歩行以外の動作で促進できる可能性を秘めています．阻害因子となる抵抗重力課題を避け，筋力や可動性といった出力の改善を図り，異常なフィードバックを改善することで，歩行を行いやすい状態に押し上げることができます．

5. 症例でみるシステム障害とリハ戦略

■筋緊張調節障害の代表的な臨床所見

「筋緊張亢進により，内反尖足や屈曲共同運動パターンが出現する」
「立位時に体幹が前傾し，下腿三頭筋の筋緊張が亢進する」
「速い運動や強い力を入れようとすると，力が入りすぎて動かせなくなる」

大脳基底核（特に被殻）の損傷による代表的な症状が，**痙縮**です．痙縮は，随意運動や姿勢制御の際に，必要な筋緊張を調整することができずに生じる現象です．また，姿勢制御システムの障害によって抗重力的な筋緊張が損なわれ，代償姿勢や随意的な手段で姿勢を保持するために，筋緊張が亢進することがあります．この背景には運動ループの特性が関与しています．

運動ループは，随意運動システムや姿勢制御システムと密接な関わりがあります．大脳基底核の筋緊張調整システムでは，運動の出力・タイミング・分解能を調整しています．ここでは，随意運動と姿勢制御，それぞれのシステムで必要な筋緊張を，同時に調整することになります．このため，随意運動と姿勢制御の関係を，相互的に捉えた視点が必要です．

運動ループが障害されると，
① 大脳基底核における抑制性出力の低下による出力部の過活動
② それに伴う運動分解能の障害
③ 姿勢や歩行など同時並行する活動に応じた筋緊張調整機構の破綻

が生じます．このため，非麻痺側の努力的な筋収縮によって緊張を高めたり（**連合反応**），姿勢レベルが高くなると痙縮が増強したり（**姿勢筋緊張**）します．さらに，上位中枢によって統制されていた赤核が代償的に機能する（抑制から解放される）ことで，原始的な**屈筋優位パターン**に陥りやすくなります（詳細は第2章➡51頁）．

筋緊張にアプローチするには，「なぜ，その筋緊張を呈しているのか？」を読み解くことが重要となります．

> **連合反応**：上位中枢障害によって起こる陽性症状の1つ．努力的な運動によって誘発される麻痺側の不随意的な筋緊張の高まりである．

症例1 被殻出血によって痙縮を伴う随意運動障害を呈した症例

■臨床所見（24病日）

基本情報 50歳代，女性
診断名 左被殻出血
障害名 右片麻痺（痙縮）
現病歴 仕事中に意識消失して救急搬送．同日に開頭血腫除去術を受ける．発症23病日後，リハビリテーション目的で当院へ転院．
主要症状 痙縮を伴う運動麻痺によって**足クローヌス**が出現．反張膝や内反尖足が生じて，装具の装着にも難渋する．

> **足クローヌス**：筋の伸張刺激によって生じる不随意的な筋の律動的収縮のこと．錐体路障害によって生じる腱反射の亢進が原因．

運動機能
- BRS：Ⅴ-Ⅳ-Ⅳ
- 感覚障害：軽度鈍麻
- 筋緊張：体幹腹部・股関節周囲筋は低緊張．足底屈筋・上肢屈筋は筋緊張亢進（MAS：3）．介入当初は被殻損傷による筋緊張異常が出現し，足先が床に触れるだけで足クローヌスが出現していた．
- BBS：49/56 点（OLS：10 秒/1 秒）
- 関節可動域検査：足関節背屈　麻痺側－5°/非麻痺側 10°
  非麻痺側が常に緊張しており，運動は拙劣で，**被動抵抗**は鉛管様の硬さがある．

> **被動抵抗**：関節を他動的に動かした際に感じる抵抗から筋緊張を評価する手法．筋緊張を 5 段階で評価する modified Ashworth scale（MAS）がある．

認知機能
- MMSE：30/30 点
- FAB：16/18 点（減点項目：類似性－1，語の流暢性－1）
  当初は覚醒に清明さを欠く症状が見られたが，一般的な課題や行為において認知的な問題は見られなかった．症状は次第に軽快し，発症後 3 カ月の段階で消失した．

ADL
- FIM：運動項目 47 点/91 点．
  claw toe を伴った尖足により，立位支持は困難で，荷重をかけようとすると骨盤後傾と反張膝が出現する．歩行場面では，短下肢装具と 4 点杖を使用するが，装具内で内反を強めているため麻痺側に荷重できない．非麻痺側優位でぶん回そうとするが，体幹が伸展するため，遊脚時も一部介助が必要であった．このため，主な移動手段は車椅子であった．

> **claw toe**：鷲爪趾または鈎爪趾．整形外科領域では変形を指すが，脳卒中領域では痙縮による趾の屈曲位を指す場合がある．立位バランスや歩行に影響を及ぼす因子となる．

■画像所見（図 5-13）
左の被殻のほぼ全域にわたって出血が見られます．一部は内包をわずかにかすめていますが，放線冠や尾状核などの他領域には及んでいません．

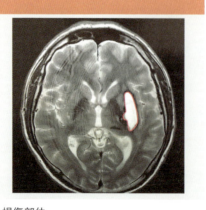

図 5-13　症例 1 の MRI と損傷部位
赤色は出血部位（損傷部位）を示す．

前額断	損傷部位

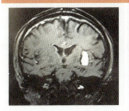
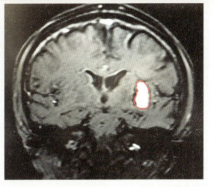
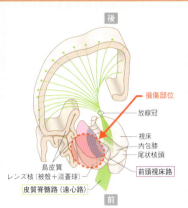

図 5-13 症例1のMRIと損傷部位（つづき）

■システム障害

被殻出血によって，高次運動領域から大脳基底核への入力経路が遮断されたため，**姿勢筋緊張を主体とした姿勢制御システム**に障害が生じていると思われます．さらにわずかに損傷した錐体路障害による随意運動障害に加えて，運動ループ内の**ハイパー直接路・間接路**が損傷したことで，筋緊張抑制ができず，分離運動障害を助長しています．

尾状核や内包前脚に損傷はなく，認知的な問題は出現しないと予測できます．

特に姿勢筋緊張の調整機構が破綻したことで，背臥位では体幹や骨盤帯の筋緊張が低下している反面，立位では背筋群や底屈筋の痙縮が出現して，過剰に「立って」しまっていると考えられます．

■リハ戦略

主要な問題は，立位歩行場面における麻痺側の**内反尖足**や，**反張膝**を伴う支持機能の低下でした．筋緊張制御システムが破綻しているので，四肢遠位筋に依存したバランス方略を選択しており，これが底屈筋の痙縮となって現れていました．また，関節可動域の低下や筋緊張異常などの機能障害がありましたので，これらの改善を図りながら，末梢に依存したバランス方略の矯正を求めました．さらに，静的な場面だけでなく，動的な場面においても，バランス方略を汎化させるための動作課題を行い，歩行能力の改善を目指しました．

> 同じくパーキンソン病で見られる「すくみ足」も，立位を保つ筋緊張をoffにできないことが影響していると考えられる．

●筋緊張制御の特性から考える：随意運動システムへの介入

麻痺側の上下肢を随意的に動かすと，遠位筋の緊張が高まってから共同運動パターンに従って痙縮を強める傾向があり，運動は常に定型的となってしまいます．そこで，次の手順で行いました．

①習慣的に高まってしまっている四肢の緊張を，徒手的に落とします．

②遠位筋が緊張を高めないように注意しながら分節的な運動を促します．
③運動の終了時には筋緊張を必ず「リセット」して，運動のメリハリを促します．

● 筋緊張制御の特性から考える：姿勢制御システムへの介入

　姿勢制御システムの損傷によって，姿勢制御筋は筋緊張低下となります．同時に，基底核の損傷では代償戦略によって偏った筋（背筋群など）の痙縮を強める傾向があります．この定型的な代償戦略による筋緊張の不均衡は，相反神経支配の影響で，痙縮をより強く，低緊張をより低くしてしまいます．また，システム障害によって姿勢制御の"反応の遅れ"が観察されます．本症例でも，立位では底屈筋の筋緊張が亢進していましたが，荷重を促すと今度は筋緊張がうまく維持できず，次第に下肢が屈曲して，自重を支えられなくなっていました．

　介入では，反応の有無だけでなく，「どのくらいのタイミングや強度で姿勢反応が"出てくるのか"」を観察し，反応が出現する速度で，姿勢変換や持続的な姿勢保持課題を行いました．さらに動的な場面では，底屈筋に依存した代償戦略をとっていましたので，膝立ち位や片膝立ちなどの課題を選択し，体幹や股関節による姿勢制御を求めました（図5-14）．過剰な足ストラテジーからの離脱を図ることで，底屈筋の痙縮軽減を期待しました．

● 筋緊張制御の特性から考える：左右統合と非麻痺側の影響への介入

　姿勢保持課題は，麻痺側・非麻痺側の両側面から捉えることが重要です．姿勢制御システムは，大脳基底核において左右側性の統合が行われた上で，網様体脊髄路を介して両側性に支配しています．このため，障害の程度が重度であるほど非麻痺側にも症状が出現します．非麻痺側の過剰性または自由度の低下は，麻痺側に連合反応を引き起こし，結果として麻痺側の操作性が失われます．

　介入では，安定した姿勢（背臥位など）での自動介助運動を用いて，非麻痺側の過剰な固定を外していきます．さらに麻痺側の随意運動を行う際に，非麻痺側が過剰に固定しないよう，体幹の安定性を求めながら非麻痺側の自由度を確保していきます．

● 痙縮への対応：筋機能障害を捉える

　痙縮とは，腱痙攣を伴う筋緊張において，速度依存性の増加を特徴とする感覚運動系障害であり，伸張反射の過敏性に起因すると定義されています[16]．**伸張反射**は，関節を速く動かすことで筋紡錘が伸張されて誘発される，速度に依存した反射（**速度依存性**）です．一方，**痙縮**は，強い運動負荷によって筋緊張を高める性質をもち，連合反応という陽性反応を引き起こす，強度に依存した反応（**強度依存性**）です．このため，運動課題を行う際には，痙縮が出現しない程度の速度と強度を必要とする課題を設定し，徐々にレベルを上げていくようにします．

　また，これらに影響を与える要因として，2次的な筋機能障害が挙げられ

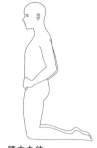

a. 膝立ち位

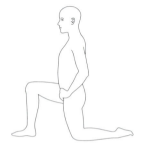

b. 片膝立ち位

図5-14　底屈筋に依存しない姿勢レベル

多用しがちな足ストラテジー（図5-21→138頁）をいったん排除して，股関節ストラテジーを重点的にトレーニングすることで，バランス方略を整える．

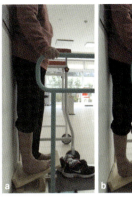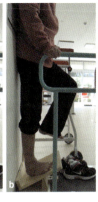

図 5-15　下腿三頭筋の筋コンディションを整える

足ストラテジー（図 5-21 ➡ 138 頁）に依存すると下腿三頭筋の筋緊張が亢進しやすく，可動域制限に至る場合がある．
a. 起立台による下腿三頭筋の持続伸張は，簡便かつ効果的である．
b. さらに下腿三頭筋を抑制しながら，ステッピングなどの外乱を加えていく．このとき，壁などを用いて正中指向性を高めると，より効果的である．

ます．本症例でも，関節の可動性や筋の粘弾性が低下し，伸張に対する抵抗が生じたため，足底への感覚刺激のみで下腿三頭筋の足クローヌスが出現していました．治療にあたっては，筋力検査や関節可動域検査（ROM 検査）に加えて，筋の**粘弾性**（stiffness）の状態を確認した上で，物理療法や徒手療法などで可動性を改善しつつ，随意運動による筋感覚フィードバックを行うことで筋コンディションを整えていきます（図 5-15）．

このようなダイナミックな体幹保持課題を行い，前庭系や体性感覚などの求心性情報を利用して，システムの正常化を促していきます．

●パターンジェネレーターの活用

歩行は，高度にシステム化された動作の 1 つです．歩行における一定の感覚入力（足底刺激や筋の伸張刺激）やリズムは，歩行に必要な筋緊張を調整し，定型的な筋緊張パターンから離脱するヒントとなる可能性もあります．

> ただし，動的な課題に対応できる一定の姿勢制御システムが機能しないと，より緊張を高めるリスクがあり注意が必要．

■ 経過

発症直後は，脳の広範囲なダメージによって覚醒が低い状態が見られましたが，全身状態の管理に留意しつつ離床を進め，日中の活動量を確保しました．姿勢レベルや運動強度が増すごとに覚醒も改善され，注意障害などの症状も改善していきました．

出血による致命的なダメージが回避されたため，足クローヌスは次第に消失し，随意性が出現するにつれて，痙縮も軽減しました．

筋緊張コントロールが可能になるにつれ，随意運動の発現が見られるようになり，随意運動の促通によって異常筋緊張はさらに改善していきました．

発症後 5 カ月で回復期リハ病棟を退院．退院時には，油圧制動短下肢装具と T-cane で屋外歩行・階段昇降は自立となりました．

その後，外来通院にてリハを継続．足関節の随意性が向上し，発症後 8 カ月でスポーツ用サポーターに，発症後 10 カ月で屋外は完全自立となり，電車利用も可能となりました．

症例2 被殻出血後，一側の眼球運動障害を伴った左半側空間無視を呈した症例

■臨床所見（52 病日）

基本情報 70 歳代，男性
診断名 右被殻出血
障害名 左片麻痺
現病歴 就労中に左麻痺が出現して救急搬送され，右被殻出血と診断される．血腫拡大傾向（最大径 50 mm 程度）を認め，同日に緊急の開頭血腫除去術を受ける．その後，当院回復期病棟には術後 51 病日で入棟となる．
主要症状 頭頸部の偏位による不良姿勢を伴った筋緊張異常と非麻痺側優位の動作パターン

運動機能
・BRS：Ⅲ-Ⅰ-Ⅲ
・感覚障害：表在中等度鈍麻，深部重度鈍麻
・筋緊張（MAS）：上腕二頭筋，手指屈筋，ハムストリングス，下腿三頭筋ともに 1＋，腱反射亢進も伴い，痙縮リスクが高まっていた．

ADL Pushing には至らずとも（SCP 0 点），左半側空間無視を呈しており（CBS 観察評価 20 点），空間性注意は能動的にも左に向くことが困難で，左への眼球運動も障害されていた．また，頸部は常に右回旋，やや左側屈となっていた．
・FIM：合計 56 点（運動 34 点）．全面的に介助を要していた．

認知機能
・MMSE：22 点
・TMT：遂行（探索）不能レベル
・空間性注意：能動的に左を向くことが困難で，特に左への眼球運動が障害されていた．また，頸部は常に右回旋，やや左側屈となっていた．SVV は非麻痺側（右）に 2～5° の範囲で傾斜しており（bucket 法），鏡などの視覚フィードバックに体軸の正中を指示すると，体幹頸部の左側屈となって麻痺側下肢での支持は困難となった（図 5-16）[18]．さらに，このような不均衡な姿勢をとることで，非麻痺側は固定的な過活動となり，Pushing には至らずとも（SCP 0 点），非麻痺側優位の動作パターンに陥っていた．

> **CBS**：Catherine Bergego scale
> ADL に即した 10 項目から構成されており，観察により患者の Neglect 行動を評価できる簡便かつ有用な尺度．0（無症状）～3（重度無視）で評点され，観察評価と自己評価の得点比較によって無視行動や病態失認について評価することができる[17]．

> **SVV**：subjective visual vertical
> 主観的視覚垂直軸．

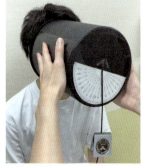
a. 検査肢位

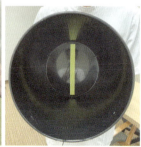
b. バケツ内部

図 5-16 bucket 法
バケツの内外に引いた直線が垂直だと自覚した際の傾きから，SVV の異常を評価する簡便な評価法．
検査者は被検者の正面に立ち，バケツを時計回り／反時計回りに回す．被検者はバケツ中の線が垂直と感じた時点で返答する．10 回実施し，平均値を算出する．通常，垂直誤差は ±3° 未満とされる．

■画像所見（図5-17）

右被殻からの出血により，主に前頭葉下前頭回下白質〜頭頂葉下頭頂小葉（縁上回）にかけて血腫が広がっています．血腫によって，大脳基底核〜放線冠レベルの脳白質を，矢状方向に引き裂いたような損傷が確認されます．

発症直後の前額断

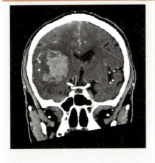
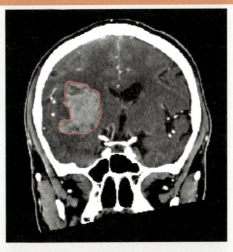

血腫除去術後の水平断

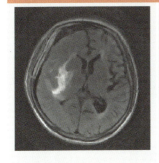
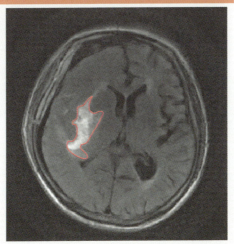

図 5-17 症例2のMRI
赤色は出血部位（損傷部位）を示す．

■システム障害（図5-18）

　出血による右被殻損傷に加え，中下前頭回～下頭頂小葉にかけて連絡する**上縦束第２枝**（SLFⅡ）の損傷が疑われます．上縦束第２枝は，空間性注意に関する神経ネットワークでもあり[19]，このネットワークの損傷によって半側空間無視が出現します．頭頂葉への血腫進展は比較的軽微で，**重篤な姿勢定位障害**（Pushing）には至りませんが，空間性注意障害による異常姿勢が生じる可能性があります．また，失認による異常姿勢は，被殻損傷による筋緊張異常を助長する懸念があり，姿勢と筋緊張の関係性に留意する必要があります．

　一方，血腫は背外側前頭前野下にも近接しており，前頭前野と大脳基底核（尾状核）とのネットワークで構成される認知ループの損傷が，**前頭葉症状**を引き起こす可能性が考えられます．同時に，前頭眼野（8野）下の出血でもあり，眼球運動障害についても留意する必要があります．

> SLF：superior longitudinal fascicle

> **前頭葉症状**：前頭葉の損傷によって引き起こされる症状の総称．注意障害や脱抑制，構成障害，強制把握，保続などが見られる．

■リハ戦略

　出血による右被殻損傷に加え，上縦束第２枝（SLFⅡ）の損傷が疑われ，**半側空間無視**に対する早期の対応が必要です．加えて，頭頂葉への血腫進展は，比較的軽微ながらも前頭眼野（8野）下損傷も認めたため，空間性注意障害による異常姿勢が**筋緊張異常**を助長する懸念がありました．また，分離運動は比較的良好であったにもかかわらず，立位や歩行場面においては，麻痺側の連合反応を帯びた屈筋の痙縮を呈し，内反尖足や肩甲帯の後退が出現しました（図5-19）．

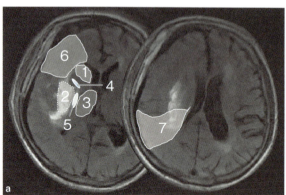
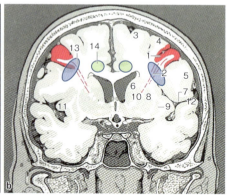
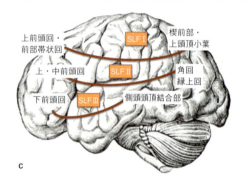

図5-18 脳画像と解剖図の照合
a. MRI画像に構造を照合．1：尾状核頭，2：被殻（出血痕），3：視床，4：内包前脚（前頭橋路），5：内包後脚（皮質脊髄路），6：背外側前頭前野領域，7：縁上回．
b. 1：前頭眼野，2：皮質遠心線維，3：上前頭回，4：中前頭回，5：下前頭回，6：尾状核頭，7：シルビウス溝，8：被殻，9：前障，10：内包前脚，11：島皮質，12：上側頭回，13：上縦束，14：帯状束．
c. 上縦束の走行．

〔bはLanfermann H，他（原著），眞柳佳昭，他（訳）：脳の機能解剖と画像診断，第２版．p441，医学書院，2018より改変〕

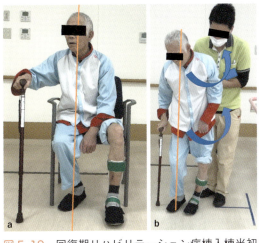

図 5-19 回復期リハビリテーション病棟入棟当初の姿勢および歩行の特長

a. 左半側空間無視に伴って正中軸は右に偏位しており，頸部は常に右回旋やや左側屈となっている．写真では麻痺側下肢は足底接地しているが，ADL では麻痺側股関節の外旋を伴う足部内反位を取ることが多かった．
b. 眼球運動は左への運動性が著しく低下し，常時右に向くことで麻痺側上下肢の後退が生じて屈筋の痙縮を高めていた．

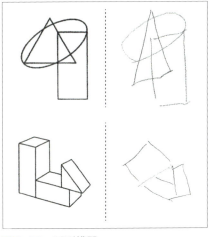

図 5-20 図形模写

平面の構成は比較的良好であったが，立体構成は著しく困難である．

〔課題の図形は中島恵子：家庭でできる脳のリハビリ「注意障害」編―理解できる高次脳機能障害．ゴマブックス，2002 より転載〕

　姿勢と筋緊張の関係性に留意し，常に空間情報や注意刺激を伴った運動課題を実施しました．また，眼球運動障害についても自主トレを導入して，空間認知に対する本人の自覚ならびに危険回避の行動学習を促しました．

● 認知機能が筋緊張に及ぼす影響を考える

　構成障害を呈しており，特に立体物の認知が困難でした（図 5-20）．このため，ADL の様々な場面（例えば靴の着脱など）で過剰な努力を要し，その際にも**連合反応**を強める傾向が見られました．

　回復期においては，麻痺側の痙縮の悪化と，異常筋緊張による随意性低下が懸念されたため，入院当初より徹底した動作指導や安全管理，ならびに結果のフィードバックによる自己認識を求めていきました．

● 姿勢戦略の分析と調整

　過剰な代償戦略は，本来の姿勢制御システムの活動や回復を阻害します．そのため，姿勢を保持する代償戦略をあわせて評価します．例えば，四肢近位筋や体幹の筋緊張低下を呈した場合，**股関節ストラテジー**が弱化して身体を抗重力位に保持することが困難となります．このとき，重心の前方逸脱を防ぐために，**足ストラテジー**による代償戦略を強めることがあります．確かに 1 つの方法ではありますが，この方法に頼ると，姿勢制御システムを賦活できないだけでなく，痙縮による**尖足**を引き起こすリスクが高まります（図 5-21）．自動運動によって股関節周囲筋の筋出力を高めた上で，下肢荷重下における股関節ストラテジーによる重心制動を促します．

> 注意したいポイントは，システム障害によって「反応（＝筋収縮）が遅れる」可能性があるということである．反応の有無だけではなく，どのくらいのタイミングや強度で姿勢反応で「出てくれるのか」を待てる余裕が必要である．

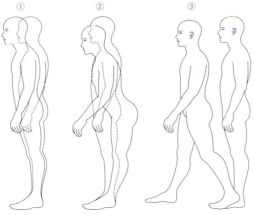

図 5-21　姿勢保持のための 3 つのストラテジー
①足ストラテジー，②股関節ストラテジー，③ステップストラテジー．姿勢制御システムの障害によって，姿勢筋緊張が弱化した場合，②股関節ストラテジーが減少し，代償戦略として①足ストラテジーを多用するため，底屈筋に痙縮が出現する原因となる．

解説動画で check!

表 5-3　姿勢制御障害に効果的な介入計画

①体の正中性（傾き）や位置関係を知覚する．
②環境と身体との関係を視覚的に探索する．患者が直立しているかどうかを確認する．セラピストは，体の向きに対するフィードバックを与え，ドアフレーム，窓，柱などの多くの垂直構造を含む部屋での作業を提案する．正中指向性を保持するために，壁などの外部環境（リファレンス）を用いる．
③身体を垂直にするために，必要な動きを学習する．
④身体の垂直姿勢を維持する．このとき，上下肢の運動を行うと，外乱刺激となって有効である．

〔Karnath HO, et al：Understanding and treating "pusher syndrome". Phys Ther 83：1119-1125, 2003 を参考に作成〕

● 筋緊張調整に必要な知覚の利用を促す

　筋緊張調整システムは，基本的に姿勢や末梢からの求心性情報をもとに調整を行っています．このことから，システム障害とは，情報をうまく利用することができない状態と言い換えることができます．

　そこで，姿勢保持に必要な情報を活用しながら，反応を引き出していきます．特に傾きや垂直軸の知覚は，姿勢反応の基本的な情報となります．例えば Karnath らは，表 5-3 の手順を推奨しています．

■ 経過と予後

　空間性注意障害は，新しい環境や受動的な注意課題になると気づきが遅れて，障害物にぶつかるなどの症状が残存しています（CBS 観察評価：5 点）．しかし，SVV は bucket 法で 2°未満と改善し，かつ随意性の改善が見られました（BRS：Ⅳ-Ⅲ-Ⅳ，MAS：下腿三頭筋 2，感覚軽度〜中等度鈍麻）．

　麻痺側の筋出力は概ね MMT 4 レベルとなり，当初懸念された痙縮の重篤化には至りませんでした．

　歩行は，四点杖（または手すりなど）と足継手付プラスチック短下肢装具を

使用して，屋内終日自立（18秒23歩/10 m，連続歩行300 m），屋外監視レベルとなりました．

また，認知機能は，MMSE：24点，TMT Part A：107点にまで改善し，ADLは概ね修正自立レベルとなりました（FIM：合計109点）．最終的には，家族の意向により杖歩行レベルでサービス付き高齢者住宅への退院となりました．

引用文献

1) 高田昌彦：大脳皮質─線条体の神経回路．BRAIN and NERVE 64：871-879，2012
2) 宮地重弘：大脳皮質─大脳基底回路の構造─平行ループ回路と収束・発散回路．BRAIN and NERVE 61：351-359，2009
3) 藤山文乃：大脳基底核の構造─細胞構築と神経回路．BRAIN and NERVE 61：341-349，2009
4) Provost JS, et al：Neuroimaging studies of the striatum in cognition Part I：healthy individuals. Front Syst Neurosci 9：140, 2015
5) 増田司：前方に拡がる被殻出血と理学療法．理学療法ジャーナル50：633-641，2016
6) Nambu A, et al：Excitatory cortical inputs to pallidal neurons via the subthalamic nucleus in the monkey. J Neurophysiol 84：289-300, 2000
7) 南部篤：直接路・関節路・ハイパー直接路の機能．BRAIN and NERVE 61：360-372，2009
8) 坂上雅道，他：線条体と前頭前野における価値の表象．BRAIN and NERVE 64：891-901，2012
9) 彦坂興秀：大脳皮質-基底核系による行動選択と学習機能．BRAIN and NERVE 60：799-813，2008
10) 本間研一（監修）：標準生理学 第9版．p 443，医学書院，2019
11) 花北順哉（訳）：神経局在診断 改訂第5版．p 139，文光堂，2010
12) 本間研一（監修）：標準生理学 第9版．p 444，医学書院，2019
13) マーク・F. ベアー，他：ベアー コノーズ パラディーソ 神経科学─脳の探求．p 512，西村書店，2007
14) Valenstein E, et al：Unilateral hypokinesia and motor extinction. Neurology 31：445-448, 1981
15) 郭隆璨：CTスキャンによる頭蓋内石灰化（第1報）─松果体部石灰化．Brain and Nerve 40：569-574, 1988
16) Lance JW：Symposium. In Feldman R, et al（eds）：Spasticity：Disordered Motor Control. pp 485-495, Year Book Medical Publishers, 1980
17) 大島浩子，他：半側空間無視（Neglect）を有する脳卒中患者の生活障害評価尺度．日看科会誌 25：90-95，2005
18) Zwergal A, et al：A bucket of static vestibular function. Neurology 72：1689-1692, 2009
19) Lunven M, et al：Attention and spatial cognition: Neural and anatomical substrates of visual neglect. Ann Phys Rehabil Med 60：124-129, 2017

第6章

前頭前野・大脳辺縁系
が関わる神経システム：認知系ループ

行為や認知を司る　脳内ネットワークの司令塔

　人が何かの目的を達成するための動作や手段を，「行為」と言います．行為を行う際には，行為を企図（プランニング）し，手段を選択するという認知的な過程を経ます．この認知過程は，主に前頭前野と大脳辺縁系で行われています．

　前頭前野は，認知・運動・感覚・情動・外部環境など他領域で処理された情報を制御する，いわば「最高司令塔」です．

　大脳辺縁系は，欲求や生理的反応に基づく行動を制御しています．行動選択の基盤であり，行動の定着（強化学習）にも深く関与しています．

　行為の発現にあたっては，これらの領域で処理された情報が運動関連領域に送られ，身体状況や感覚情報と統合されます．この回帰回路が，前頭前野ループと辺縁系ループで構成される**認知系ループ**です．

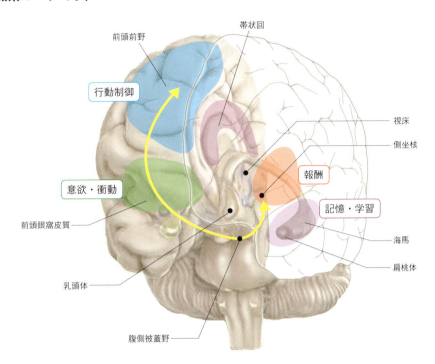

1. 前頭前野・大脳辺縁系が関わる神経システムの概要

　思考を行動に移すためには，欲求などを抑制しながら，経験に基づいた学習や記憶と照合して判断します．このとき，前頭前野が行動の意思決定を行っています（図6-1）．

　前頭前野では，外界からの情報や，記憶・情動などの頭頂/側頭/後頭連合野で処理された情報を受けて行動を決定していますが，他の領域と認知ループを形成して行動選択のサポートを受けています．認知ループには，報酬を基盤として行為を決定する**大脳基底核ネットワーク**（**報酬系強化学習回路**）と，認知サブシステムである**小脳ネットワーク**（**認知内部モデル回路**）があり，認知的な決定や保持，学習などを行っていると考えられています．

　この前頭前野ループに加えて，大脳辺縁系は，情動や生理的欲求などの情報をもとに辺縁系ループを形成して，行為の決定をサポートしています．これらのプロセスは，強化学習に基づく行動学習につながっていきます．

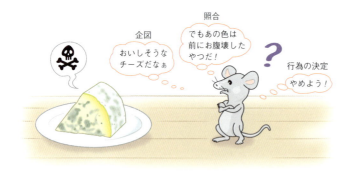

図6-1　腐ったチーズか？　ブルーチーズか？

おさえておきたいポイント

- 大脳皮質-基底核回路で構成される認知系ループには，**前頭前野ループ**と**辺縁系ループ**がある．
- 前頭前野ループは，目標の決定と動作の選択，さらに決定された目標情報と選択された動作情報の保持に関わっている．
- 辺縁系ループは，情動・報酬・快感・嗜癖・恐怖などの生理的欲求に基づいた行動制御を担っている．
- 報酬系による強化学習が，行動形成の一翼を担っている．

1 前頭前野ループ：基底核ネットワークと小脳ネットワーク（図6-2）

基底核ネットワーク（→）
（狭義の前頭前野ループ）

【関与する部位】
- 主に背外側前頭前野
- 尾状核
- 淡蒼球内節/黒質網様部
- 視床の前腹側核/背内側核

小脳ネットワーク（→）
（広義の前頭前野ループ）

【関与する部位】
- 主に背外側前頭前野
- 前頭橋路
- 脳幹：橋核
- 小脳（第一脚，第二脚）
- 視床の前腹側核/背内側核

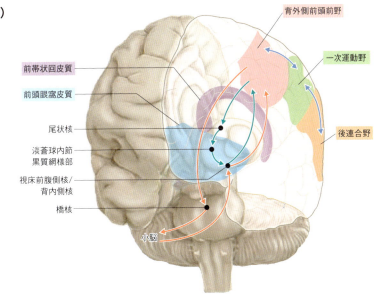

図6-2　前頭前野ループ

2 辺縁系ループ（図6-3）

【関与する部位】
- 前帯状回皮質
- 側坐核（腹側線条体）
- 腹側被蓋野
- 視床の背内側核
- 前頭眼窩皮質
- 扁桃体
- 海馬

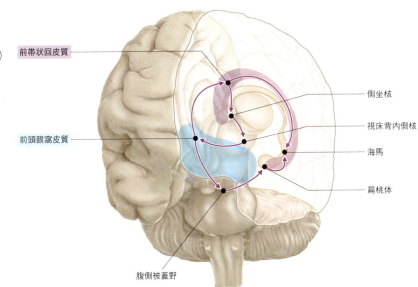

図6-3　辺縁系ループ

2. 前頭前野と認知関連領域の構造

1 前頭前野 (図6-4)

　前頭前野は，運動と思考の最高位中枢であり，**行為の選択や実行**，**目標の決定**を行っています[1]．こうした役割を背景に，前頭前野は各高次連合野と連合線維によって連絡しており，それらの情報を最終的に前頭葉で統合し，選択することで行動を制御しています．

　例えば，**頭頂葉**からは空間認知（外的情報）や感覚情報（内的情報）を受けて運動の調整を，**側頭葉**からは聴覚情報や物体の認識，記憶情報処理による行為の動機を，**後頭葉**からは視覚情報に基づいた状況判断と運動企図（プランニング）を行っています．また，この後，説明する辺縁系からは，情動や嗜好に関する情報を受け取っています（図6-5）．

　こうした情報の処理には，実行する作業に必要な情報を短期的に保存する**ワーキングメモリー**が関わっています[2]．ワーキングメモリーによって情報が並列処理されることで，行為の選択が行われていると考えられています（COLUMN→147頁）．

　前頭前野は，機能特性から以下の3つの領域に分けられます．それぞれが連合線維連絡，または大脳基底核や辺縁系と投射連絡して機能しています．

> **運動**＝身体を動かすこと．
> **動作**＝複数の運動によって行われる一連の動き（シークエンス）．
> **行動**＝いくつかの動作を含む行い（無意識を含む）．
> **行為**＝意思や意図をもった行動．

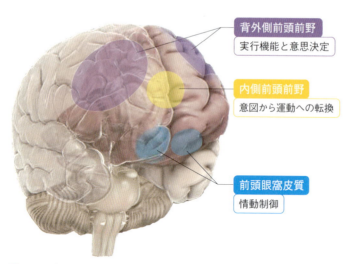

図6-4　前頭前野の部位とその機能

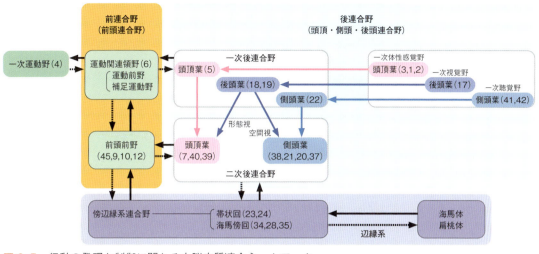

図 6-5 行動の発現と制御に関わる大脳皮質連合ネットワーク
（　）内の数字はブロードマン領野を示す．

■ 背外側前頭前野（DLPFC）

ワーキングメモリーの中枢として，情報の保持や処理などの環境依存的な行動制御に関わり[3]，注意機能を制御しています．特に左の DLPFC は**注意の分配性**に，右の DLPFC は頭頂葉からの連合線維（上縦束）を受けて**能動的注意**に，それぞれ関わっていると考えられています．

障害されると，注意選択性や分配性が低下し，保続や遂行障害（プランニング・エラー），しばしばうつ症状などが生じます．臨床的には，**言っていること（言語）とやっていること（行動）の乖離**がよく観察されます．

DLPFC：dorsolateral prefrontal cortex

保続：perseveration
一度出現した言動を，場面や状況が変わっても繰り返してしまう現象．

■ 前頭眼窩皮質（OFC）

社会的行動の選択や感情のコントロールを担っており，**社会脳**とも言われる領域です．尾状核および被殻腹側部に強い入力をもち，上側頭回領域や扁桃体を中心とした脳領域と社会認知神経ネットワークを構成しています[4]．

障害されると，一見問題がないように見えますが，刺激に対する脱抑制傾向が観察され，注意持続性の低下，模倣行為，多動，多幸，社会性の欠如が生じます．

OFC：orbitofrontal cortex

■ 内側前頭前野/前部帯状回皮質（MPFC/ACC）

情動を背景とした行動制御を行っている領域です．眼窩部や扁桃体を介して辺縁系と連絡し，報酬や懲罰に基づく行動の動機づけや覚醒レベルの調整を担います．

障害されると，覚醒や注意覚度の低下（またはそれに伴う注意障害），寡動・無動などが生じ，無気力で発動性が低下することがあります．

MPFC：medial prefrontal cortex
ACC：anterior cingulate cortex

2 尾状核

尾状核は，大脳基底核の認知系の入力部として機能しており，前頭前野および辺縁系からの投射を受けて関連領域に送る認知ループの接合拠点として機能しています．特に報酬刺激によって活動性が高まることがわかっており，認知プロセスを促進して，行為の発現を早めると考えられています．

3 視床

前頭前野は，視床の背内側核と相互的に連絡しています．背内側核は辺縁系からの入力も受けており，感情の記憶や反応性に関係しています（図6-6）．

視床は，各連合野との間を放線状に伸びる投射線維である**視床脚**（**視床放線**）を有しています．このうち前視床脚（前視床放線）は視床から前頭葉に連絡しています（表6-1）．

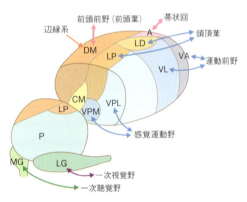

図 6-6 視床への入出力

表 6-1 視床放線の分類

上視床脚 上視床放線	内包後脚を通過し視床に連絡
投射	VPL・VPM 核 ← 感覚運動野 VL・VA 核 ← 運動前野 LD・LP 核 ← 頭頂葉
前視床脚 前視床放線	内包前脚を通過し視床に連絡
投射	DM 核 ← 前頭葉 A 核 ← 帯状回
後視床脚 後視床放線	内包後脚を通過し視床に連絡
投射	LG 核 ← 一次視覚野
下視床脚 下視床放線	内包後脚を通過し視床に連絡
投射	MG 核 ← 一次聴覚野

矢印の色分けは図6-6と共通
(→96頁 表4-1)

4 内包前脚

内包前脚は，前視床脚と前頭橋路が通過する部位で，前頭前野と他の領域とを連絡しています．

- **前視床脚**：視床の前核群・内側核群と前頭葉の皮質とを連絡する線維．
- **前頭橋路**：前頭前野と橋核を連絡する投射線維．小脳の認知関連領域（第一脚，第二脚）と連携して認知機能に関与しています．

COLUMN

ワーキングメモリー

コーヒーカップをテーブルに置いて新聞を見た後，再びカップを手にとってコーヒーを飲む場面を思い起こしてください．そのカップの位置やどれだけコーヒーが入っているかは無意識的に覚えているはずです．このような一連の行為（作業）を円滑に遂行するための短期的な記憶を，**ワーキングメモリー**（図）と言います．

ワーキングメモリーは，Baddeleyにより「理解，学習，推論など認知的課題の遂行中に情報を一時的に保持し操作するためのシステム」と定義されており，その機能は背外側前頭前野（DLPFC）や前部帯状回などが担っていると考えられています[5]．

ワーキングメモリーは，中央執行系（司令塔）によって制御されており，「見たこと」「聞いたこと」「一連の流れ」に注意を割り振っています．ただし，この記憶の保持はごく短期的で，多くの場合は意識に上ることはおろか，利用されない場合もあります．それでもワーキングメモリーがなければ，行動は脈絡のない，非効率なものになるでしょう．

なお，ワーキングメモリーは，必要に応じて一貫性のあるエピソード記憶に統合され，長期記憶として蓄積されます．

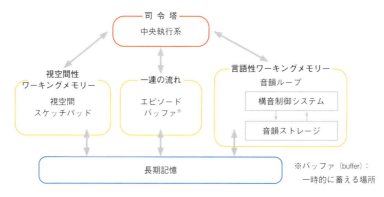

図　ワーキングメモリー
〔Baddeley A：The episodic buffer：a new component of working memory? Trends Cogn Sci 4：417-423, 2000 をもとに作成〕

COLUMN

行動制御の処理システム

近年，行動の制御には**モデルベース**と**モデルフリー**というシステムが考えられています[6, 7]（表）．いわゆる思考的・経験的に構築された内部モデルを使用するのがモデルベース，使用しないのがモデルフリーです．

モデルベースシステムは前頭前野で実行され，内部モデルを使用して，行為の意思決定をくだします．一方，モデルフリーシステムには基底核と中脳ドパミン系が関与しており，情動や生理的欲求などによる短絡的な行動選択を行います．2つのシステムは，状況に即して行動の選択を制御していますが，例えばシミュレーションの結果，様々な不利益が予測された場合，短絡的行動は思考的に制御されます．

これらのシステムは危険回避の行動選択にも関わると考えられ，実用的な行為の獲得に不可欠です．

表　モデルベースシステムとモデルフリーシステム

モデルベースシステム	モデルフリーシステム
前頭前野	大脳基底核および中脳ドパミン系
外界の情報や経験により学習した推論や思考によって作られる内部モデルに基づいて，実際の行為に先立ったシミュレーションを行うことで環境に適合した行為の決定や制御を行う．	条件付き学習のような反射的・短絡的な行動の選択．報酬予測と実際に行われた報酬経験の集積によって学習（強化学習）を行う．

3. 大脳辺縁系の構造 (図6-7)

　大脳辺縁系は，脳深部に位置する神経核で，辺縁皮質（**島皮質**，**帯状回皮質**，**海馬**）と，皮質下にある**側坐核**，**淡蒼球内節**，**扁桃体**，**脳弓**や**乳頭体**，**視床下部**を含めた総称です．これら固有辺縁系に対して，眼窩皮質，側頭回，島皮質，視床（前核），側坐核は**傍辺縁系**と呼ばれ，固有辺縁系と密な連絡をもっています．本項では，辺縁系にドパミンを投射する中脳の腹側被蓋野についても紹介します．
　大脳辺縁系は記憶，情動，自律神経，生理的反応などに関与しています．

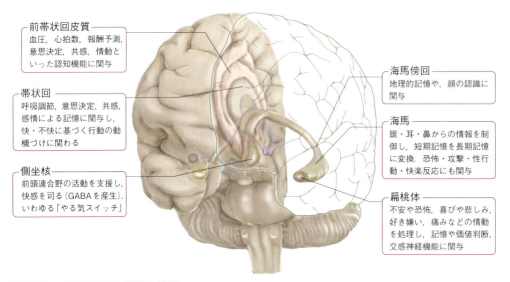

図6-7　大脳辺縁系の構造と機能

1 側坐核 (図6-7)

　尾状核頭と被殻は前方で結合し，**側坐核**となります．側坐核は，嗅結節と合わせて**腹側線条体**と呼ばれることもあります．
　報酬，快感，嗜癖，恐怖などに重要な役割を果たすと考えられています（COLUMN➡162頁）．

2 淡蒼球内節

　淡蒼球の腹側に位置して，側坐核からの投射を受け，大脳皮質の認知領域（特に前頭前野）へ興奮性の投射を送ります．

3 海馬

　記憶に関する核として，その他の神経核と連絡しています．短期記憶から長期記憶への書き込み，および記憶の想起に不可欠な存在です[8]．また，扁桃体と密に連絡をとり，情動を背景とした記憶の重み付けも行っています．アルツハイマー病では，海馬の萎縮が特異的に生じることが知られています．

4 腹側被蓋野 (図6-8)

中脳の**被蓋**（背側）に位置するドパミン神経は，懲罰と報酬に反応し，前頭葉や海馬の興奮性を高める機能を有しています．特に，自分が予測していたよりも多くの報酬があった場合に強く反応することがわかっています．

> 被蓋：脳幹の背側の領域の呼称であり，腹側被蓋野は，被蓋の腹側のほぼ正中に位置している．被蓋には赤核や黒質も含まれる．

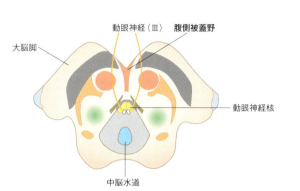

図6-8　腹側被蓋野の位置

5 扁桃体

扁桃体は，側頭葉前内側部に位置しています．扁桃体が活動すると，怒りや恐怖反応（血圧や心拍の上昇，呼吸の促進，感情亢進）が見られ，身体をすくめるなどの逃避的な行動にも影響を与えています．扁桃体は前頭前野との線維連絡が豊富で，特に背外側前頭前野（DLPFC）の活動が，扁桃体の活動にブレーキをかけて，感情をコントロールしていると考えられています．

脳損傷やうつ病などでは，前頭前野の活動性低下に伴う扁桃体の過活動が生じ，不安や焦燥感が抑えられずに，感情失禁を引き起こすと考えられています（➡153頁）[9, 10]．

COLUMN

恐怖は人を萎縮させる

扁桃体から運動野への投射は，運動の精度や緊張に影響します．例えば，床に描かれた直線は難なく継ぎ足で歩けても，40mの高さにある1本橋は足がすくんで上手に歩けません．これは，「落ちたら怪我をする」という恐怖が筋緊張を強めて，運動自由度を低下させているからです．

運動障害においては，同様の恐怖が，pushingや痙縮を助長しているケースが多く見られます．こうした場合には，本人が安心して行動できる環境を整えることが重要です．

COLUMN

情動と記憶の関係

感情を揺さぶる経験は，衝撃が大きいほど忘れられないものです．そして，そのような体験から得られた行動パターンは，定着しやすいものです．では，なぜ感情と記憶は結びつきやすいのでしょうか？

記憶回路の構造をみることで，その理由の機能的な背景が見えてきます．まず，記憶を司る回路としてパペッツ回路とヤコブレフ回路の2つがあります（図）．

パペッツ回路：エピソード記憶に関与
　海馬➡脳弓➡乳頭体➡乳頭体視床路➡視床前核➡帯状回（24野）➡海馬

ヤコブレフ回路：情動記憶に関与
　側頭葉皮質前部（38野）➡扁桃体➡視床背内側核➡前頭前野/前部帯状回➡鉤状束➡側頭葉皮質前部

海馬体を擁するパペッツ回路は，エピソードに関連づけた記憶の保持に関与しています．扁桃体を擁するヤコブレフ回路は，情動記憶に関与しています．この2つの回路は，扁桃体と海馬が構造的に近接して連携していて，情動と記憶を結び付けています．

帯状回は，辺縁系からの情報をもとに前頭前野や運動野に投射された回路を通じて，運動モデルや行動モデルの形成を担っていると考えられています[11,12]．つまり情動は，記憶だけでなく行動選択の根源的な情報なのです．情動回路や行動選択に関わる神経システムは，それぞれ近接または一部領域を共有しているためにつながりが深いと考えられます．

さらに，部位や神経システムによって記憶として定着しやすい情報（刺激）がわかれば，それを活用したリハビリテーションを工夫することができます．例えば，ヤコブレフ回路には嗅覚に関わる領域があり，匂いは情景や記憶を想起させやすいと言われています．また，脳損傷例では，左半球損傷では言語性記憶が，右半球損傷では視覚性記憶が障害されやすいことが知られています[13]．損傷半球の違いに応じて，視覚刺激や聴覚刺激などを使い分けることも1つの方法です．また，リハビリテーションの中に「驚き」や「感動」，「喜び」を引き出せるようアイディアを散りばめて感情を揺さぶることができれば，記憶のみならず行動の定着が促進されるのかもしれません．

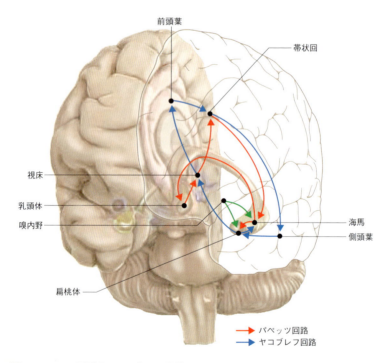

図　パペッツ回路とヤコブレフ回路

4. 前頭前野・大脳辺縁系が関わる神経システム

ここでは，前頭前野ループと辺縁系ループのそれぞれの機能を確認し，行為の発現や行動の制御について考えてみましょう．

1 前頭前野ループ（図6-9）：基底核ネットワークと小脳ネットワーク

前頭前野ループには，基底核ネットワークと小脳ネットワークがあります．2つのネットワークは，視床の前腹側核/背内側核で連絡しています．

前頭前野ループが障害を受けると，注意や作業記憶などに問題が発生し，**行為の選択が困難**となります．

■基底核ネットワーク（→）

他領域を含めた様々な情報の収束と統合処理を行っています．後連合野や辺縁系と連絡し，情動や身体状況，環境など内的・外的情報を収集して，行為を選択しています．

【関与する部位】
・主に背外側前頭前野
・尾状核
・淡蒼球内節/黒質網様部
・視床の前腹側核/背内側核

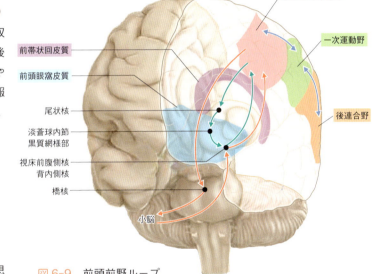

図6-9 前頭前野ループ

■小脳ネットワーク（→）

小脳では，繰り返し行われる思考過程が，コピーされると考えられています（**思考内部モデル**[14]）．小脳内に思考内部モデル（コピー）が形成されると，すでに経験した思考に関して，改めて大脳皮質内で活動することなく，自動的（無意識的）に思考が進むようになります[15]．つまり，小脳ネットワークが，前頭前野の使用メモリーをセーブしてくれるおかげで，前頭前野はより思考的な課題に取り組むことができるようになります．

【関与する部位】
・主に背外側前頭前野
・前頭橋路
・脳幹：橋核
・小脳（第一脚，第二脚）
・視床の前腹側核/背内側核

2 辺縁系ループ（図6-10）

【関与する部位】
- 大脳辺縁系
- 前帯状回皮質
- 側坐核
  （腹側線条体）
- 腹側被蓋野
  （淡蒼球内節）
- 視床の背内側核
- 前頭眼窩皮質

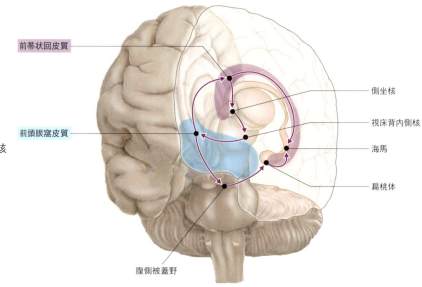

図6-10　辺縁系ループ

■情動や本能の情報を行為の発現につなげる

辺縁系ループは，行為の決定において基盤的な情報となる情動，快感，恐怖などの生理的欲求や本能の情報処理を行っています．辺縁系ループは，前頭眼窩皮質や他の連合野から情報を相互連絡し，前頭前野の機能制御を補って，行為の発現に関与しています[16]．

■報酬系による強化学習

辺縁系ループは，報酬系による強化学習にも関係しています．基底核ネットワークでは，**直接路**が報酬に対する行動形成に，**間接路**が懲罰からの回避行動に関わっています[17]．

報酬量に応じた淡蒼球内節ニューロンの活動は，行動の変化を引き起こします．ラットを用いた研究では，神経活動は予測される報酬量に応じて変化し，神経活動に比例して行動が素早くなることが明らかにされています．つまり，**淡蒼球内節**のニューロン活動が，強化学習につながっていると考えられます．また，**腹側線条体**が一次運動野に入力を送って，運動ループと接合することで，情動や記憶が運動・行動モデルの形成に直接関わっていると考えられています[18, 19]．

■報酬系による行動制御

報酬刺激がドパミン分泌を促進して行動を制御するという説は，実際に霊長類を用いた最近の実験でも明らかにされています[20, 21]．**中脳腹側被蓋野**は，辺縁系や大脳皮質へドパミンを供給する部位として知られていて，特に**側坐核**への投射経路は，動機付け行動や薬物依存などに関与する経路として

注目されています．この経路は，特に努力によって多くの報酬を得る**動機付け行動**に関与していると言われています．つまり，報酬刺激は中脳腹側被蓋野の活動を高めてドパミンを放出します．脳は活性化されて，さらに報酬を求めて努力も厭わない行動を選択しやすくなります．その選択された行動でさらなる**成功体験**が得られれば，より行動は促進されるという可能性が考えられます．

3 前頭前野ループと辺縁系ループの障害
(表 6-2)

この2つのループが障害されると，**意思発動の減少**，**抑うつ傾向**，認知・学習などの**高次脳機能低下**，**精神活動障害**や**睡眠障害**が誘発されます[22]．

■脳卒中後うつ病（post-stroke depression：PSD）

認知系ループの損傷による症状に，脳卒中後うつ病があります．

脳卒中後は，51.9%に抑うつ気分，あるいはアパシーのいずれかが認められると言われ，ADLの回復に影響を及ぼす[23]ことが知られています．特に左半球の前部病変では高頻度で大うつ病を発症し，背外側前頭前野，前頭眼窩皮質，基底側頭極，尾状核，扁桃体，視床背内側核を含む腹外側の辺縁系ループがPSDの発症に関わると考えられています[23]．

PSDの早期発見には，以下の5つのポイントが大切です[24]．
①急性期/慢性期に関係なく発症することを認識する．
②患者の表情や態度をよく観察する（表面的には無理して元気に振る舞うこともあるので注意）．
③リハビリテーションが進まない現状に対して悲観的な言動が見られたら注意する．
④「元気がない」と感じたら，患者の置かれた状況を共感した上で，うつ症状を確認する．
⑤可能なら，うつ病のスクリーニングを実施する．

■うつ状態の判定方法[25]

うつ病のスクリーニングにはDSM-5-TRやSDSなどの診断基準が用いられますが，煩雑でそれ自体が患者さんにとって苦痛となる場合があります．そこで簡便にうつ状態を知る2つの質問があります．
①この1カ月間，気分が沈んだり，憂うつな気持ちになったりすることがよくありましたか？
②この1カ月間，どうも物事に対して興味がわかない，あるいは心から楽しめない感じがよくありましたか？
どちらか1つでも当てはまるとうつ状態の可能性を疑い，両方とも当てはまる場合は87.9%がうつ病か双極症の可能性があると言われています．

表 6-2 認知系ループの損傷によって生じる代表的な症状

前頭前野ループの損傷
・注意障害
・行為の転換・保続
・脱抑制
・意欲・発動性の低下

辺縁系ループの損傷
・性格の変換
・社会性の欠如
・学習能力の弱化
・感情コントロール

5. 前頭前野と大脳辺縁系の脳画像の見かた

前頭前野（前頭眼窩野を含む）と**辺縁系領域**（海馬や扁桃体など）は，脳弓，帯状束，分界条などの連合線維によって連絡しています．

MRIなどのスライス画像をもとに，損傷レベルをつなげた立体イメージを捉えることが重要です（図6-11）．

大脳皮質の連合線維である**上縦束**，**下縦束**，**前頭後頭束**，**鉤状束**などが，各皮質連合野を連絡している様子が観察できます．また，図にはありませんが，短い連合線維が隣接する脳回を連絡しています．

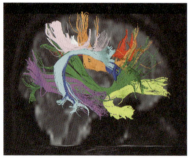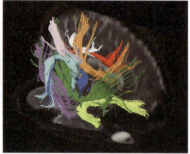

図 6-11 連合線維の3次元構造
上前頭後頭束（橙），上縦束（白・桃・水色），下前頭後頭束（緑），下縦束（紫），鉤状束（黄），弓状束（青），帯状束（赤）
〔阿部浩明：高次脳機能障害に対する理学療法. pp. 18-19, 2016, 文光堂より〕

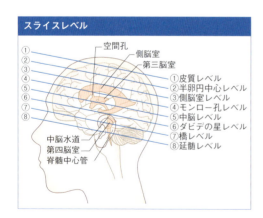

1 皮質レベル〜半卵円中心レベル
（図6-12, 13）

前頭前野は，ブロードマン領域8, 9, 10, 11, 12, 44, 45, 46, 47 野を含む広範囲に及びます．機能特性別に大きく3つの領域に分けられます．

背外側前頭前野（DLPFC）は，中前頭回を中心とした前頭前野の外側領域を指し（9, 10, 46 野），皮質レベル〜モンロー孔レベルで観察できます（図6-12）．

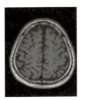
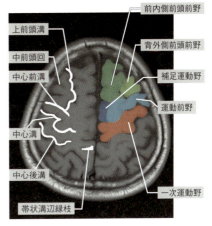

図6-12 皮質レベル

内側前頭前野（MPFC）は，上前頭回付近の大脳裂孔に接する内側面を指し，半卵円中心レベル〜ハの字レベルで観察できます．

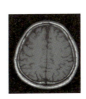
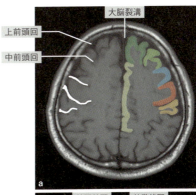

半卵円中心レベルの下方で，側脳室から前方の領域が**前帯状回**（33野），帯状溝より前方が**上前頭回**です．また，側脳室（ハの字）の直上に，**帯状回**（24野）が，前後に広がっています．

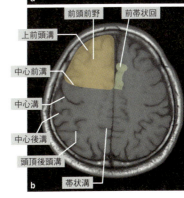

図6-13 半卵円中心レベル

5. 前頭前野と大脳辺縁系の脳画像の見かた

2 中脳レベル（図6-14）

中脳のレベルでは，**前頭眼窩皮質**（**OFC**）が，脳底部の眼窩に隣接した直回や眼窩回（11, 12, 13野）で観察されます．また，辺縁系では，**視床下部**や**乳頭体**が観察されます．**中脳腹側被蓋野**も，このレベルに位置するとされています．

解説動画で check!

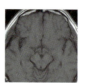

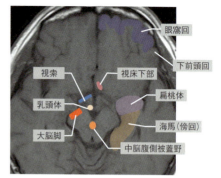

図6-14 中脳レベル

3 ダビデの星レベル（図6-15）

このレベルでは，脳槽の後方に大脳脚が位置して，星の形をしています（ダビデの星）．この付近の前方に見られるのが，眼球直上の脳底部にある**前頭眼窩皮質**です．

また，脳底部付近では中脳の両脇（側脳室下角の内側）に**海馬**が見られ，その上部に**扁桃体**が位置します．

解説動画で check!

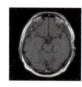

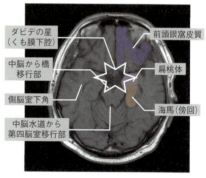

図6-15 ダビデの星レベル

4 前額断：下垂体レベル（図6-16）

前額断では下垂体のレベルで**扁桃体**が観察できます．これより後方のスライスでは，**海馬**が観察できます．

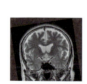

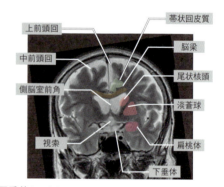

図6-16 前額断：下垂体レベル

6. 症例でみるシステム障害とリハ戦略

症例1 くも膜下出血後，性格が変わり"キレやすく"なった症例

■臨床所見

基本情報 50歳代，男性
診断名 くも膜下出血
障害名 高次脳機能障害（脱抑制，易怒性）
現病歴 飲酒中に頭痛を訴えて意識消失し，救急搬送される．前交通動脈破裂に対するクリッピング術を施行され，31病日後に当院転院となる．
主要問題 高次脳機能障害（脱抑制，易怒性）に起因した社会性の欠如が問題となり，危険行為や不適合行為に及んでいた．

運動機能
・BRS：Ⅵ-Ⅵ-Ⅵ，感覚は正常で，顕著な麻痺症状は見られない．
・起居移動動作：完全自立レベルだが，高次脳機能障害により屋外移動には監視が必要．

認知機能
・MMSE：30点
・TMT Part A：201秒，Part B：実施困難
・RCPM：35点
・FAB：16/18点

覚醒後，やや不明瞭だったコミュニケーションは可能になった．机上検査では覚度に影響された注意障害を認めたが，顕著な高次脳機能障害は検出されなかった（表6-3）．

しかし，家族からは性格の変化を指摘された．1つの物事に固執する傾向が度々見られ，混乱すると攻撃的になるなど，易怒性が問題化した（表6-4）．

> **覚度**（alertness）：外的刺激に対する反応性のこと．

表6-3 注意のコンポーネント

覚度	注意の強さや反応性のこと
持続性	注意を向けた状態を続けること
選択性	必要な情報には注意を向けて不必要な反応は抑制する性質のこと
分配性	複数の刺激に対して同時に注意を向けること

〔鹿島晴雄, 他：注意障害と前頭葉損傷. 神経進歩 30：847-858, 1986を参考に作成〕

表6-4 注意障害のタイプ

全般性注意障害	覚度や持続性，選択性の障害が混在した状態
不注意の状態	ぼんやりとした状態
転導性の亢進	気が散りやすい（結果として無視のような症状となることがある）
反応抑制障害	行為を抑制できない
運動維持困難	運動を続けることができない
方向性注意障害	特定の方向に対して注意を向けることができない（半側空間無視の一種）

〔加藤元一郎：随意性注意の障害—反応選択とSupervisory Attention Control—. 神経心理学 11：70-84, 1995を参考に作成〕

ADL
- FIM：114点（運動項目91点　認知項目23点）
- 基本動作：すべて独歩自立レベル．
- 注意の転導性亢進，持続性低下により，周囲への安全配慮が難しく，屋外歩行は監視者による誘導が必要であった．また，新しい課題や難しい課題，複数課題に取り組む際に混乱し，攻撃的になる傾向が観察された．

■画像所見（図6-17）

前交通動脈破裂に対するクリッピング術後のアーチファクト（ノイズ）が確認できます．また，右の前頭眼窩皮質に虚血性病変を認めます．このほか，クリッピングによる脳底部の灌流低下が予測されます．

水平断

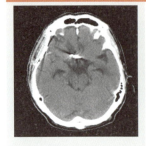
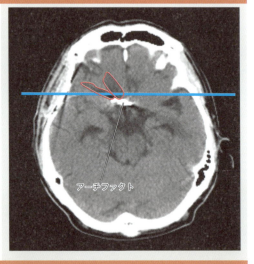

前額断

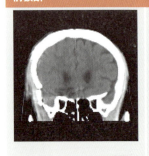
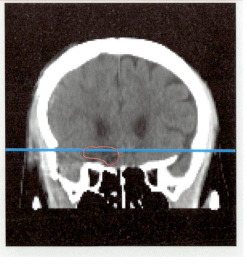

図6-17　症例1のCT
赤色は出血部位（損傷部位）を示す．水色はスライス部位を示す．

■システム障害

- 前頭眼窩皮質の損傷による社会性の欠如，性格変化，脱抑制の可能性が考えられます．
- 辺縁系ループの機能低下により，情動の情報処理能力が障害され，感情が不安定になります．
- 認知ループの機能が低下した場合，前頭葉機能障害（脱抑制，注意の転導性亢進など）の可能性があります．

■リハ戦略

●ボトムアップ・アプローチとトップダウン・アプローチ

高次脳機能は，その名の通り皮質高次連合野によって実行されている機能であり，その神経システムには複雑な個別性があります．このため，症状が似通っていても，障害の程度や性質は異なります[26]．特に記憶に関わる神経システムに直接介入することは，なかなか難しいのが現実です[13]．

このような背景から，認知機能障害に対するリハビリテーションは，病期や重症度に応じて，オーダーメイドで組み立てます（表6-5）．

介入手段には，脳の再構成に基づいて機能障害の回復を図る**ボトムアップ・アプローチ**と，様々な代償手段を利用しながら問題解決を図る**トップダウン・アプローチ**があります（表6-6）．

> **ボトムアップ・アプローチ**：課題を実行するために必要な機能的要素を分析し，障害されている機能の改善を中心に展開する方法[27]．
>
> **トップダウン・アプローチ**：課題の遂行に重点を置いた介入方法．その課題を実行するための，あらゆる手段や方法を含む．ADL練習や半側空間無視に対する包括的視覚探索課題，課題指向型トレーニングなどが該当する．

表6-5　病期別の認知リハビリテーション

発症初期：全般的刺激期
認知機能の基盤となる覚醒レベルを高め，注意の促進や現状の把握を目的とする．
回復期：認知訓練期
個々の認知機能の改善を図ることを目的とする．ボトムアップ・アプローチを中心とした介入を組み立てる．また，自己の現状に対する気づき（awareness）を促しつつ，生活にあたっての課題を明確にする．
生活期：日常生活訓練期
本人の気づきや生活で直面する課題に対してトップダウン・アプローチを中心に介入していく．周辺環境や家族を含めた他者の関わりなどが重要となってくる．

表6-6　認知リハビリテーションにおける治療介入

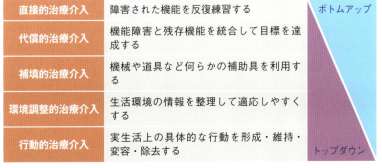

〔坂爪一幸．記憶障害とリハビリテーション—何を評価し，どのように治療するか：代償手段．総合リハ30：321-327, 2002をもとに作成〕

● 処理する情報量を統制する

　前頭前野ループの障害では，多くの情報（注意，空間認知，言語，思考や行為の選択）を一度に処理することが難しくなるため，行為とターゲットとなる**認知モダリティ**をなるべく単純化し，定着化を図ります．特に学習初期には，視覚的なフィードバックを用いながら試行錯誤することで，対象者の**awareness**（気づき）を高めます（前頭前野ネットワークによるトライアル・アンド・エラー学習）．大脳小脳ネットワークが残存している場合，繰り返し学習によって小脳の認知内部モデルの形成を促す戦略が選択できます．

　辺縁系ループや眼球運動ループの障害では，学習方法に適切な情動刺激や報酬を与え，結果（効果）をしっかり確認できる課題設定が重要です．はじめは単純な課題を設定し，徐々に処理する認知モダリティを増やして，同時処理能力を高めていきます．

> 認知モダリティ：外界や自己の状況を認識するための手段や方法のこと（言語，空間認知，注意，思考など）

● 学習プロセスの工夫

　損傷されたのが基底核ネットワークなのか小脳ネットワークなのかで，取り組みも変わります．機能回復としては，前者では認知情報処理の課題を，後者では判断を繰り返して判断速度を高めることを求めていきます．システムの回復が難しい場合は，学習プロセスを工夫します．

　認知系ループの損傷や認知症などの場合，認知的な学習過程を経ることが難しい場合も少なくありません．このような場合は，認知する情報量を極力減らし，できるだけその環境に慣れることが大切です．

　一方，橋核や小脳半球が損傷されると，思考コピーを保持できないため，学習の定着が難しいことがあります．この場合，行動の結果や状況を判断するヒントを利用することで，行動習慣をつける方法があります．例えば記憶障害を有する場合には，メモリーノートや貼り紙などのヒントを，環境に散りばめることで，記憶を想起するきっかけとします．

● 前頭前野への脳血流動態を促進し，認知機能を引き上げる

　多くの研究[5, 28-31]から，脳血流の促進は認知機能を活性化すると考えられています．例えば，エルゴメーターを用いた有酸素運動課題は，前頭前野の脳血流動態を促進して，認知機能を向上させます．最大酸素摂取量50％程度の中強度運動が最も効果が高いとの報告[30]もあります．このことから，簡単な課題よりも少し難しい課題のほうが，脳血流動態の促進効果が期待され，難しすぎると逆効果であると考えられています．

　本症例でも，中程度の運動強度（医師の許可に基づき目標心拍数を130/分に設定）による脳血流動態の改善を図りつつ，臨床心理士と協力して，ギャンブリング課題などの認知課題につなげました．同時に，患者および家族指導を実施し，障害に対する理解を促しました．

● 運動能力を高めて注意要求を下げる

　熟練したスキーヤーは，滑走しながら大自然の景観を楽しむ余裕があります．しかし初心者は，足の開き方やスピードを調整するのに精一杯で，景色

どころか数 m 先の障害物にすら気づかないかもしれません．つまり，**スキル**（熟練度）と**注意要求**は，表裏一体に作用しています．

これを臨床場面に置き換えてみると，例えば，片麻痺患者が麻痺足のつまずきを気にして前方を見ることができないと，周囲に注意を向けることは困難です．足を上げる運動機能の低さや未習熟は，「足が上がっているだろうか？」と internal attention（身体内部に対する注意）を促し，この時点で認知的負荷が課せられた状態となっています．このため external attention（外部環境に対する注意）を促すと，いわゆる dual task 状態となります．さらに注意障害を有する症例では，そもそもの**注意資源**（resource）が低下し

> dual task：同時に2つの課題を遂行すること．注意の分配が求められる．

COLUMN

運動学習における3つのアルゴリズム

運動学習は，学習段階によって関わる神経システムが異なります．

教師なし学習[32, 33]

前頭前野が関与する教師なし学習は，別名「トライアル・アンド・エラー学習」とも言われ，運動学習の初期に行われる学習です．行ったことがない運動，つまり先行モデルとなる「教師」がなく，これから新しく経験を経て学習する過程です．運動結果など外在的フィードバックに基づき，学習者が意識的に課題を反復する学習（顕在学習）の段階で，ワーキングメモリーや注意を必要とするために，前頭前野が活性化します[34]．特に，認知ループが視覚情報を処理して運動を出力します．その運動順序が繰り返されると，補足運動野から被殻を介して補足運動野へ投射する運動ループによる運動出力へ置換されていきます[35]．学習が進むと，注意やワーキングメモリーなしで，ほぼ自動的に行うことができるようになります．さらに，学習が習熟することで効率的に実行するための視覚入力・運動出力間の並行的情報処理（parallel processing）が可能となります．

教師あり学習[36]

小脳が関与する教師あり学習は，別名「エラー・ベースド・ラーニング」とも呼ばれ，運動学習の後期に行われる学習形態です．この過程では，運動は自動化されており，意識にのぼらない深部感覚などの内在的フィードバックに基づいて行う学習（潜在学習）が行われます．習得した運動手順などのスキルは，運動コピーとして小脳に保存されます．この運動コピーを「教師」として，それとの誤差を検出して，修正学習していきます．運動が習熟して小脳のフィードフォワードが精度を増していくと，誤差信号は徐々に減少していき，より正確な運動が獲得されていきます．

報酬系強化学習[37]

運動の強化学習には，報酬系が関与しています．報酬や罰（失敗など）の情報に基づいて腹側被蓋野や腹側線条体，側坐核などが活動し，学習を選択します．特に予想外に大きな報酬によって，これらの活動は活性化します．この報酬関連ニューロンの関与によって注意や眼球運動などが促進され，学習に必要な情報を効率的に得ることが可能となります．このため，単に運動学習だけでなく，行動パターンの学習にも関わっていると考えられます．

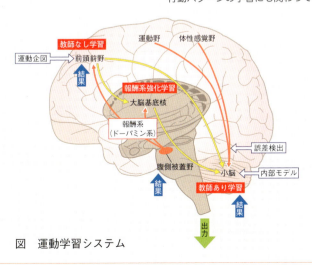

図　運動学習システム

ているため，未習熟な動作では注意障害が顕在化します．同じように，新しい環境は処理する情報量が多くなり，注意要求が高くなります[38]．

運動機能の低下によってinternal attentionが増大している場合，動作の習熟化を図るとともに，歩行誘発野やパターンジェネレーターなど，動作の自動化に取り組みます．運動に対する注意要求から解放し，注意資源をexternal attentionにフル活用できるようにします．環境に関する情報処理量が多くて負担となっている場合には，なるべく刺激の少ない環境に整備し，行動パターンの規定化によって，認知的負荷を軽減させます．

このように注意要求を調整することで，行動範囲を広げていき，成功体験をもとに認知情報処理能力を高めていく戦略が考えられます．

● 意欲をもって取り組めているか？

成功体験や賞賛などで得られる**報酬系**は，行動形成を促進します（**正の強化**）．逆に，失敗体験は自信を失い，意欲を低下させてしまいます（**負の強化**）．

そこで，学習初期は，課題難易度を低めに調整して，なるべく失敗させな

COLUMN

やる気は運動機能の回復を促進させる？

側坐核の活動性と運動神経の回復について，興味深い報告があります．頸髄を損傷したマカクザルの皮質脳波を測定したところ，運動機能の回復途中に，側坐核から大脳皮質運動野へ，活動が伝達されることが明らかになりました（図）．さらに，薬理的に側坐核を不活性化したところ，回復早期において，いったん回復していた手指の巧緻運動が障害され，運動野における活動が大幅に減弱しました．これらの知見から，側坐核は，運動野における手指の運動を制御して機能回復に貢献していると考えられます．側坐核は，やる気によって活性化すると言われています．つまり，やる気は機能回復を神経生理学的にも促進するというわけです．

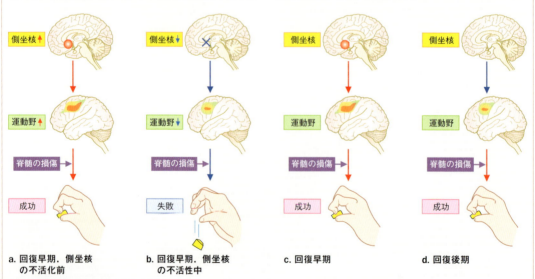

a. 回復早期．側坐核の不活化前
b. 回復早期．側坐核の不活性中
c. 回復早期
d. 回復後期

図　成功体験と側坐核の関係

〔©2015 西村幸男・澤田眞寛：脊髄の損傷からの回復期における側坐核の機能．ライフサイエンス新着論文レビュー，Licensed under a Creative Commons 表示 2.1 日本 License〕

いようにします．学習後期では，高い難易度でも「失敗体験」で終わらせるのではなく，失敗を正しく認識して，「成功の糧」に変えられる情報（改善へのプロセス）を対象者に提供することがポイントになるでしょう．

本症例では，神経心理検査などの課題は，本人にとって必要性を感じにくい課題で，拒否感や混乱が強かったため，極力避けるようにしました．本人にとって意味のある課題は，自宅復帰や仕事に関わる課題だったので，本人の能力に合わせた表計算などパソコン課題を取り入れて，作業の持続性を求めました．また，家族からの提案や賞賛により，課題への持続性が得られたため，積極的に課題の成果を家族に褒めてもらいました．

引用文献

1) Arimura N, et al：Involvement of the globus pallidus in behavioral goal determination and action specification. J Neurosci 33：13639-13653, 2013
2) Baddeley A：Working Memory. Science 255：556-559, 1992
3) 田中啓治，他：前頭前野と目的思考的行動．Clin Neurosci 23：640-644，2005
4) 井上由美子，他：前頭前野と心理的相互交流．Clin Neurosci 23：645-647，2005
5) 渡邉慶，他：二重課題の神経生物学：二重課題干渉効果と前頭連合野の役割．霊長類研究 31：87-100，2015
6) Daw ND, et al：Uncertainty-based competition between prefrontal and dorsolateral striatal systems for behavioral control. Nat Neurosci 8：1704-1711, 2005
7) 田中慎吾，他：前頭連合野の認知機能．BRAIN and NERVE 68：1263-1270，2016
8) 服部孝道（監訳）：一目でわかるニューロサイエンス 第3版．p 37，MEDSi，2009
9) 小野武年，他：感情と知的情報処理の仕組み．高次脳機研 25：116-128，2005
10) 山本哲也：ニューロイメージングを用いたうつ病の可視化と神経行動的介入方法の有用性．脳循環代謝 28：291-295，2017
11) Hama S, et al：Post-stroke affective or apathetic depression and lesion location；left frontal lobe and bilateral basal ganglia. Eur Arch Psychiatry Clin Neurosci 257：149-152, 2007
12) Parikh Rajesh M, et al：The impact of poststroke depression on recovery in activities of daily living over a 2-year follow-up. Arch Neurol 47：785-789, 1990
13) 石合純夫：高次脳機能障害学 第2版．p 211-219, 医歯薬出版, 2012
14) 伊藤正男：岩波科学ライブラリー58 脳の不思議．岩波書店，1998
15) 川村光毅：皮質連合野と小脳の高次精神機能．分子精神医学 7：27-36，2007
16) 星英司：脳のシステムと高次脳機能障害―脳のシステム障害と理学療法．理学療法ジャーナル 47：7-12，2013
17) 彦坂興秀：大脳皮質-基底核による行動選択と学習機能．BRAIN and NERVE 60：799-813，2008
18) 髙田昌彦：大脳皮質-線条体の神経回路．BRAIN and NERVE 64：871-879，2012
19) 遠山正彌：前頭前野の解剖と機能．Clin Neurosci 23：616-618，2005
20) Peter M. Miller（Editor）：Biological Research on Addiction：Comprehensive Addictive Behaviors and Disorders, Volume 2 1st Edition. Academic Press, 2013
21) Vancraeyenest P, et al：Selective mesoaccumbal pathway inactivation affects motivation but not reinforcement-based learning in macaques. Neuron 108：568-581, 2020
22) 高草木薫：大脳基底核の機能：パーキンソン病との関連において．日生誌 65：113-129，2003
23) 遠藤俊吉，他（監訳）：脳卒中における臨床神経精神医学．星和書店，2002
24) 木村真人：脳卒中後のうつ病とアパシー．日神救急会誌 24：71-77，2012
25) 鈴木竜世，他：職域のうつ病発見および介入における質問紙法の有用性検討：Two-question case-finding instrument と Beck Depression Inventory を用いて．精神医学，45：699-708, 2003
26) 渡邊修，他：認知障害．リハビリテーション医学における EBM―治療効果の検討．総合リハ 29：909-916，2001
27) 石合純夫：高次脳機能障害学 第2版．p 171, 医歯薬出版, 2012
28) 山口典子，他：注意切替課題実施時の前頭前野領域における脳賦活に対して，年齢・課題遂行・課題特性が及ぼす影響：NIRS による検討．健康科学：京都大学大学院医学研究科人間健康科学系専攻紀要 7：9-16，2012
29) Yanagisawa H, et al：Acute moderate exercise elicits increased dorsolateral prefrontal activation and improves cognitive performance with Stroop test. Neuroimage 50：1702-1710, 2010
30) Hyodo K, et al：Acute moderate exercise enhances compensatory brain activation in older

adults. Neurobiol Aging 33：2621-2632, 2012
31) 酒井浩，他：PASATの課題難易度と脳賦活部位の変化．作業療法ジャーナル48：1255-1262, 2014
32) 小林康，他：大脳基底核の報酬機能—脚橋被蓋核の修飾機能．BRAIN and NERVE 61：397-404．2009
33) 坂上雅道，他：線条体と前頭前野における価値の表象．BRAIN and NERVE 64：891-901, 2012
34) Lehéricy S, et al：Distinct basal ganglia territories are engaged in early and advanced motor sequence learning. Proc Natl Acad Sci U S A 102：12566-12571, 2005
35) 長谷公隆（編著）：運動学習理論に基づくリハビリテーションの実践．p 27, 医歯薬出版, 2008
36) Kawato M, et al：A hierarchical neural-network model for motor control and learning of voluntary movement. Biol Cybern 57：169-185, 1987
37) Doya K：Complementary roles of basal ganglia and cerebellum in learning and motor control. Curr Opin Neurobiol 10：732-739，2000
38) 福永哲夫（監訳）：注意と運動学習—動きを変える意識の使い方．市村出版, 2010

第7章

頭頂連合野・視覚野
が関わる神経システム

自身と外界を映し出す3Dプロジェクター

　頭頂連合野の損傷による臨床症状は，半側空間無視や空間的定位の障害，ゲルストマン症候群，失語，失読，観念運動失行，観念失行など多岐に渡ります．また，自身と外界の認知には視覚も重要な情報です．

　4つのブロードマンエリアに区分される頭頂連合野の皮質が，それぞれ脳のどの部分と線維連絡をしているか理解することによって，障害の原因が明らかになり，予後予測やリハビリテーション計画にも役立ちます．

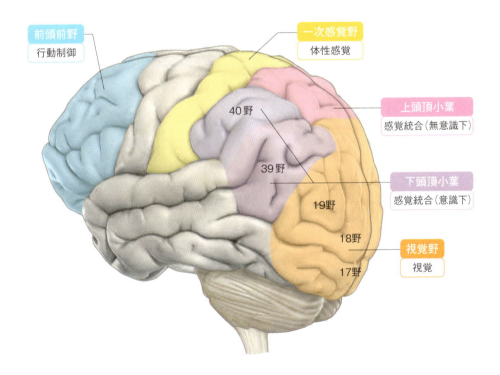

1. 頭頂連合野・視覚野が関わる神経システムの概要

　頭頂連合野が関与する神経システムには以下のようなものがあり，脳の他部位と連絡をとりながら様々な機能を担っています．

❶背背側視覚経路

【関与する部位】
- 一次視覚野
- 一次体性感覚野
- 上頭頂小葉
- 上縦束Ⅰ
- 上前頭回

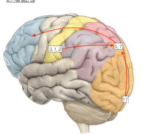

【関与する部位】
- 一次視覚野
- 一次体性感覚野
- 上頭頂小葉
- 上縦束Ⅰ
- 上前頭回

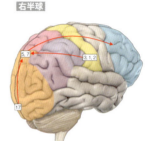

❷腹背側視覚経路

【関与する部位】
- 一次視覚野
- 一次体性感覚野
- 一次聴覚野
- 下頭頂小葉
- 上縦束Ⅱ・Ⅲ
- 中・下前頭回

【関与する部位】
- 一次視覚野
- 一次体性感覚野
- 下頭頂小葉
- 上縦束Ⅱ・Ⅲ
- 中・下前頭回

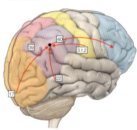

❸腹側視覚経路

【関与する部位】
- 一次視覚野
- 紡錘状回
- 海馬傍回
- 側頭極
- 鉤状束
- 前頭前野

【関与する部位】
- 一次視覚野
- 紡錘状回
- 海馬傍回
- 側頭極
- 鉤状束
- 前頭前野

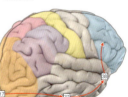

おさえておきたいポイント

- □ 頭頂連合野・視覚野が関わるシステムは，**背背側**と**腹背側**の 2 つの視覚経路と，左右の半球の組み合わせによって，4 つに分けられる．
- □ 頭頂連合野は，一次体性感覚野からの**体性感覚**情報，視覚野からの**視覚**情報，聴覚野からの**聴覚・平衡覚**情報をもとに自己身体と外界との位置関係を把握し，その情報を前頭葉に送ることで適切な行動を引き起こしている．
- □ 頭頂連合野には左右差があり，**左半球**では主に自己身体の認知を，**右半球**では主に外界と自己身体を含めた空間の認知を担っている．

2. 頭頂連合野・視覚野の構造

1 頭頂連合野の概要 (図7-1)

　頭頂葉は一次体性感覚野（3, 1, 2野）と，頭頂間溝上部の上頭頂小葉（5, 7野），頭頂間溝下部の下頭頂小葉（角回39野，縁上回40野）で構成されています．このうち上頭頂小葉と下頭頂小葉が**頭頂連合野**と呼ばれる部分で，**上頭頂小葉**は意識にのぼらない視覚と体性感覚の情報処理に関わり，**下頭頂小葉**は意識にのぼる視覚と体性感覚，聴覚の情報処理に関与しています．

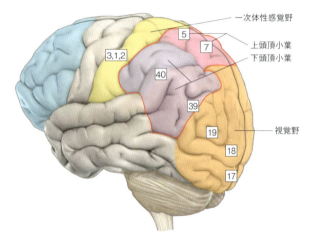

図 7-1　頭頂連合野の構造
番号はブロードマン領野を示す．

2 頭頂連合野の皮質 (表7-1)

表 7-1　頭頂連合野の入出力と機能

	ブロードマン	入力	出力	機能
上頭頂小葉	5野	・3, 1, 2野（体性感覚野）	・7野 ・40野（縁上回）	四肢・体幹の位置と動きの統合
	7野	・5野 ・視覚連合野	・上前頭回	体性感覚と視覚情報の統合
下頭頂小葉	40野（縁上回）	・3, 1, 2野（体性感覚野）	・39野（角回） ・下前頭回	物体・立体認知の処理
	39野（角回）	・40野（縁上回） ・視覚連合野 ・聴覚連合野	・中前頭回	身体・空間認知の処理

3 視覚野の概要 (図7-1)

後頭葉は視覚皮質とも呼ばれ，一次視覚野と高次視覚野で構成されます．その名の通り，眼球から得られた視覚情報は，外側膝状体を経由して視覚野に入り，視覚野で視覚情報処理が行われます．視覚野で処理された情報は頭頂葉に送られて，空間視覚認知や物体認知が行われます．

4 視覚野の皮質 (表7-2)

表7-2 視覚野の入出力と機能

	ブロードマン	入力	出力	機能
一次視覚野	17野	視索	高次視覚野	色・輪郭の識別
高次視覚野	18・19野	一次視覚野	（背側）上頭頂小葉	空間情報
			（腹側）下頭頂小葉	形態認知

5 頭頂連合野の連合線維 (図7-2)

同側半球内の異なる領域を結ぶ神経線維を**連合線維**といい，頭頂連合野と前頭葉および側頭葉を結ぶ**上縦束**は，以下の3つに分類されます．

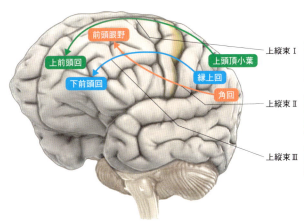

上縦束Ⅰ：上頭頂小葉（5, 7野）と上前頭回〔前頭眼野（8野）の上部・前頭前野背外側部（9野）の上部・前部帯状回（32野）〕を結んでいる．

上縦束Ⅱ：下頭頂小葉後方の角回（39野）と中前頭回〔前頭眼野（8野）の下部・前頭前野背外側部（9野）の中部〕を結んでいる．

上縦束Ⅲ：下頭頂小葉前方の縁上回（40野）・側頭頂接合部と下前頭回（44, 45, 47野）を結んでいる．

図7-2 上縦束

3. 頭頂連合野・視覚野の機能と神経システム

1 後頭葉と視覚

　私たちが目にする視覚情報，すなわち"光刺激"は網膜にある視細胞によって知覚されます．視細胞から発せられる活動電位は，視神経から視交叉（半交叉）して外側膝状体を経由した後に，対側半球の後頭葉視覚野に送られます．なお，一部の視神経線維は外側膝状体を経由せず，脳幹にある上丘に直接送られて反射的な眼球運動を引き起こします．

　視覚野では，色や輪郭などの基本的な視覚情報が識別されます．その後，視覚情報は頭頂連合野に送られて，行為に必要な空間情報との統合や物体認知が行われます．

経路

視覚情報（光）➡眼球（網膜）➡視神経➡視交叉（鼻側網膜からの神経軸索は対側へ，耳側網膜からの神経軸索は同側へ）
　　➡外側膝状体➡視放線➡後頭葉（一次視覚野）
　　➡（一部は）上丘➡眼球

損傷による障害

　視覚野の障害では，**視覚狭窄**といって視野の一部が欠損したり，物が二重に見えたりします．あくまで視野の一部が見えないだけであり，その視覚にある空間を認識できている点で，半側空間無視とは異なります．

　視覚野の障害では損傷部位によって視野の欠損状況が大きく異なります（図7-3）（ミニ症例提示①➡177頁）．

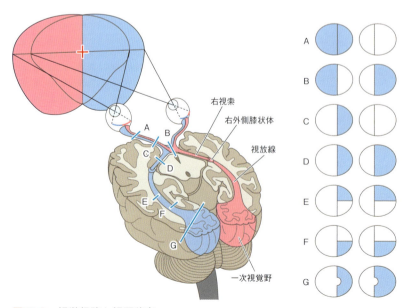

図7-3　視覚経路と視野狭窄

2 頭頂連合野と視覚野が関連する視覚情報処理システム

　頭頂連合野は視覚と体性感覚・聴覚などを統合する働きをしています（図7-4）.

　後頭葉の視覚野に入った視覚情報は，まず背側視覚経路と腹側視覚経路の2つに分かれます．頭頂葉に向かう**背側視覚経路**は空間認知を担い，側頭葉に向かう**腹側視覚経路**は形態認知を担います．

　背側視覚経路はさらに背背側視覚経路と腹背側視覚経路の2つに分かれます．上頭頂小葉に向かう**背背側視覚経路**は意識にのぼらない形で，下頭頂小葉に向かう**腹背側視覚経路**は意識にのぼる形で空間認知を処理します．

　また，左右の半球で機能が大きく異なるのも，頭頂連合野の特徴です．2つの背側視覚経路について，左右の半球差も合わせてそれぞれ見ていきましょう．

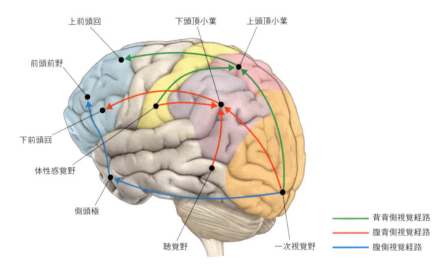

図7-4　3つの視覚経路と機能

3 背背側視覚経路（図7-5）

　対象の位置や動き，形の情報を，**意識にのぼらず行動に直結する形で処理**し，適切な行為を引き起こすため，**How（いかに）系**と呼ばれています．

皮質　上頭頂小葉（5, 7野）

入力経路　①一次視覚野（17野）➡視覚連合野（18, 19野）➡上頭頂小葉（5, 7野）
　　　　　②一次体性感覚野（3, 1, 2野）➡上頭頂小葉（5, 7野）

出力経路　上頭頂小葉（5, 7野）➡上縦束Ⅰ➡上前頭回〔前頭眼野（8野）の上部・背外側前頭前野（9野）の上部・前部帯状回（32野）

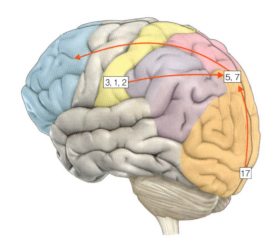

図 7-5　背背側視覚経路

損傷による障害
●左右両方の半球の損傷で生じるもの
①自己身体定位障害（図7-6）

視覚的に認識した物に対して自分の身体の向きを揃えることができなくなります．例えばベッドの長軸に合わせて横たわれず，長軸に対して垂直に横たわったりしてしまいます．体性感覚の関与が大きいため，上頭頂小葉の比較的前方部分の両側損傷で生じます．

●左右どちらの半球の損傷でも生じるもの
②視覚性運動失調

対象に届くように手を伸ばす到達運動の障害です．視覚や運動，体性感覚の障害はないにもかかわらず，伸ばした手の先が対象からずれてしまいます．無意識下での視覚と体性感覚の座標統合の障害であり，片手で対象に触れて，もう一方の手で到達運動を行うと，運動がスムーズになります．視覚の関与が大きいため，上頭頂小葉の比較的後方部分の損傷で生じます．

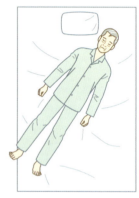

図 7-6　自己身体定位障害

左半球の損傷では，右視野にある対象に右手を伸ばしたとき＞右視野にある対象に左手を伸ばしたとき＞左視野にある対象に右手を伸ばしたとき＞左視野にある対象に左手を伸ばしたとき，の順に症状が強く現れ，右半球では逆になります．

③把握の障害（図7-7）

視覚や運動・体性感覚の障害はないにもかかわらず，対象に到達したときの指の開きを，対象の大きさに一致させることができません．通常，何気なく対象に手を伸ばしてつかむ際，指の開きは軌跡の途中で最大となり，滑らかに閉じていって対象に到達したとき，その大きさにほぼ一致します．この障害では指を開いたまま対象に近づき，接触した後に初めて指を意識的に閉じるという代償を行うようになります．体性感覚の関与が大きいため，上頭頂小葉の比較的前方部分の損傷で生じ，左半球の損傷では右手に，右半球の損傷では左手に症状が現れます．

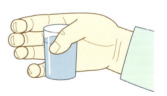

図 7-7　把握の障害

4 腹背側視覚経路 (図7-8)

対象の位置や運動の情報を**意識にのぼる形で処理**し，それらの知覚や対象の意識化に関わるため，**Where（どこ）系**と呼ばれています．

皮質 下頭頂小葉（縁上回40野，角回39野）

入力経路 ①一次視覚野（17野）⇒視覚連合野（18，19野）⇒下頭頂小葉（縁上回40野，角回39野）
②一次体性感覚野（3，1，2野）⇒下頭頂小葉（縁上回40野，角回39野）
③一次聴覚野（22野）⇒下頭頂小葉（縁上回40野，角回39野）

出力経路 ①下頭頂小葉（角回39野）⇒上縦束Ⅱ⇒中前頭回〔前頭眼野（8野）の下部・背外側前頭前野（9野）の中部〕
②下頭頂小葉（縁上回40野）⇒上縦束Ⅲ⇒下前頭回（44，45，47野）

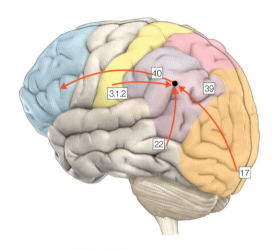

図7-8　腹背側視覚経路

損傷による障害

●**左右両方の半球の損傷で生じるもの**

①視覚性注意障害

対象の位置や大きさにかかわらず，一度に限られた数の対象にしか注意を払えなくなります．視覚以外の感覚を通せば，複数の対象を認識できます．

下頭頂小葉の比較的後方部分である角回（39野）の損傷で生じますが，片側損傷ではあまり症状が現れず，両側損傷で症状が明らかとなります．

●**左右どちらの半球の損傷でも生じるもの**

②失運動視症

物の動きがわからなくなり，液体は凍りついたように見え，動いている車はとびとびの静止像として見えます（図7-9）．

視覚の関与が大きいため，下頭頂小葉の比較的後方部分である角回

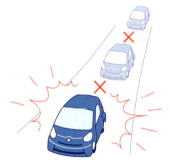

図7-9　失運動視症

（39野）の損傷で生じ，左半球の損傷では右視野で，右半球の損傷では左視野で，両側の損傷では全視野で動きがわからなくなります．

③構成失行（図7-10）

絵や図を描くことや，積み木を組み立てるといった空間を構成する行為の障害を呈します．

左右どちらの半球の損傷によっても生じますが，質的な相違が存在し，左半球の損傷では**運動プログラムの生成障害**が，右半球の損傷では**視空間的な障害**が示唆されています．

④半側空間無視（表7-3）

感覚や運動に障害がないにもかかわらず，病巣と反対側の空間にある対象を認識できなくなります．意識的に空間の中にある対象の存在を認識することの障害であるため，腹背側視覚経路の損傷で生じ，左半球より右半球の損傷で症状が重度かつ長期化しやすくなります．

損傷部位により症状に質的差異があり，縁上回では**自己中心の知覚性半側空間無視**，側頭頭頂接合部では**対象中心の視空間性半側空間無視**，背外側前頭前野では**探索活動の視運動性半側空間無視**が生じます．これらの領域を結ぶ上縦束Ⅲが損傷すると，半側空間無視は重症化します．

● **左半球の損傷で生じるもの**

⑤観念失行（図7-10，11）

個々の動作はできますが，複雑な一連の運動連鎖を必要とする行為が障害されます．例えば歯ブラシで歯を磨く動作の模倣はできても，一連の行為になると歯磨き粉のチューブで髪をとかそうとするなどです（図7-11）．

視覚の関与が大きいため，下頭頂小葉の比較的後方部分である角回（39野）の損傷で生じます．

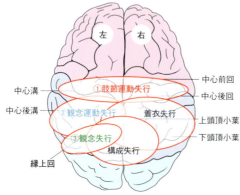

①肢節運動失行：対側中心領域
②観念運動失行：左大脳半球の下頭頂小葉にある縁上回の皮質下白質
③観念失行：左角回周囲の下頭頂小葉の後方

図7-10　損傷部位による失行の種類

失行とは，学習された意図的な行為をしようとする能力の障害であり，中枢神経系の障害によって生じる[2]．

〔Park JE：Apraxia：Review and Update. J Clin Neurol 13：317-324, 2017 を参考に作成〕

⑥**観念運動失行**（図7-10, 12）

物品を使用しない単純な動作や1つの物品を対象とする運動が，指示・模倣・物品のいずれでも障害されます．例えば，「おいでおいで」という身ぶりをしようとして，異なる動きをしてしまうなどです（図7-12）．

体性感覚の関与が大きいため，下頭頂小葉の比較的前方部分である縁上回（40野）の損傷で生じます．

⑦**ゲルストマン症候群**

手指失認，左右識別障害，失算，失書の4徴候が特徴です．
体性感覚，視覚，聴覚を統合する角回（39野）の損傷で生じます．

● **右半球の損傷で生じるもの**

⑧**着衣失行**

衣服の種類や着衣方法を理解しているにもかかわらず，自身の身体と衣服の空間的関係を適切に把握できないため，前後左右，裏表を逆に着てしまいます．左側のみを着残すということはなく，他人に服を着せることは問題なくできるという特徴があります．

表7-3 半側空間無視の種類

種類と責任病巣	特徴	図形模写
自己中心性無視（縁上回（40野））	自己の身体（頸部体幹や網膜）を中心として正中が定められ，そこを基準とした対側空間の対象を無視する．抹消試験の成績は比較的良いが，線分二等分試験で無視が現れやすくなる．体性感覚の関与が大きいため，下頭頂小葉の比較的前方部分である縁上回（40野）の損傷で生じる．	正中から左側がすべて無視されている．
対象中心性無視（側頭頭頂接合部）	対象の1つ1つにおいてそれぞれ正中が定められ，それぞれの対側部分が無視される．抹消試験の成績は比較的良いが，線分二等分試験で無視が現れやすくなる．下頭頂小葉の比較的後方部分である側頭頭頂接合部の損傷で生じる．	対象それぞれの左側が無視されている．
探索性無視（背外側前頭前野部）	運動を開始すると対側空間の無視症状が現れる．線分二等分試験の成績は比較的良いが，抹消試験で無視が現れやすくなる．ワーキングメモリーを担う背外側前頭前野（9野）の損傷で生じる．	

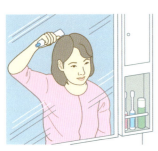

図 7-11 観念失行

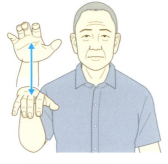

a. おいでおいで（正常）

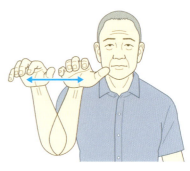

b. おいでおいで（間違い）

図 7-12 観念運動失行

5 頭頂葉と身体情報

　頭頂葉は，いろいろ感覚情報を集約・統合し，さらにそれを抽象化または概念化した知覚情報として，頭頂連合野に保持します（図7-13）．この概念化の中で構築されるのが，身体図式と身体像です．

　身体図式（body schema）は，「姿勢の変化によって惹起される感覚情報に基づき，刻一刻と更新される自己体位モデルのこと」を指し，意識にのぼる前の（無意識下での姿勢制御に関わる）脳内身体表現です．

　身体像（body image）とは，「意識にのぼる脳内身体表現で，自己の姿勢の知覚から，身体や容姿などに関する知識まで，心理的・精神的要素も包含する自己像」と一般的に考えられています[1]．

　頭頂葉で作られる身体の概念は，様々な感覚情報や視空間情報と統合され，運動前野に送られて，実際に身体状況や環境に適した運動がアウトプットされるということですね．

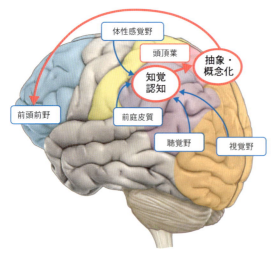

図 7-13 頭頂葉と身体情報
〔丹治順：頭頂連合野と運動前野はなにをしているのか？ ―その機能的役割について―．理学療法学 40：641-648, 2013 を参考に作成〕

ミニ症例提示 ①

左同名半盲を呈したアテローム血栓性脳梗塞患者

右後大脳動脈（PCA）領域の虚血性病変により右後頭葉が広範囲に障害される。四肢の運動麻痺はないが，典型的な左同名半盲（黄斑回避）あり（図 7-3 ➡ 170 頁）。当初は障害物への衝突などにより自室内も移動困難であったが，左への注意シフトや左側での杖（白杖）使用などにより，左の空間情報を能動的に探索するようになり，院内の移動は可能となった．

PCA : posterior cerebral artery

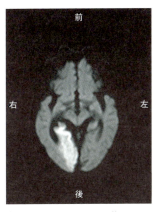

急性期 MRI（DWI）画像
右の後大脳動脈（PCA）領域に顕著な高信号を示す．

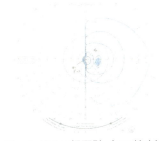 

ゴールドマン視野計（GP 検査）結果
中央の黄斑は見えているものの，左側は両眼とも顕著に視野欠損を認める．

ミニ症例提示 ②

着衣失行と肢節運動失行を呈した右半球頭頂葉皮質下出血患者

着衣失行があり，着衣が完成できない．手順イメージは保たれているが，巧緻動作については連続する手順（シークエンス）が困難であり，注意散漫さが動作の完了を阻害している．衣服の構造理解，身体と衣服の位置関係の理解が障害されており，特にボタンホールとボタンの位置の空間把握が困難．運動麻痺は認めないが，ボタン操作等の巧緻動作は肢節運動失行の影響から拙劣さを認める．手順イメージは保たれているため，動作手順を分解しつつ，反復練習にて改善を見込む．

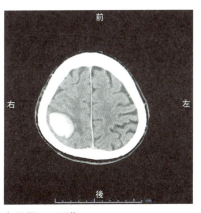

急性期 CT 画像
右頭頂葉を中心とした血腫を認める．

6 腹側視覚経路 (図7-14)

対象の色や形の情報処理を行い，**対象の知識（意味記憶）**の存在する側頭葉先端部へと伝え，対象の同定に関わるため，**What（なに）系**と呼ばれています．左半球では物品や文字，右半球では顔や風景を処理します．

経路 一次視覚野（17野）➡視覚連合野（18,19野）➡紡錘状回（37野）および海馬傍回（36野）➡側頭極（38野）➡鉤状束➡前頭前野

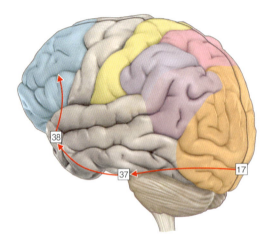

図7-14　腹側視覚経路

損傷による障害

●**左半球の損傷で生じるもの**（図7-15a）

①**統合型視覚失認**

部分的な形はわかりますが，全体的に見てそれが何であるかが理解できません．触ったり動きや音を感じれば何であるかわかります．

左側頭葉底面にある紡錘状回（37野）中部の損傷で生じます．

②**純粋失読**

文字を視覚的に認識できず読めなくなります．書くことや話し言葉は障害されません．文字を指でなぞったり，他人が文字を書く動きを見れば，読むことができます．

左側頭葉底面にある海馬傍回（36野）後部の損傷で生じます．

●**右半球の損傷で生じるもの**（図7-15b）

③**相貌失認**

よく知っている人の顔を見ても誰だかわかりません．声を聞いたり，仕草や歩き方を見れば，誰であるかわかります．

右側頭葉底面にある紡錘状回（37野）中部の損傷で生じます．

④**街並失認**

よく知っている場所の風景や建物を見てもどこかわからず，しばしば道に迷います．

右側頭葉底面にある海馬傍回（36野）後部の損傷で生じます．

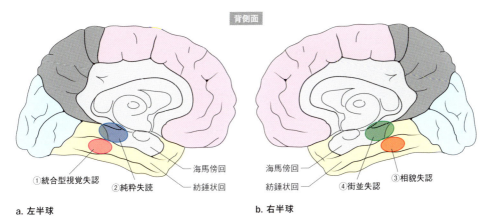

a. 左半球　　　　　　　　　　　　b. 右半球

①統合型視覚失認　②純粋失読　海馬傍回　紡錘状回
海馬傍回　紡錘状回　④街並失認　③相貌失認

図 7-15　視覚失認に関わる領域

COLUMN

注意ネットワーク説に基づく半側空間無視の発現メカニズム

ヒトが目的をもって課題を遂行している際に働く**能動的注意**は，両側の上頭頂小葉から上縦束Ⅰを経由して前頭眼野・上前頭回に至る**背側注意ネットワーク**が担っています．一方，予期していない顕著な刺激が外部から入り，その刺激に対して注意を即座に向ける際に働く**受動的注意**は，右半球の側頭頂接合部から上縦束Ⅲを経由して下前頭回に至る**腹側注意ネットワーク**が担っています．また，難易度が高い課題に集中していると，腹側注意ネットワークの活動が抑制されて外部からの刺激に気づかなくなるなど，注意ネットワーク同士は互いに機能的連結をしています．

右半球の腹側注意ネットワークが損傷されると，機能的に連結している右背側注意ネットワークの活動が弱まります（図b）．普段は左右の背側ネットワーク同士は互いに抑制し合うことで均衡を保っていますが，右背側注意ネットワークの活動が弱まることで左背側注意ネットワークの活動を抑制することができなくなり，右空間へ過剰に注意が向けられた状態になります．右空間への能動的注意の偏位と，左空間の予期していない刺激に対する受動的注意の低下が混在した状態が**半側空間無視**なのです[3]．

従来の机上検査で多く行われる抹消課題は，能動的注意の偏りを観察しており，本来損傷された腹側注意ネットワークが担う受動的注意は観察していません．また従来行われている左空間に対する視覚探索課題や左空間の見落としに対する言語フィードバックといった治療アプローチは，能動的注意を喚起させるもので，受動的注意の回復を促すものではありません．その結果，机上検査では正常範囲となっても，精査すると意識的に左空間へ

能動的注意を向けることにより代償を行っている症例がいることが報告されています．

これからの時代には，机上検査の結果と合わせて画像分析から能動的注意と受動的注意のどちらの病態により依存しているかを分析し，最適な治療アプローチを選択していくことが求められるでしょう．

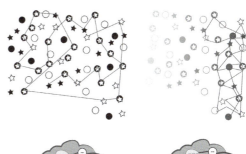

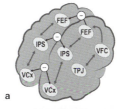
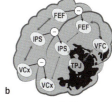

図　半側空間無視の発現メカニズム
VCx：視覚領域　IPS：頭頂間溝　FEF：前頭眼野　TPJ：側頭-頭頂接合部　VFC：腹側前頭皮質
〔森岡周：半側空間無視のメカニズム．理学療法ジャーナル 51：855-863，2017 より〕

4. 頭頂連合野の脳画像の見かた

　こちらは頭頂連合野の脳画像です（図 7-16）．どこに**上頭頂小葉**（5, 7 野），**下頭頂小葉**（縁上回 40 野，角回 39 野），**上縦束**が見えるかわかりますか？
　ここでは，頭頂連合野の各部位が，脳画像ではどう見えるかを解説していきます．

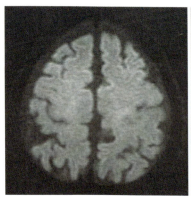
a. 皮質レベル

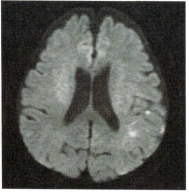
b. 側脳室レベル

図 7-16　頭部 MRI（DWI）で頭頂連合野を見る

❶ 皮質レベル（図 7-17）

　皮質レベルの水平断です．
　皮質レベルでは，上頭頂小葉と下頭頂小葉が確認できます．中心後回の後方に**中心後溝**があり，そこから出る頭頂間溝を挟んで内側に**上頭頂小葉**，外側に**下頭頂小葉**が位置します．

解説動画で check!

| 皮質レベルの水平断 | スライスレベル |

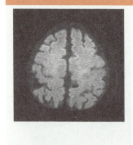

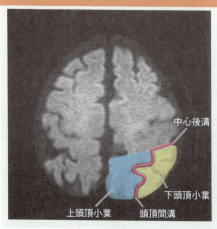

図 7-17　皮質レベルの水平断

2 側脳室レベル（図7-18）

側脳室レベルの水平断です．

側脳室レベルでは，下頭頂小葉のある角回と縁上回，さらに上縦束が通っているであろう位置を確認できます（CT・MRIでは上縦束は写りません）．

側脳室の下角の延長線上に**角回**が，その前方に**縁上回**が位置します．

また，側脳室のそばには運動神経線維や感覚神経線維が通っているため，**上縦束**は側脳室から少し間を開けた外側を通って頭頂葉と前頭葉を結んでいます．

前額断で見ると，上縦束は島皮質の直上，被殻の上外側に位置します．

解説動画でcheck!

側脳室レベルの水平断
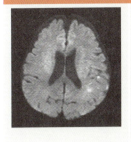
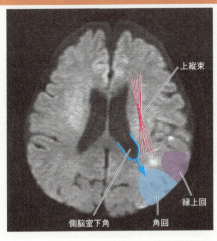
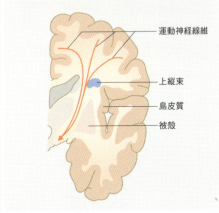

スライスレベル
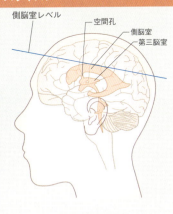

図7-18 側脳室レベルの水平断

● 参考：中脳レベル（図7-19）

中脳レベルの水平断です．

中脳レベルでは，海馬傍回と紡錘状回が確認できます．

側頭葉内側の前方に**海馬傍回**が，その後方に**紡錘状回**が位置します．

解説動画でcheck!

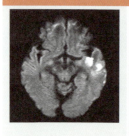
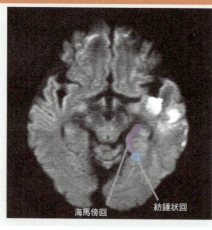

図7-19 中脳レベルの水平断

● 参考：橋レベル（図7-20）

橋レベルの水平断です．

橋レベルでは，中脳レベルと同様に紡錘状回と海馬傍回が確認できます．

側頭葉内側の前方に**海馬傍回**が，その後方に**紡錘状回**が位置します．

解説動画でcheck!

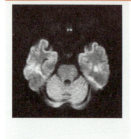
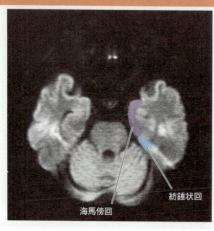

図7-20 橋レベルの水平断

5. 症例でみるシステム障害とリハ戦略

症例 1 右中大脳動脈梗塞により運動麻痺，感覚障害，半側空間無視を呈した症例

■ 臨床所見（1病日）（図7-21）

基本情報　60歳代，男性，発症前ADL自立
意識レベル　JCS I-2
意思疎通　簡単な従命は可
筋緊張　左上下肢で低下
運動　BRS左 I-I-I
感覚　左上下肢で表在・深部とも重度鈍麻
高次脳機能検査（10病日）　BIT 10/146点

■ 画像所見（図7-22）

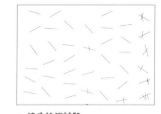

a. 線分抹消試験

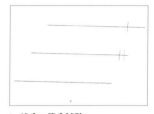

b. 線分二等分試験

図7-21　発症直後の半側空間無視の評価

半卵円中心レベル

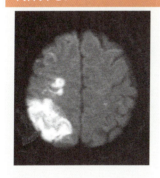
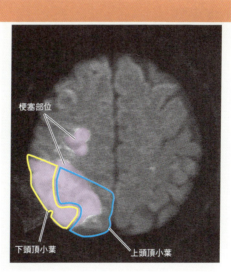

図7-22　症例1：1病日のMRI（DWI）

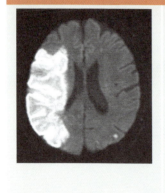
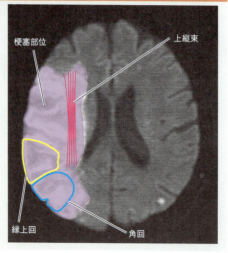

図 7-22 症例1：1病日のMRI（DWI）（つづき）

■システム障害（表7-4）

表7-4 症例1：システム障害と予後予測

	システム障害	予後予測
半卵円中心レベル	中心前回の顔面・上肢領域に梗塞を認め，重度の運動麻痺を呈している．下肢領域は損傷を免れている． 中心後回の顔面・上肢領域に梗塞を認め，重度の感覚障害を呈している．下肢領域は損傷を免れている． 縁上回・角回の大部分に梗塞を認め，重度の左半側空間無視を呈している．	左下肢の運動麻痺と感覚障害は，浮腫の影響が大きいため，1〜4週の浮腫軽減期に，軽度まで回復が見込める． 左上肢の運動麻痺と感覚障害は回復に時間を要し，中等度の障害残存が予想される．
側脳室レベル	中心前回の顔面領域に梗塞を認め，上肢・体幹・下肢領域は損傷を免れている． 中心後回の顔面領域に梗塞を認め，上肢・体幹・下肢領域は損傷を免れている． 縁上回・角回の大部分に梗塞を認め，重度の自己中心性および対象中心性半側空間無視を呈している． 下前頭回に梗塞を認めるが，中側頭回は損傷を免れていることから，中等度の探索性半側空間無視を呈している． 上縦束に梗塞を認め，半側空間無視は重度化している．	縁上回・角回・上縦束の大部分が損傷しているため，左半側空間無視の回復には時間を要し，重度〜中等度の障害残存が予想される．

■リハ戦略

●運動麻痺・感覚障害

　左下肢の回復は十分に見込めますが，発症早期は重度の運動麻痺・感覚障害と半側空間無視による左身体失認が加わり，左半身が非常に使用しにくい状態です．長下肢装具を使用して早期から立位・歩行練習を行い，筋収縮が得られてきたら短下肢装具へと移行していきましょう．

● 半側空間無視

　右縁上回・角回の大部分が損傷されており，線分二等分試験からも明らかになるように，自己中心・対象中心とも左空間の認知は非常に低下している状態です．しかしながら中前頭回が損傷を免れており，線分抹消試験で見られる左空間の探索性は比較的保たれていると考えられます（図7-23）．右空間からの刺激が最小限となる環境で，声掛けや身体接触により左空間および左身体への注意を向ける機会を繰り返し提供していくと良いでしょう．

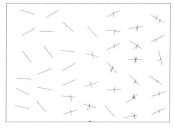

図7-23　回復期の線分抹消試験（30病日）

■ 経過

　発症当初から声掛けにより正中を越えて頭部を左回旋することが可能であったため，視覚や右上肢を活用した左空間への探索課題を中心に行ったところ，30病日でBIT 37点への改善を認めました．

　また早期より長下肢装具を使用した立位・歩行練習を行ったところ，次第に左下肢の筋収縮を認めるようになり，その後リハビリテーション病院へ転院となりました．

症例2 左中大脳動脈梗塞により観念運動失行を呈した症例

■臨床所見（1病日）

基本情報 80歳代，女性，発症前ADL自立

意識レベル JCS I-2

意思疎通 簡単な従命可，錯語あり

運動 正常

筋緊張 正常

感覚 正常

高次脳機能検査（10病日） WAB（行為）右手24/60点，左手34/60点
WAB失語症検査の下位項目の1つ「行為」のみ実施（図7-24）

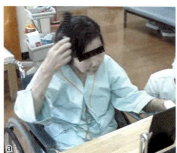 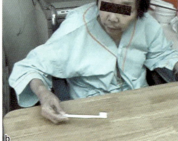 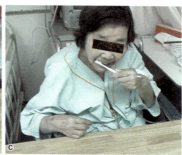

図 7-24 右側に生じる観念運動失行
右手での櫛の使用は，櫛の背面で髪をとこうとし（a），歯ブラシの使用は持ち方が誤っていた（b）．左手での櫛と歯ブラシの使用は正しく行えていた（c）．

■画像所見（図7-25）

半卵円中心レベル

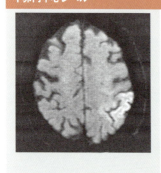 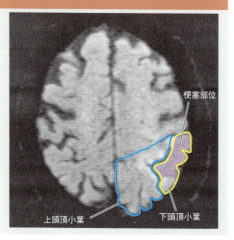

図 7-25 症例2：1病日のMRI（DWI）

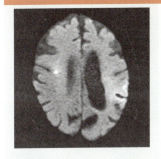
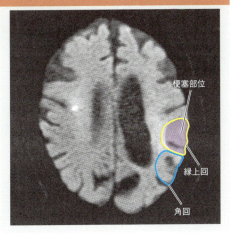

図 7-25 症例2：1病日のMRI（DWI）（つづき）

■システム障害（表7-5）

表7-5 症例2：システム障害と予後予測

	システム障害	予後予測
半卵円中心レベル	左下頭頂小葉の前方部分に梗塞を認め，中等度の観念運動失行を呈している．	下頭頂小葉が損傷しているため，観念運動失行の回復には時間を要するが，損傷が一部であることと，上縦束に損傷を認めないことから中等度〜軽度までの回復が見込める．
側脳室レベル	左縁上回に梗塞を認め，中等度の観念運動失行を呈している．右中心前回に小梗塞を認めるが，左上下肢は運動麻痺を呈していない．左頭頂葉放線冠と両頭頂葉内側面に陳旧性の梗塞を認める．	縁上回が損傷しているため観念運動失行の回復には時間を要するが，損傷が一部であることと，上縦束に損傷をみとめないことから中等度〜軽度までの回復が見込める．

■リハ戦略

●観念運動失行

　左縁上回の梗塞により腹背側視覚経路が損傷されており，体性感覚と視覚の統合が難しい状態です．腹側視覚経路には損傷を認めないため，櫛や歯ブラシなど物品自体の名称を答えることはできます．しかし，物品と自己身体との空間における位置関係を認識できないため，歯ブラシに対して正しい構えをとれなかったり，頭に対して櫛の向きを誤ったりしてしまいます．

　失行に対するリハビリテーションとしては，失われたシステムの機能再建を目指す**ジェスチャートレーニング**，**探索課題**や，失われたシステムの代償を学習する**エラーレスラーニング**，**ストラテジートレーニング**などがあります．意識障害や易疲労性が残存している急性期には，負荷が少ないエラーレスラーニングを採用しましょう．ADL動作を実行中にエラーが最小限にな

るよう介助し，上手にできている部分は介助を徐々に低減していきます．難しい行為はスモールステップに分けて繰り返し練習します．対象者が何のためにやっているかを理解し，達成感を得る（＝学習する）ために，その行為は常に必ず完了するようにしましょう．

■経過

鏡の前で自己身体と物品との位置関係を意識してもらいながらエラーレスラーニングを実施したところ，右手で歯磨きを正しく行えるようになり，30病日にはWAB（行為）右手40/60点，左手40/60点への改善を認めました（図7-26）．この失点は，失語症のため，口頭指示の理解が難しいことによるものです．

エラーレスラーニングは他のADL動作への学習の転移（練習の効果が他の練習をしていない活動にも及ぶこと）が起こりにくいため，歯磨きの練習や櫛で髪をとかす練習など1つ1つのADL動作を繰り返し練習するようにしました．

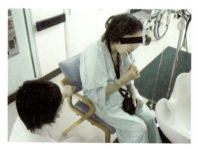

図7-26　右手を使用した歯磨き（30病日）

引用文献

1) Naito E, et al：Body representations in the human brain revealed by kinesthetic illusions and their essential contributions to motor control and corporeal awareness. Neurosci Res 104：16-30, 2016
2) Rothi LJG, et al：Apraxia：The Neuropsychology of Action. Psychology Press, 1977
3) 森岡周：半側空間無視のメカニズム—特集 半側空間無視．理学療法ジャーナル51：855-863, 2017

参考文献

・小林靖：頭頂連合野の神経解剖学—増大特集 連合野ハンドブック．BRAIN and NERVE 68：1301-1312, 2016
・平山和美：視覚背側経路損傷による症状の概要—シンポジウムⅡ：視覚背側経路は何をしているのか．高次脳機能研究35：199-206, 2015
・平山和美：認知的処理における「大脳内側面・底面」の役割—特集 大脳内側面・底面（眼窩面）の構造・機能と臨床的役割．神経心理学33：238-250, 2017

第8章

歩行関連領域
が関わる神経システム

「歩くときって何も考えないよね？」

　歩行は単なる移動動作ではなく，目的を達成するための手段として行われる行為の一部です．このため，歩行には目的や状況に即した自由度が求められます．この自由度を得るために，歩行は高度な神経システムによって保証されています．

　歩行関連領域の研究は，今のところその多くが動物実験から得られた知見であり，これをそのままヒトに当てはめることはできません．しかし，複数の脳領域が歩行を制御しているという視点は，歩行障害のリハ戦略を立てる際に，1つのヒントを与えてくれます．

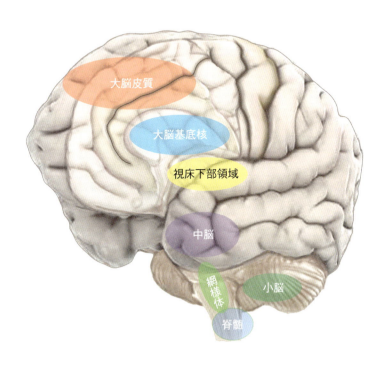

1. 歩行関連領域が関わる神経システムの概要

歩行の制御には，運動の上位中枢である**大脳皮質**，筋緊張の調整を担う**大脳基底核**とともに，歩行の自動化を担う歩行誘発野が関与しています．この**歩行誘発野**は，中脳，視床下部，小脳に存在します．

自発的な歩行の開始時と終焉時には**補足運動野**が，それに伴う姿勢保持には**運動前野**が，出力の調整には**被殻**が，それぞれ関与しています．さらに，辺縁系から投射を受け，逃避的な情動的側面によって歩行を誘発する**視床下部歩行誘発野**（**SLR**），歩行のリズムを調整する**中脳歩行誘発野**（**MLR**），歩行のフィードフォワード制御を行う**小脳歩行誘発野**（**CLR**）が歩行制御を行っていると考えられています．**脳幹網様体**は，これらの歩行関連領域からの投射を受けて，歩行と歩行中の姿勢保持に必要な筋緊張の調整を行っています．

このような歩行運動の発現に必要な上位機構は，下位に位置する脊髄の興奮性や反射を制御していると考えられています．こうした歩行の自律的な制御システムを**セントラルパターンジェネレーター**（**CPG**）と言います（図8-7→197頁）．CPGは，脊髄の運動神経と介在ニューロンで構成されていて（ハーフセンターモデル），歩行速度の変化によって生じる足底感覚や筋の伸張刺激の強さ，リズムの変化から，歩行パターンを自動的に調節しています（図8-1）．

> ここで言う視床下部は，いわゆる内分泌系に関与する視床下部（hypothalamus）とは異なり，視床の下部外側から視床下核（subthalamic nucleus）の背側に広がる領域を指す．

> **SLR**：subthalamic locomotor region

> **MLR**：mesencephalic locomotor region

> **CLR**：cerebellar locomotor region

> **CPG**：central pattern generator

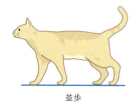
並歩
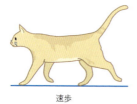
速歩
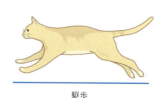
駆歩

図 8-1　トレッドミル速度に応じた歩行パターンの変化
大脳皮質を経由しない歩行の自動化は古くから知られている．大脳を切除した猫を，トレッドミル上で歩行させる実験では，トレッドミルが止まると立つこともできない猫が，トレッドミルの速度に応じて，歩行パターンを並歩（walk）/速歩（trot）/駆歩（gallop）と変化させた．これは歩行において，最小限の制御は脳から来ているものの，多くは（筋や足底からの）フィードバック機構に基づく神経ネットワークによって実行されていることを示している[1]．大脳を切除した猫でも生じる反応であることから，下位の歩行誘発野が調節を担っていると考えられる．

おさえておきたいポイント

- 歩行の開始と終焉などの**随意的プロセス**には**大脳皮質**が関与している．一方，歩行のパターンやリズムは**自動的プロセス**として**歩行誘発野**が関与する神経システムで制御されている．
- 歩行の背景として**姿勢制御**が重要であり，**脳幹網様体**がその役割を担っている．
- 歩行を開始することは，**立つことをやめる**ことであり，歩行運動の維持には重力を利用した推進エネルギーが必要である．
- 歩行システムには，内発的な制御系と外発的な制御系があり，これらを活用して機能障害に陥っているシステムを代償できる可能性がある．

2. 歩行関連領域の構造

歩行は，複数のシステムによって高度に制御されています．このため，歩行に関連する領域は，大脳皮質から脊髄に至るまで，広範囲に分布しています．ここでは，歩行誘発野に関連する脳の構造を紹介します（表8-1）．

表8-1 歩行関連領域の構造と機能

大脳皮質	上位中枢（随意プロセス）	・SMA（補足運動野）：自発的な歩行の開始時と終焉時に活動する ・pre-M（運動前野）：歩行に伴う姿勢保持を担う
間脳 中脳 小脳	歩行誘発野（歩行誘発）	・SLR（視床下部歩行誘発野）：捕食や逃避など情動的側面を担う ・MLR（中脳歩行誘発野）：CNF（楔状核）は歩行パターンを誘発し，PPN（脚橋被蓋核）は姿勢緊張に作用し，歩行の開始や停止に関与する ・CLR（小脳歩行誘発野）：定常速度の歩行リズムの自動的な制御と維持をする
脳幹	関連神経核（筋緊張調整系）	・Basal Ganglia（大脳基底核）：姿勢/歩行/随意の筋緊張の統合 ・SNr（黒質網様部）：MLRなどへGABA作動性の投射を送る ・RF（網様体）：姿勢筋緊張の調整（促進と抑制）を担う ・LC/RN（青斑核/縫線核）：覚醒等に関連した筋緊張亢進系として働く
脊髄	パターン・リズム自動調整	・CPG（セントラルパターンジェネレーター）：延髄網様体脊髄路とともに歩行のリズムを生成し，パターンを構成する

〔井関一海，他：脳機能イメージングによるヒト歩行制御メカニズムの解明．BRAIN and NERVE 62：1157-1164, 2010, 柴崎浩：歩行と歩行障害．BRAIN and NERVE 62：1109-1116, 2010, 高草木薫：大脳基底核による運動の制御．臨床神経学49：325-334, 2009 をもとに作成〕

1 視床下部領域：視床下部歩行誘発野（SLR）

視床の下部（腹側）かつ外側から視床下核（subthalamic nucleus）の背側にかけた部位には，歩行の誘発に関連する領域が存在します（図8-2）．この領

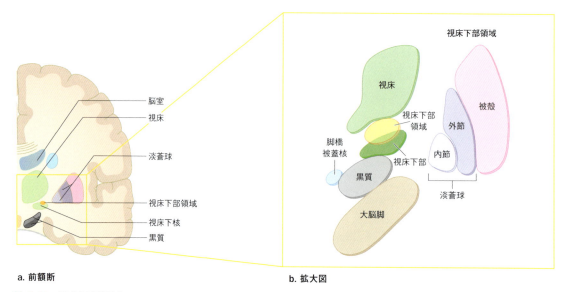

a. 前額断　　　　　　　　　　　　　　b. 拡大図

図8-2　視床下部領域

域を刺激すると，同側のSLRを通じて歩行が誘発されることが知られていて，ラットの同部位に実験的病変を与えると歩行がブロックされることが報告されています[2]．

2 脳幹神経核：中脳歩行誘発野（MLR）（図8-3）

歩行に関与する脳幹神経核には，MLRとして機能しているPPNとCNF，青斑核，縫線核と網様体があります．

- **PPN**（脚橋被蓋核）：上小脳脚の近傍部，黒質の下方に位置します．大脳皮質や基底核（特に黒質網様部：SNr），小脳から投射を受けて網様体に送ることで，姿勢や歩行時の筋緊張を調整しています．

  PPN：pedunculopontine nucleus

- **CNF**（楔状核）：中脳歩行誘発野の中心として，歩行の発現に関与しています．

  CNF：cuneiform nucleus

- **RN**（縫線核）：前頭葉や辺縁系，視床下部からの投射を受けています．吻側（中脳・第三脳室のある側）と尾側（脊髄の側）で機能が異なります．吻側RNは覚醒リズムや歩行・呼吸，尾側RNは注意や報酬関連活動に関与しています．縫線核は，不安や恐怖に反応するセロトニン神経細胞であり，恐怖反応であるすくみ足を制御しています[3]．

  RN：raphe nucleus

- **LC**（青斑核）：LCはノルアドレナリン作動性神経で，RNとともに上行性網様体賦活系として大脳皮質に投射し，注意・覚醒に関与しています．LCから起こる青斑核脊髄路やRNから起こる縫線核脊髄路などの注意覚醒に関わる促通系は，脊髄CPGの興奮性を活性化しています．

  LC：locus coeruleus

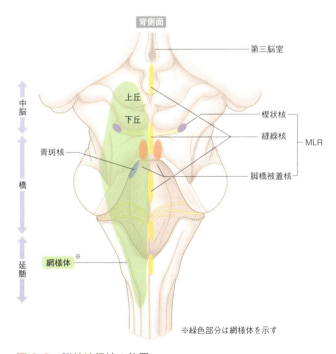

図8-3 脳幹神経核の位置

3 小脳（室頂核）：小脳歩行誘発野（CLR）
（図8-4）

　室頂核は，上小脳脚（交叉）を通って対側の視床腹外側核に連絡し，大脳皮質に間接的に投射を送っています．室頂核ニューロンは，左右の脳幹網様体と前庭神経核に投射して，網様体脊髄路および外側前庭脊髄路を介して，抗重力筋の活動を調節します．

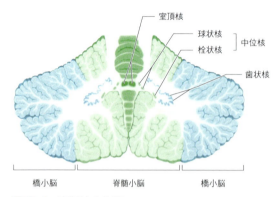

図8-4　室頂核の位置
〔坂井建雄：標準解剖学．p547, 2017, 医学書院より〕

4 脊髄運動細胞と介在ニューロン

　CPGは，頸膨大部や腰膨大部の近く（図8-5）の脊髄灰白質（Rexed第Ⅴ層～第Ⅷ層）内にある運動神経と介在ニューロンの結合によって構成されています[4]．脊髄内の神経回路網の活動は，大脳皮質や脳幹からの下行性信号や，末梢からの感覚性フィードバック，神経伝達物質の作用により調節されています[5]（図8-5a）．

　頸椎と腰椎の脊髄固有ニューロンは互いに連絡し，歩行運動における上・下肢の協調的な運動に関与しており，上肢運動が歩行運動の発現に貢献している可能性が考えられています[6]（図8-5b）．

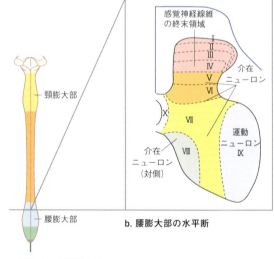

a. 頸膨大部と腰膨大部
b. 腰膨大部の水平断

図8-5　脊髄灰白質の構造（第Ⅴ～Ⅷ層）
運動ニューロンと介在ニューロンのそれぞれでシナプス結合（前抑制）して，CPGが構成されており，ニューロンが豊富にある頸部（上肢領域）と腰部（下肢領域）は膨大している．

3. 歩行関連領域の神経システム

歩行には，3つの神経システムがあります．①随意的な歩行に関わる高次運動野から投射する網様体投射系システム，②歩行運動を生成する歩行誘発野−網様体脊髄路システム，③歩行パターンの自動調整を行う網様体が駆動させる脊髄 CPG です[7]．

1 随意歩行発現システム：高次運動野−網様体投射系 (図8-6)

障害物を避けたり，狭い通路を歩いたりするなど，意図的かつ正確な調整を必要とする歩行では，視覚野から投射を受けた皮質運動野の活動が，脳幹を介して意図的な歩行の制御を担っています[5]．自発的な歩行の開始時と終焉時には，**補足運動野**の活動が増加し，それに伴う姿勢保持課題では**運動前野**が活動します．この大脳皮質からの信号は，**大脳基底核**（黒質網様部：SNr）を介して歩行誘発野に投射されています．

サルを用いた実験では，一次運動野の下肢領域を不活性化しても大きな歩行・姿勢障害は見られなかったものの，補足運動野の下肢体幹領域を不活性化すると下肢関節の屈曲，前傾姿勢，姿勢動揺が出現し，歩行困難となりました[8]．この知見からも，補足運動野の遠心路である皮質網様体路が，脊髄を介して歩行運動に関与していると考えられます．つまり，歩行の神経システムには，姿勢制御システムの要となる**皮質−線条体−網様体**が密接に関わっており，歩行による外乱に適応した姿勢を保持しながら，適切に姿勢筋緊張を抑制して（**立つことを止める**ことで），歩行を行っています．

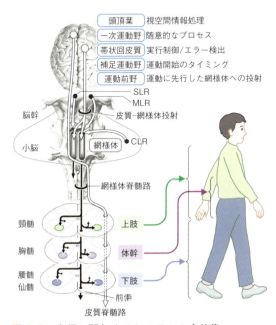

図8-6 歩行に関与するシステムの全体像

2 歩行生成システム：
歩行誘発野-網様体脊髄路系

■視床下部歩行誘発野（SLR）

　視床下部領域は摂食・性的・逃走・防衛・攻撃など，さまざまな種類の行動に関与していることが知られています．歩行の誘発は，これらの様々なタイプの情動的行動に共通する特徴として捉えられます[2]．情動刺激はSLRに作用して，その信号からMLRや網様体脊髄路を駆動して，歩行行動を発現させる（例：逃避行動）と考えられています[9]．

　また，視床下核（subthalamic nucleus）は，大脳基底核における調整部として，歩行を含む運動がスムーズになるように，出力を安定させています[10]．視床下核に対する脳外科的治療である深部刺激療法（deep brain stimulation：DBS）は，筋強剛・運動緩慢を軽減し，すくみ足を改善させる手段として用いられています．このことからも，視床下核には歩行に必要な筋緊張を調整する役割があると言えます．

■中脳歩行誘発野（MLR）

　通常速度の歩行リズムの維持・調整や，それに伴う姿勢調節には，より自動的な歩行制御システムが関与しています[5]．MLRにはPPN（脚橋被蓋核）とCNF（楔状核）が含まれます．

　PPNは，網様体脊髄路系に作用して姿勢筋緊張を低下させ，歩行開始の遅延と歩行速度の低下を誘発します．一方，**CNF**は，歩行リズムを生成して歩行を開始させます．PPNが担う筋緊張制御系とCNFが担う歩行リズム生成系は脊髄で統合され，脊髄CPGを駆動させて歩行動作が発現します．

　なお，大脳基底核の出力核である黒質網様部は，MLRを常に制御下においています．

■小脳歩行誘発野（CLR）[11]

　小脳損傷では歩行失調が観察されますが，歩行中のCPG情報の遠心性コピーは，腹側脊髄小脳路を介して小脳の室頂核（FN）に送られます．小脳では，脊髄内のニューロン活動を調整して歩行のフィードフォワード制御を行うとともに，前庭神経核に出力して，歩行接地相のリズミカルな伸筋群の活動に関与しています[12]．

　また，CLRとMLRには連絡があることが，ニューロイメージング研究で明らかになっています[13]．したがって，小脳の室頂核は，運動中に統合された身体情報を，脳幹の姿勢歩行関連領域と，視床を通る大脳皮質に送っている[14]と考えられます．

　MLRやCLRからの信号は，延髄から下行する網様体脊髄路と脊髄CPG（左右の屈筋ニューロンと伸筋ニューロンの相互性結合）によって，歩行リズム生成系と筋緊張制御系を駆動し，歩行を誘発します．さらに，末梢からの感覚情報（筋の張力や荷重感覚）を感知して，常に歩行リズムを調整しています．

3 歩行パターンシステム：セントラルパターンジェネレーター（CPG）（図8-7）

CPGとは，末梢からの感覚入力によって自動的に歩行運動を発現させる脊髄神経回路です．末梢からの感覚入力では，筋紡錘からの感覚情報が重要です．歩行中，たえず変化する筋の長さと張力を感知し，脊髄や上位中枢に伝達しています[6]．歩行の立脚初期における足部への荷重は，屈筋の活動を抑制し，伸筋の活動を促進します．立脚後期では，股関節屈筋群やヒラメ筋が伸張され，伸筋が抑制されて次の遊脚が誘発されます．さらに，歩幅や速度の変化で足底から入力される感覚や，筋（特に股関節屈筋群や下腿筋）の伸張刺激の強さ（タイミング）によって，主に歩行のswing（遊脚）の速さを調節しています．CPGは脊髄内で介在ニューロンを介して左右の運動ニューロンと連絡しており（**インターニューロン**），左右交互の活動を発現させています．

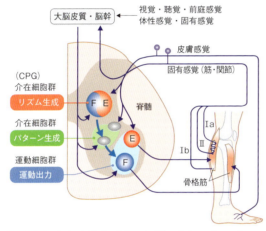

図8-7 セントラルパターンジェネレーター（ハーフセンターモデル）

COLUMN

歩行速度と伸張反射

CPGは，大脳皮質や脳幹神経核から強い修飾作用を受けており，脊髄反射の興奮性を調整して，歩行リズム生成や歩行パターン形成を担っていると考えられています[15]．例えば，歩行中のヒラメ筋の興奮性を調べたところ，筋活動とともに**伸張反射**（H反射）も増大したという研究結果があります（図）．これは，ヒラメ筋が歩行時の重心移動や反力の制動を適切に行うために，反射レベルの感度を上げていると考えられます．歩行速度が速くなると，逆に伸張反射は抑制され，γループを介した筋紡錘由来の求心性活動が高くなります．伸張反射レベルが高いままだと，不用意な運動が出現して運動をコントロールできなくなるからだと考えられます．

このような脊髄反射の興奮性の変化は，大脳皮質が，CPGを介してシナプス前抑制を変化させたと推察されます．つまり，努力速度での歩行には，余計な反射を抑えて運動分解能を高める役割があると考えられます．

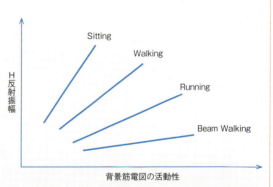

図 課題別H反射利得の変化

運動課題依存的なH反射利得の変化．背景筋電図量とH反射振幅の直線回帰分析の結果を模式的に示したもの．
〔小宮山伴与志：移動行動における脊髄反射の役割．BRAIN and NERVE 62：1129-1137, 2010より〕

4. 歩行関連領域の脳画像の見かた

ここでは3つの歩行誘発野を脳画像から見ていきます．ラットやネコの動物実験をもとに，ヒトの脳画像では以下の領域が相当すると考えられています．

1 視床下部歩行誘発野：SLR（図8-8）

SLRに相当する領域は視床の下部外側から視床下核背側にかけての部位で，間脳から中脳付近が該当します．前額断では視床の下に，水平断ではモンロー孔レベルから前交連のレベルの間で観察されます．

海馬が見えるレベルの前額断T1強調画像

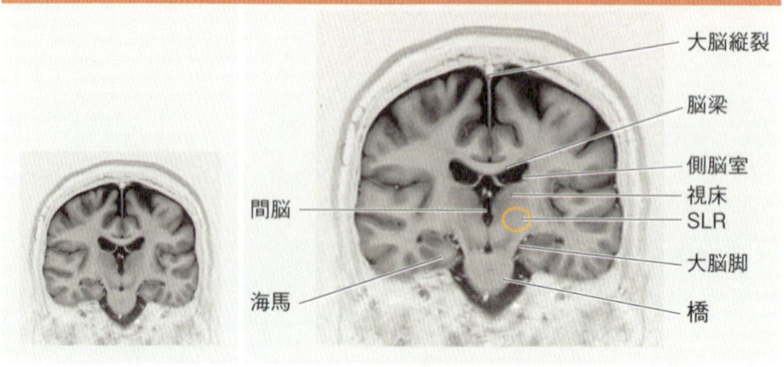

図8-8　海馬が見えるレベルの前額断T1強調画像
〔前田眞治：標準理学療法学・作業療法学・言語聴覚障害学別巻　脳画像．p49，医学書院，2017より〕

2 中脳歩行誘発野：MLR（PPN & CNF）（図8-9）

MLRは，中脳被蓋に位置すると考えられており，ダビデの星レベル付近に該当します．PPN（脚橋被蓋核）とCNF（楔状核）は黒質網様部の下方に位置し，脳幹の下丘付近の腹側領域に神経機構があると考えられています．

ダビデの星レベルの水平断

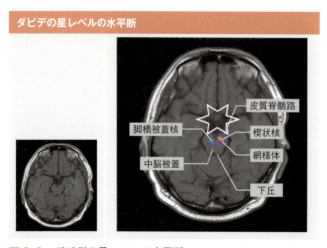

図8-9　ダビデの星レベルの水平断

3 小脳歩行誘発野：CLR（図8-10）

　CLRは，小脳の室頂核が主要神経核と考えられています．室頂核は小脳髄質の深部にある小脳核の1つで，第四脳室の小脳側の正中近傍部に位置します．

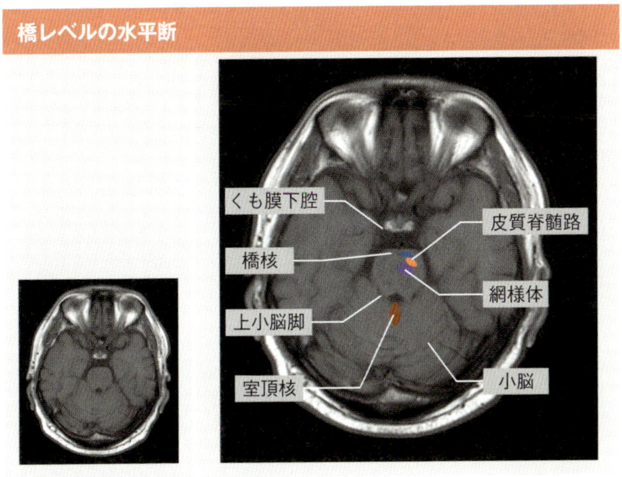

橋レベルの水平断

ラベル：くも膜下腔／橋核／上小脳脚／室頂核／皮質脊髄路／網様体／小脳

図8-10　橋レベルの水平断

COLUMN

歩行における力学的エネルギーの利用

直立2足歩行の駆動には，重力による慣性力と，運動量保存の法則による物理的作用を利用しています[16]．重力によって得られる**位置エネルギー**と**運動エネルギー**を効率的に変換することで，**全力学的エネルギー**を一定に保ちながら推進力を得ています（図1）．この推進力は，例えば健常歩行速度である4.5 km/時の際，歩行中の重心上昇と加速に要する仕事量のうち，約65%を重力の利用から供給し，残り約35%を筋活動による仕事量に依存しているとの報告があります[17, 18]．つまり歩行推進力の大半が，重力利用で行われており，健常者では歩行時に必要な筋力は最大筋力の25%[19]と言われています．

このエネルギー変換において重要なのが立脚初期（初期接地→荷重応答期）です．初期接地では踵接地によって前方推進力が減少します．そこで，推進力を失わないよう，足関節の遠心性収縮による下腿の前傾運動（**ヒールロッカー**）が，倒立振り子運動によって重心移動の初速を形成して，重心移動を加速させます[20]（図2）．このような振り子運動によるエネルギーを算出するためには，回転軸となる股関節の安定が必須であり，骨盤帯-体幹の抗重力的な筋活動が重要となります．くわえて体幹の筋活動は，ロコモーターで発生した推進力を，質量中心のあるパッセンジャーに伝える役割も担います．

片麻痺患者では，この重心エネルギーの利用率が低下します．脳卒中片麻痺患者のエネルギーコストが増大する要因として，麻痺側立脚期に重心位置が低下すること[21]が挙げられます．立脚期における反張膝や屈曲歩行，立脚後期における骨盤の後退（股関節伸展不足），蹴り出し期における足関節底屈の消失などが挙げられます．さらに，片麻痺患者でよく見られる体幹の低緊張は，パッセンジャーへの推進力を喪失する原因となります．このため，片麻痺患者の歩行では，減少した推進力の代償として体幹を前傾をとる場合が見られます．

効率的な歩行を目指す場合，推進力がどのフェーズで損なわれているのかを明らかにし，一定の速度を保つための推進力を補う介入が必要です．

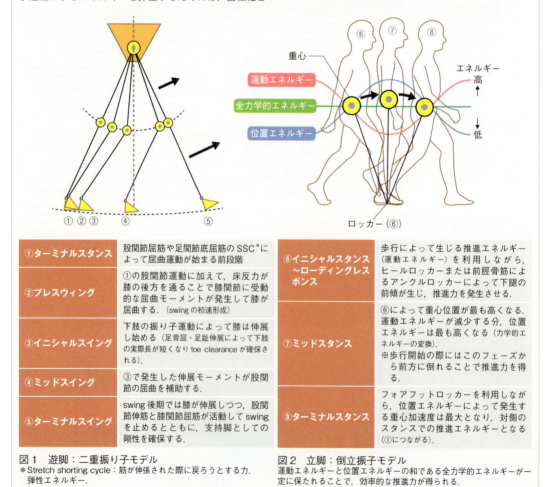

①ターミナルスタンス	股関節屈筋や足関節底屈筋のSSC*によって屈曲運動が始まる前段階	
②プレスウィング	①の股関節運動に加えて，床反力が膝の後方を通ることで膝関節に受動的な屈曲モーメントが発生して膝が屈曲する．（swingの初速形成）	
③イニシャルスイング	下肢の振り子運動によって膝は伸展し始める（足背屈・足趾伸展によって下肢の実際長が短くなりtoe clearanceが確保される）．	
④ミッドスイング	③で発生した伸展モーメントが股関節の屈曲を補助する．	
⑤ターミナルスイング	swing後期では膝が伸展しつつ，股関節伸筋と膝関節屈筋が活動してswingを止めるとともに，支持脚としての剛性を確保する．	

⑥イニシャルスタンス～ローディングレスポンス	歩行によって生じる推進エネルギー（運動エネルギー）を利用しながら，ヒールロッカーまたは前脛骨筋によるアンクルロッカーによって下腿の前傾が生じ，推進力を発生させる．	
⑦ミッドスタンス	⑥によって重心位置が最も高くなる．運動エネルギーが減少する分，位置エネルギーは最も高くなる（力学的エネルギーの変換）．※歩行開始の際にはこのフェーズから前方に倒れることで推進力を得る．	
⑧ターミナルスタンス	フォアフットロッカーを利用しながら，位置エネルギーによって発生する重心加速度は最大となり，対側のスタンスでの推進エネルギーとなる（①につながる）．	

図1　遊脚：二重振り子モデル
*Stretch shorting cycle：筋が伸張された際に戻ろうとする力，弾性エネルギー．

図2　立脚：倒立振子モデル
運動エネルギーと位置エネルギーの和である全力学的エネルギーが一定に保たれることで，効率的な推進力が得られる．

5. 症例でみるシステム障害とリハ戦略

■代表的な臨床所見

「歩き始めの一歩が出ない」
「歩き方に再現性がなく，リズムも一定しない」
「下を見て歩くことだけに集中してしまう」

　歩き始める際に，全身をこわばらせて，なかなか身体を前に出すことができない患者さんに出会ったことはありませんか？　このような症例では，歩行を開始するための姿勢筋緊張の調節が困難で，主に末梢の抗重力筋の緊張が強まっていると考えられます．

　さらに，歩行リズムを一定に保てず，動作パターンがバラバラになってしまう患者さんに対しては，ジェネレーター系システムからリハ戦略を見極める必要があります．

症例 1　慢性硬膜下血腫によりパーキンソニズムを呈し，歩行困難となった症例

■臨床所見

基本情報　70歳代，女性
診断名　慢性硬膜下血腫
障害名　歩行障害，パーキンソニズム，本態性振戦
現病歴　X年Y月Z日に自宅にて後方に転倒．頭部を打撲し，意識混濁となって救急搬送．内服治療にて経過観察を行うも症状は改善せず，尖頭血腫除去術を施術された．術後，症状は徐々に軽減された．リハビリテーション加療目的にて発症27日で当院へ転院．
主訴　「まっすぐ立てない．歩いていると前のめりになる」
運動機能
- 分離運動はBRS Vだが，全身的な筋強剛により，鉛管様の被動抵抗を認める．動作は緩慢で，運動時に振戦がある．筋強剛も振戦も両側に見られるが，左に強く出現している．
- 四肢体幹に伸展制限が出現しているが，リラックスした姿勢時の可動域は保たれており，拘縮ではなく緊張による制限と判断した．ただし，底屈筋は膝伸展位で，右0°，左5°と可動域が低下している．
- 筋力は全身的に弱化しており，体幹2レベルをはじめとして2〜3レベル．握力は右8 kg，左11 kg．

認知機能
- MMSE：17点（30点満点）．特に見当識障害が顕著．
- JCS：I-1
- FAB：11点（18点満点）
- 被害妄想や攻撃的言動が見られ，他患者とのトラブルが頻発していた．

ADL
- FIM：47点（運動24点，認知23点）．上肢の運動時振戦があり，食事摂取や更衣動作などのセルフケアに介助が必要．尿意便意あり．
- 移乗動作：一部介助
- 移動形態：車椅子一部介助
- 歩行動作：中等度介助レベル
- 歩行動作時の問題点：すくみ足，右側突進様歩行，Wide base，歩行速度調整不良
- 咀嚼機能の低下および嚥下反射の遅延あり，嚥下グレード7（全粥刻み食）

■画像所見（図 8-11）
病変は，左の前頭葉中心前回付近から大脳縦裂に沿って拡がっています．

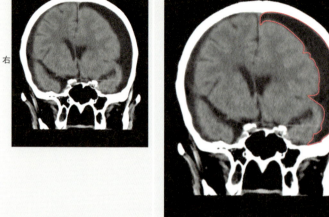

図 8-11　症例1：受傷直後のCT
赤色は梗塞部位（損傷部位）を示す．

SPECT からは血流動態の低下が示唆されました．
大脳基底核などの領域に損傷は見られません．

■システム障害（図 8-12）

本症例では，高次運動野の圧迫により，皮質網様体脊髄路が損傷され，網様体の機能障害を引き起こしたと考えられます．

また，内圧上昇によって大脳基底核の機能が障害され，歩行誘発野への投射が遮断されたことで，歩行時の姿勢制御が困難になり，ジェネレーターを駆動しにくい状態になっていると考えられます．

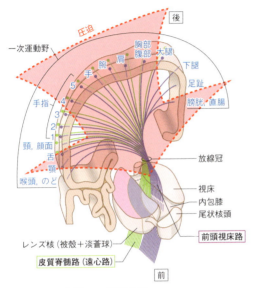

図 8-12　症例 1：損傷部位
硬膜下血腫が脳を圧迫し，内圧が高まることで，皮質下の血流を阻害している．

> **硬膜下血腫とパーキンソニズム**
>
> 慢性硬膜下血腫がパーキンソニズムを起こすメカニズム[22]として，
> ①前頭葉橋路の障害
> ②基底核に対する直接圧迫
> ③頭蓋内圧亢進の結果，循環障害が基底核に及び，基底核の機能障害が起こる
> などが考えられている．

■評価のポイント（考え方）

●まず，立てているのか？

そもそも立てなければ歩けません．ただ「立つ」だけではなく，リズミカルな上下肢運動とともに，頭頸部・体幹・上下肢のアライメントを保つ筋緊張の制御が必要です[5]．もし，姿勢を保持するために随意運動システムを使っているならば，ジェネレーター系システムが機能するはずはありません．

本症例では，主に底屈筋が「突っ張った」状態で立つため，重心が後方に偏位してしまい，それを補うべく体幹を屈曲させてバランスを保っていました．それでまっすぐに立つことができなかったのです．

●歩行を行う身体機能は十分か？

歩行には，一定の筋力や関節可動域，持久力などの身体機能が必要です．一般的な歩行では，股関節や足関節などロコモーターの可動域として図 8-13 のような関節角度が必要です．また筋力は MMT で 3 レベル，すなわち自重を重力に抗して動かすだけの筋力がなければ，ジェネレーター系シス

テムが駆動しても，出力されないでしょう．

また筋感覚も，システムの駆動に必要な情報源です．筋の軟部組織が短縮していたり，粘弾性が低下したりすると，適切な感覚入力が得られません．あらかじめ筋のコンディションを確認しておきましょう．

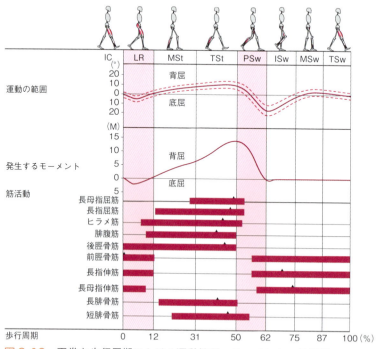

図 8-13 正常な歩行周期における運動範囲，モーメント，筋活動
〔月城慶一，他（訳）：観察による歩行分析．p54，医学書院，2005 より〕

■リハ戦略

歩くことによって，まず，神経システム自体が再構成されます．それだけでなく，歩行運動が誘発されることで，機能不全に陥った筋力や関節可動域などの運動器，姿勢制御システム，末梢からの感覚情報処理システムなどを活性化することもできるため，歩行に関連する身体機能に対する課題思考的かつ高強度なトレーニングそのものとなります．「歩行を治すには，歩行が最も合理的である」と言えます．その上で，症例の特徴に応じた歩行障害の要因（コンポーネント）に対するトレーニングを行っていきます．

●立つことをやめる

歩行の開始は，立位を「やめる」ことです．大脳皮質や歩行誘発野から投射を受けて，姿勢筋緊張が抑制されることによって，歩行が開始されます．立位を「続けよう」としているうちは，歩く準備ができていない状態なのです．

パーキンソン病のすくみ足は，大脳基底核の障害によって，姿勢筋緊張を「はずす」ことができず，常に「止まろう」とするために起こります．片麻痺（特に被殻損傷を伴う）でも同様に，麻痺側だけでなく，非麻痺側の筋緊張を

解説動画で check!

「コントロールできない」＝「はずすことができない」可能性が考えられます．
　まずは，起立から着座までの課題の中で，姿勢筋緊張の調整を習得すると良いでしょう．

●**歩行開始時の筋活動を確認する**（図8-14）

　歩行を開始するとき，足を振り出すと，支持側の下肢の外転モーメントが減少し，腓腹筋の活動が低下することで，重心の前方移動が生じます[23]．次に，歩行パターンや歩行リズムを誘発するためには，足底からの荷重感覚や，股関節伸展による腸腰筋やヒラメ筋などの伸張刺激が必要です[24]．これらの求心性情報はCPGのトリガーとなって，遊脚期への移行を担う股関節屈筋群の活動を喚起すると考えられています[6]．つまり，一定の速度や歩幅で歩かないと，歩行の自動性基盤となるCPG機構は機能しないのです．

　動的歩行を目標とするならば，立脚期の倒立振り子モデルや遊脚期の二重振り子モデルを利用した，一定速度による歩行練習が必要です（COLUMN➡200頁参照）．

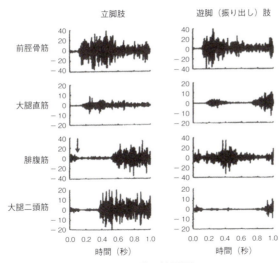

図8-14 歩行開始時の下肢の筋電図
腓腹筋の活動低下（↓）で始まる．
〔Elble RJ, et al：The initiation of normal walking. Mov Disord 9：139-46, 1994より〕

●**静的歩行から動的歩行への展開**

　歩行は，重心移動の特性によって静的歩行と動的歩行に分類されます．
　静的歩行は，3動作歩行のように重心の前方移動が一度止まる歩行を指します．重力加速度を利用せず，「一歩一歩進んでいく」イメージです．
　動的歩行は，2動作歩行のように常に重心の前方移動を伴った歩行を指し，前方推進力によって発生した運動エネルギーを利用しています（COLUMN➡200頁参照）．
　静的歩行では，姿勢を上げるためのシステム＝網様体脊髄路（促進系）が重要となり，動的歩行では姿勢緊張を下げるシステム＝歩行駆動系システム

解説動画で check!

が必要となります．同じ「歩行」でも，システムが全く異なるのです．

目指す歩行形態が，静的歩行なのか動的歩行なのかでリハ戦略は大きく変わります．静的歩行は「静止」をベースにした重心移動であり，介入の中心は安定です．一方，動的歩行は「重心の前方逸脱」をベースにした連続運動であり，止まらないことが求められます．

本症例ではまず，早期の活動水準の拡大や，転倒リスクの観点からも，実用的で現実的な静的歩行から開始しました．立位での姿勢筋緊張の調整や動的バランス能力を高めつつ，運動パターンがある程度獲得された段階で，徐々にリズミカルな動的歩行へと移行するリハ戦略を立てました．

上下肢の交互的でリズミックな運動とそれに伴う感覚入力は，歩行機能を再獲得するための有力な手技となります[15]．また，歩行リズムに上肢の振りを加えることで，歩行の神経システムを誘発できる可能性があります[25]．積極的に上肢を振ることも，下肢の筋活動を促通するヒントになるかもしれません．

● 歩行が開始できないのか？　リズムが崩れるのか？　動作が転換できないのか？

歩行障害といっても，歩き始めるとそれなりに安定しているのに，すくみ足のように歩き始めがぎこちなかったり，リズムが崩れて手足の動きがバラバラになったりするなど，様々なケースがあります．どの場面やタイミングで症状が出現しているのか（または悪化してくるのか），特徴を見極めて課題を選択します．

● 課題を選択しよう

❶ 歩行開始時の支持的筋緊張の off

歩行を開始するために，重心移動の練習をします．最初は，平行棒や壁などを利用して，安心感を確保します．その中で重心制動の自由度を広げて，体幹や麻痺側下肢（特に下腿三頭筋）の緊張を調整します．図 8-15 は後方に固定物を配置し高座位をとることで，過剰な支持的活動要求を低減させて，下腿三頭筋の緊張を抑制しています．

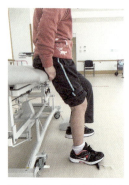

図 8-15　高座位による下腿三頭筋の緊張緩和

❷ 動的歩行の練習（高強度歩行練習）（図 8-16）

高強度歩行練習は，トレッドミルを用いて速度（強度）を段階的に増加させ，快適歩行速度の 20～30％ で行います．これにより CPG を賦活し，歩行に必要な筋活動出力やパターンを得ようとする方法です．適切な強度で行うと，促通効果だけでなく，余分な代償や過緊張を抑制する効果も期待できます．

なお，免荷式動力型歩行補助装置を用いたトレッドミル練習は，『脳卒中ガイドライン 2021［改訂 2023］』においても，脳卒中患者の歩行を改善する方法として推奨されています（グレード B）．

❸ 聴覚的刺激による歩行リズムの介助

パーキンソン病のすくみ足や，視覚・聴覚刺激による**矛盾運動**（Kinesie paradoxale）にヒントがあります．

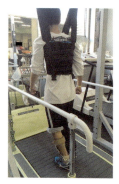

図 8-16　トレッドミルを用いた高強度歩行練習

すくみ足は，歩行誘発野の上位中枢である補足運動野の活動低下によって，内発的な運動発現が困難となり，姿勢緊張を抑制できなくなることが要因とされています．視覚による**手がかり**（cue）を作ることで，後頭頂葉から外側運動前野の神経ネットワーク（図8-17）が用いられ，歩行プログラムが駆動しやすくなると考えられます[26]．

　このような歩行システム障害は，片麻痺患者のジェネレーター系システム損傷や姿勢制御系システム損傷でも起こりえます．手がかりの活用は，歩行パターンを誘発する一手段となります．視覚性手がかりは，歩行誘発には有効ですが，視覚的注意を要するため，外部環境への注意が疎かになる欠点があります（図8-18）．聴覚的手がかりは，音による合図や対象者自身の声かけなど，応用的な運動発現の手がかりにつながる可能性があり，筆者もよく利用しています．

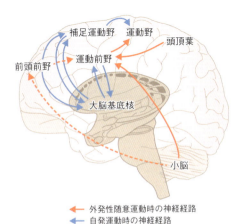

図 8-17　外発性随意運動ネットワーク

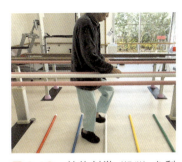

図 8-18　外的刺激（視覚）を利用した歩行練習
カラフルな棒をまたぐことを，歩行の手がかりとしている．

❹ **歩行支援デバイスの活用**（図8-19）
　歩行運動に必要な身体機能を部分的に代償することで，歩行の課題難易度

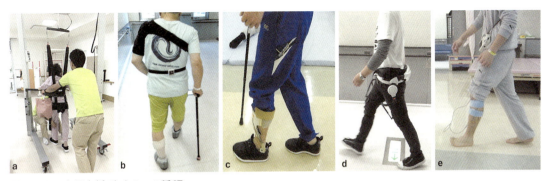

図 8-19　歩行支援デバイスの種類
a．免荷装置を用いた早期歩行トレーニング（Biodex Medical System社製アンウェイシステム）
b．上肢装具の活用（オットーボック社製オモニューレクサ®）
c．下肢装具の活用（パシフィックサプライ社製ゲイトソリューションデザイン®）
d．ロボットスーツを利用した歩行練習（本田技研工業株式会社製 Honda歩行アシスト）
e．電気刺激療法を併用した歩行練習（オージー技研株式会社製 IVES®）

を調節できます．例えば，片麻痺患者にアームスリングを装着すると，麻痺側の単脚支持期が延長し，快適歩行速度の向上や，両脚支持期の短縮が見られ[27]，麻痺側下肢への荷重量が増大する[28]ことが報告されています．

最近では，ロボットや筋電図アシスト型機能的電気刺激装置など，正しい運動や筋活動を支援して学習効果を高めるデバイスの開発が進んでいます．こうした歩行再建のための介入戦略やデバイスを利用する上で重要なのが，なるべく早く導入し，段階的に離脱する，いわゆる「出口戦略」を用意することです．これらの方法は，あくまで歩行パターンを確立したり歩行のきっかけを与えるものです．本質的な筋力や可動域，バランス戦略，認知機能などの要素にも目を向けつつ，実践的な課題につなげていくことが重要となります．

■経過

- 入院当初より見られていた硬膜下血腫は次第に再吸収され，振戦や歩行障害は改善しました．
- 屋内独歩は自立し，屋外2～3km範囲の杖歩行を獲得．FIM 23点となりました．
- 認知機能も，運動機能の改善に合わせて向上し，最終的なMMSEは30点を記録しました．
- 病棟内ADLにおいても，生活の管理は自立レベルとなりました．
- 摂食機能も改善し，常食でも問題なく摂取可能となりました．

引用文献

1) Brown TG：Decerebrate cat Movie, 1939, in Video：The basal ganglia and Brainstem Locomotor Control, E, Garcia Rill, 1989
2) Narita K, et al：Subthalamic locomotor region is involved in running activity originating in the rat ventromedial hypothalamus. Behav Brain Res 134：275-281, 2002
3) 大村優，他：縫線核セロトニン神経による情動調節機構―不安と恐怖の神経回路を分離して理解する．日薬理誌 149：27-33, 2017
4) 本間研一（監修）：標準生理学 第9版．p 335, 医学書院, 2019
5) 高草木薫：歩行の神経機構 Review. Brain Medical 19：307-315, 2007
6) 河島則天：歩行運動における脊髄神経回路の役割．国立障害者リハセ研紀 30：9-14, 2009
7) 高草木薫：運動麻痺と皮質網様体投射：ニューロリハビリテーションにおけるサイエンス―臨床と研究の進歩．脊髄損傷ジャーナル 27：99-105, 2014
8) 森大志，他：歩行における大脳皮質の役割．BRAIN and NERVE 62：1139-1147, 2010
9) Takakusaki K, et al：Possible Contribution of the Basal Ganglia Brainstem System to the Pathogenesis of Parkinson's Disease.（Chap.20）In. Etiology and Pathophysiology of Parkinson's Disease, pp 433-455, Intech Open, 2011
10) Hasegawa T, et al：Subthalamic nucleus stabilizes movements by reducing neural spike variability in monkey basal ganglia. Nat Commun 13：2233, 2022
11) Takakusaki K, et al：Brainstem control of locomotion and muscle tone with special reference to the role of the mesopontine tegmentum and medullary reticulospinal systems. J Neural Transm（Vienna）123：695-729, 2016
12) 柳原大：歩行の制御における小脳機能．BRAIN and NERVE 62：1149-1156, 2010
13) Muthusamy KA, et al：Connectivity of the human pedunculopontine nucleus region and diffusion tensor imaging in surgical targeting. J Neurosurg 107：814-820, 2007
14) Çavdar S, et al：Cerebellar connections to the rostral reticular nucleus of the thalamus in the rat. J Anat 201：485-491, 2002
15) 小宮山伴与志：移動行動における脊髄反射の役割．BRAIN and NERVE 62：1129-1137, 2010
16) 大須賀公一：歩行力学の基礎としての受動的動歩行．システム/制御/情報 49：393-398, 2005
17) 小宅一彰，他：高齢者の歩行において重力の利用を低下させる原因．理学療法学 37：70-77,

2010
18) Cavagna GA, et al：The sources of external work in level walking and running. J Physiol 262：639-657, 1976
19) 月城慶一，他（訳）：観察による歩行分析．p 88，医学書院，2005
20) ノイマン キルスティン・ゲッツ，他：観察による歩行分析―筋活動とバイオメカニクス．総合リハ 34：107-116, 2006
21) 井上靖悟，他：力学的エネルギー変換率の歩行効率指標としての妥当性-脳卒中片麻痺患者および健常者における検討．総合リハ 43：1049-1054．2015
22) 杉江正行，他：症例報告：慢性硬膜下血腫に伴うパーキンソニスムの1例．BRAIN and NERVE 58：873-878，2006
23) 関谷昇：歩行開始の制御．理学療法科学 16：139-143，2001
24) Pearson KG：Role of sensory feedback in the control of stance duration in walking cats. Brain Res Rev 57：222-227, 2008
25) Kawashima N, et al：Shaping appropriate locomotive motor output through interlimb neural pathway within spinal cord in humans. J Neurophysiol 99：2946-2955, 2008
26) 高草木薫：大脳基底核の機能；パーキンソン病との関連において．日生誌 65：113-129，2003
27) Yavuzer G, et al：Effect of an arm sling on gait pattern in patients with hemiplegia. Arch Phys Med Rehabil 83：960-963, 2002
28) Hesse S, et al：A new orthosis for subluxed, flaccid shoulder after stroke facilitates gait symmetry：a preliminary study. J Rehabil Med 45：623-629, 2013

第9章

複数の神経システム
にまたがる脳梗塞・脳出血

動脈の走行で決まる好発部位と損傷パターン

　臨床では，単一の神経システムだけが損傷を受けるのはむしろ稀で，脳梗塞や脳出血の拡がりにより複数の神経システムが損傷を受けることが少なくありません．しかしながら，一見複雑に見える障害像も，一つ一つの神経システムの損傷の有無をひもといていけば理解しやすくなります．

　ここでは臨床で多く見られる脳梗塞や脳出血による神経システムの損傷パターンと，実際の症例に対する考え方を解説していきます．

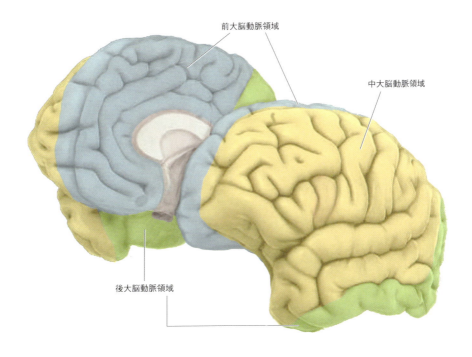

1. 複数の神経システムにまたがる脳梗塞や脳出血のパターン

❶ 前大脳動脈領域の脳梗塞/脳出血

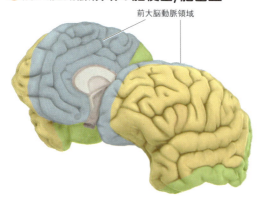

❷ 中大脳動脈領域の脳梗塞/脳出血

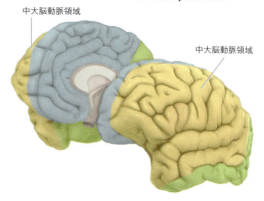

❸ 後大脳動脈領域の脳梗塞/脳出血

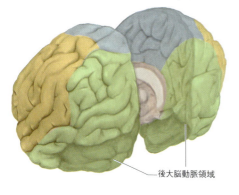

❹ 心原性脳塞栓による多発性脳梗塞

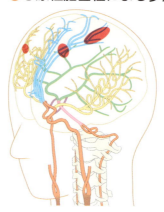

❺ 視床出血による進展方向の違い

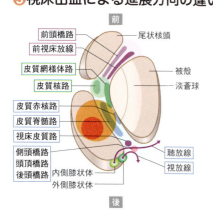

❻ 被殻出血による進展方向の違い

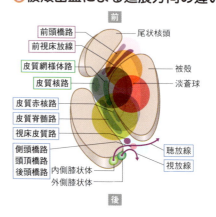

おさえておきたいポイント

☐ 脳梗塞は脳血管が詰まって血流が阻害されることにより脳細胞が死滅する疾患で，脳出血は脳血管からの出血により周囲の脳細胞が死滅する疾患で，どちらも脳血管の構造に関連している．

☐ 脳血管には梗塞や出血の好発部位があり，同時に損傷を受ける神経システムにもいくつかのパターンが見られる．

2. 脳血管の構造 (図9-1)

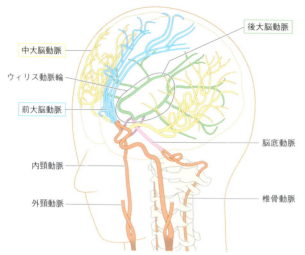

図 9-1 脳血管の走行

1 主幹動脈

前方循環を担う内頸動脈は、**前大脳動脈**と**中大脳動脈**に枝分かれし、脳の80％を栄養しています。

後方循環を担う椎骨動脈は、脳底動脈となったのち、左右の**後大脳動脈**に枝分かれします。

前方循環と後方循環は、脳底部の**ウィリス動脈輪**で交通します。

頭部MRA（MR angiography）は脳の血管を撮影する方法で、主要な脳動脈の閉塞の有無などを調べることができます（図9-2）。

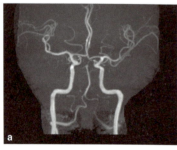 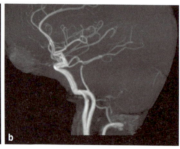 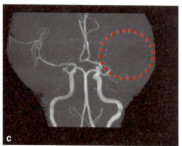

図 9-2 頭部 MRA
a. 前方から見た正常像
b. 側方から見た正常像
c. 前方から見た中大脳動脈閉塞例：左中大脳動脈が根元で途絶し、赤点線丸の部分が描出されていない．

2 穿通枝

主幹動脈から分岐して脳の深部を栄養する細い動脈を**穿通枝**と呼びます（図9-3）．細い血管のため動脈硬化を起こしやすく，レンズ核線条体動脈・視床膝状体動脈・橋傍正中動脈・上小脳動脈は，出血や梗塞の好発部位として知られています（表9-1）．

穿通枝の先端が閉塞した小さな脳梗塞を**ラクナ梗塞**といいます．多くの場合，症状は比較的軽度ですが，穿通枝の根元が狭窄・閉塞し，神経症状の増悪が見られる病態を **BAD**（Branch Atheromatous Disease）といいます．BADは，レンズ核線条体動脈・前脈絡叢動脈・橋傍正中動脈で好発します．

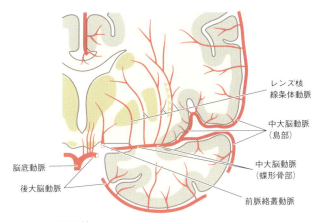

図 9-3 穿通枝

表 9-1 主要な穿通枝

名称	分岐元	栄養部位
内側線条体動脈	前大脳動脈	尾状核・被殻・淡蒼球
レンズ核線条体動脈	中大脳動脈	被殻・淡蒼球
前脈絡叢動脈	内頸動脈	内包後脚・外側膝状体
視床穿通動脈	後大脳動脈	視床内側・中脳傍正中
視床膝状体動脈	後大脳動脈	視床外側
後脈絡叢動脈	後大脳動脈	視床枕・視床上面・後面
橋傍正中動脈	脳底動脈	橋傍正中
上小脳動脈	脳底動脈	小脳上部
前下小脳動脈	脳底動脈	小脳下部前方
後下小脳動脈	椎骨動脈	小脳下部後方

3. 脳梗塞や脳出血のパターンと損傷を受けやすい神経システム

　脳梗塞や脳出血が起きた部位によって，その周囲で損傷を受けやすい神経システムは変わります．臨床で多く見られる神経システムの損傷パターンを見ていきましょう．

❶ 前大脳動脈領域の梗塞・出血（図9-4）

【損傷を受けやすい神経システム➡出現しやすい症状】
① 一次運動野・皮質脊髄路の下肢領域（17，18頁）➡反対側下肢の運動麻痺
② 一次感覚野・視床皮質路の下肢領域（99頁）➡反対側下肢の体性感覚障害
③ 背背側視覚経路（171頁）➡無意識下の空間認知障害・身体認知障害
④ 内側前頭前野（145頁）➡無動・発動性低下
⑤ 前頭眼窩皮質（145頁）➡脱抑制・多動・社会性の欠如（図9-4には図示していない）
⑥ 背外側前頭前野（145頁）➡注意障害・遂行機能障害

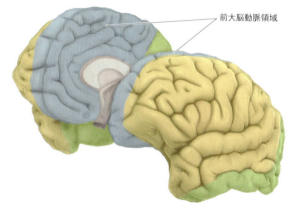

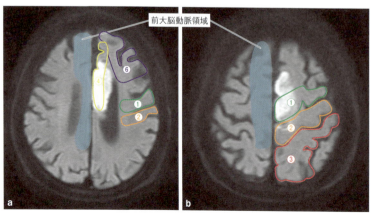

図9-4　前大脳動脈領域に存在する神経システム
a．MRI（DWI）：側脳室レベル
b．MRI（DWI）：皮質レベル

2 中大脳動脈領域の梗塞・出血（図9-5）

【損傷を受けやすい神経システム➡出現しやすい症状】

① 一次運動野・皮質脊髄路の上肢・体幹・顔面領域（17, 18頁）
　➡反対側上肢・体幹・顔面の運動麻痺
② 一次感覚野・視床皮質路の上肢・体幹・顔面領域（99頁）
　➡反対側上肢・体幹・顔面の体性感覚障害
③ 腹背側視覚経路（173頁）
　➡半側空間無視，ゲルストマン症候群，構成失行，観念運動失行，観念失行
④ 運動性言語野➡運動性失語
⑤ 感覚性言語野➡感覚性失語

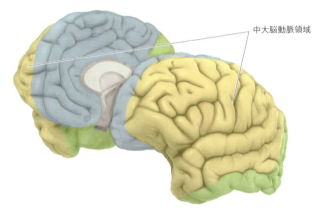

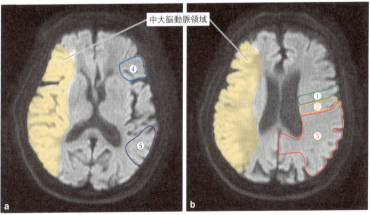

図9-5 中大脳動脈領域に存在する神経システム
a．MRI（DWI）：モンロー孔レベル
b．MRI（DWI）：側脳室レベル

3. 脳梗塞や脳出血のパターンと損傷を受けやすい神経システム

3 後大脳動脈領域の梗塞・出血（図9-6）

【損傷を受けやすい神経システム➡出現しやすい症状】

① 一次視覚野（169, 170頁）➡視野欠損（全盲・半盲・1/4盲）
② 腹側視覚経路（178頁）➡相貌失認，街並失認，純粋失読，視覚失認
③ パペッツ回路（150頁）➡記憶障害

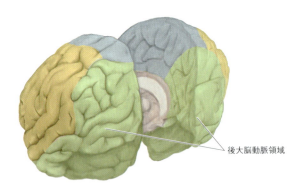

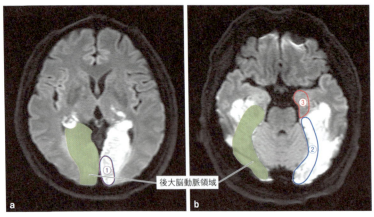

図 9-6 後大脳動脈領域に存在する神経システム
a. MRI（DWI）：モンロー孔レベル
b. MRI（DWI）：橋レベル

4 心原性脳塞栓による多発性脳梗塞（図9-7）

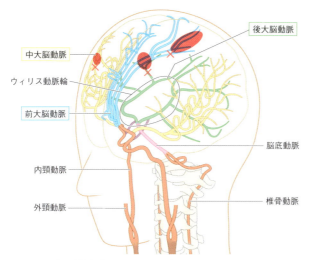

図9-7 心原性脳塞栓による脳動脈の閉塞

【損傷を受けやすい神経システムと出現しやすい症状】

心原性脳塞栓は，心房細動等によって発生した血栓が血流によって脳に運ばれ，脳血管を閉塞します．血栓のサイズが大きいため，主幹動脈が閉塞します．また，血流により運ばれる途中で分離して複数の箇所で閉塞し，**多発性脳梗塞**となる場合があります．

梗塞が起きた部位によって出現する症状が異なります．

5 視床出血による進展方向の違い[1]

① 視床に限局（図9-8）

【損傷を受けやすい神経システム➡出現しやすい症状】

①脊髄視床路（99頁）
　➡反対側の上下肢・体幹・顔面の体性感覚障害
②小脳ネットワークの運動ループ（100頁）
　➡反対側の運動失調
③基底核ネットワークの運動ループ（122頁）
　➡筋緊張調節障害・運動の切り替え困難
④基底核ネットワークの前頭前野ループ（151頁）
　➡遂行機能障害
⑤基底核ネットワークの辺縁系ループ（152頁）
　➡情動の障害
⑥小脳ネットワークの認知ループ（101頁）
　➡小脳性認知・情動症候群（CCAS）

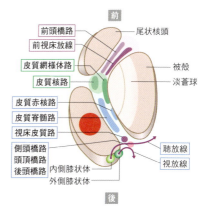

図9-8 視床に限局する視床出血

❷内包に進展 （図9-9）

【損傷を受けやすい神経システム➡出現しやすい症状】

「❶視床に限局」に加えて以下の症状が出現します．

⑦皮質脊髄路（17, 18頁）
　➡反対側の上下肢・体幹・顔面の運動麻痺
⑧視床皮質路（99頁）
　➡反対側の上下肢・体幹・顔面の体性感覚障害
⑨頭頂橋路・側頭橋路・後頭橋路（52頁）
　➡小脳性認知・情動症候群（CCAS）

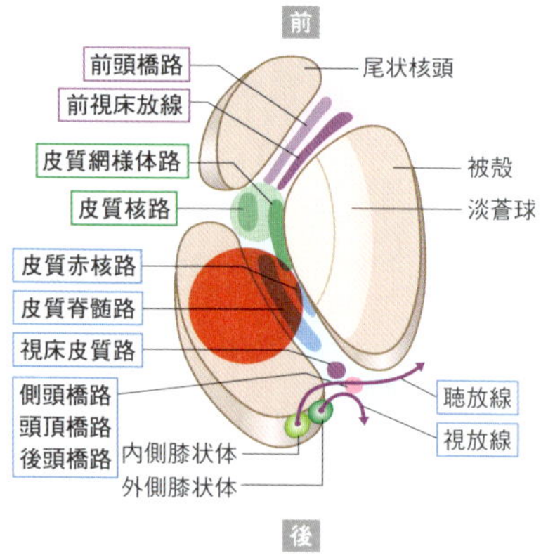

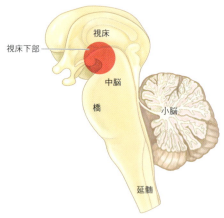

図9-9　内包に進展する視床出血

❸視床下部または中脳に進展 （図9-10）

【損傷を受けやすい神経システム➡出現しやすい症状】

「❶視床に限局」に加えて以下の症状が出現します．

⑩皮質脊髄路（17, 18頁）
　➡反対側の上下肢・体幹・顔面の運動麻痺
⑪前頭橋路・頭頂橋路・側頭橋路・後頭橋路（99頁）
　➡反対側の運動失調，小脳性認知・情動症候群（CCAS）
⑫動眼神経（19頁）➡眼瞼下垂・眼球上転障害

図9-10　視床下部または中脳に進展する視床出血

6 被殻出血による進展方向の違い[1]

❶被殻に限局 （図9-11）

【損傷を受けやすい神経システム➡出現しやすい症状】

①基底核ネットワークの運動ループ（122頁）
　➡筋緊張調節障害，運動の切り替え困難

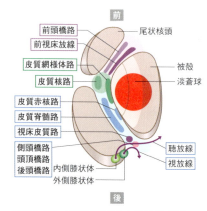

図9-11　被殻に限局する被殻出血

❷内包前脚に進展（図 9-12）

【損傷を受けやすい神経システム➡出現しやすい症状】

「❶被殻に限局」に加えて以下の症状が出現します．

②前頭橋路（99 頁）➡反対側の運動失調，小脳性認知・情動症候群（CCAS）

③前視床放線（16 頁）➡遂行機能障害，情動の障害

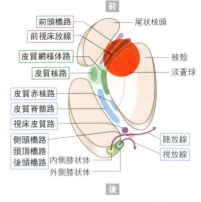

図 9-12　内包前脚に進展する被殻出血

❸内包後脚に進展（図 9-13）

【損傷を受けやすい神経システム➡出現しやすい症状】

「❶被殻に限局」に加えて以下の症状が出現します．

④皮質脊髄路（17，18 頁）
　➡反対側の上下肢・体幹・顔面の運動麻痺

⑤視床皮質路（99 頁）
　➡反対側の上下肢・体幹・顔面の体性感覚障害

⑥頭頂橋路・側頭橋路・後頭橋路（99 頁）
　➡小脳性認知・情動症候群（CCAS）

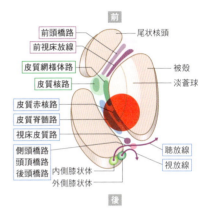

図 9-13　内包後脚に進展する被殻出血

❹内包前脚・後脚に進展（図 9-14）

【損傷を受けやすい神経システム➡出現しやすい症状】

「❶被殻に限局」と「❷内包前脚に進展」と「❸内包後脚に進展」の症状が合わさって出現します．

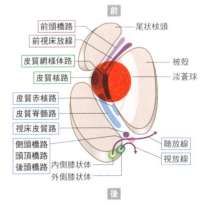

図 9-14　内包前脚・後脚に進展する被殻出血

❺視床または視床下部に進展（図9-15）

【損傷を受けやすい神経システム➡出現しやすい症状】

「❶被殻に限局」と「❷内包前脚に進展」と「❸内包後脚に進展」と「❺❶視床に限局」の症状が合わさって出現します．

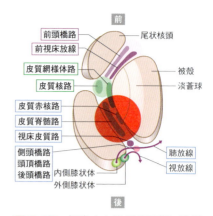

図9-15　視床または視床下部に進展する被殻出血

4. 複数の神経システムにまたがる脳梗塞や脳出血の脳画像の見かた

1 前・中・後大脳動脈の支配領域（図9-16）

脳画像の代表的なレベルにおける動脈の支配領域を見ていきましょう．

	左：脳動脈の支配領域，右：代表的な部位	解説
皮質レベル	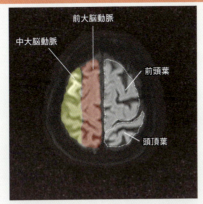	大脳縦裂に近い内側を前大脳動脈が，外側を中大脳動脈が支配している． 一次運動野・感覚野とも内側に下肢領域があるため，前大脳動脈の梗塞では，下肢に強く症状が現れる． 解説動画で check!
半卵円中心レベル	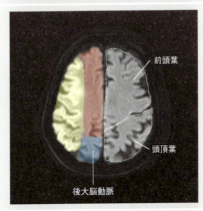	前大脳動脈と中大脳動脈に加え，後方に後大脳動脈の支配領域が現れる． 解説動画で check!
側脳室レベル	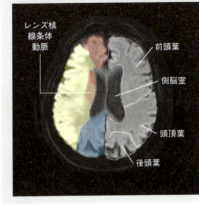	前方を前大脳動脈，外側を中大脳動脈，後方を後大脳動脈が支配している． 側脳室の近傍はレンズ核線条体動脈が支配している．主幹動脈から分かれた穿通枝は血管が細く，ラクナ梗塞やBADの好発部位となっている． 解説動画で check!

図 9-16 脳動脈の支配領域を示すMRI（DWI）

	左：脳動脈の支配領域，右：代表的な部位	解説
モンロー孔レベル 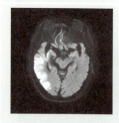	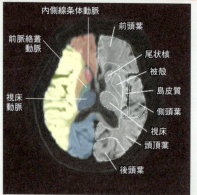 内側線条体動脈／前頭葉／前脈絡叢動脈／尾状核／被殻／島皮質／視床動脈／側頭葉／視床／頭頂葉／後頭葉	尾状核頭部を内側線条体動脈，被殻・淡蒼球をレンズ核線条体動脈，内包後脚を前脈絡叢動脈が支配しており，ラクナ梗塞の好発部位である．視床は脳底動脈〜後大脳動脈から出た数種類の穿通枝が支配しており，脳出血の好発部位となっている． 📱解説動画で check!
中脳レベル 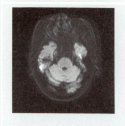	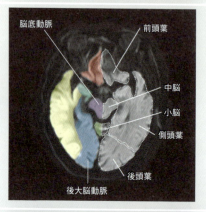 脳底動脈／前頭葉／中脳／小脳／側頭葉／後頭葉／後大脳動脈	中脳は脳底動脈や後大脳動脈から分岐した3種類の穿通枝に支配されており，梗塞が起きる頻度は少なくなっている． 脳底部は後大脳動脈が支配している． 📱解説動画で check!
橋レベル	傍正中動脈／側頭葉／橋／小脳／上小脳動脈／後頭葉	橋は脳底動脈から分岐した3種類の穿通枝に支配されている． 橋の中央前方を支配している傍正中動脈領域は，BADの好発部位となっている． 小脳上部は上小脳動脈が支配している． 📱解説動画で check!

図 9-16　脳動脈の支配領域を示す MRI（DWI）（つづき）
赤：前大脳動脈，黄：中大脳動脈，水色：後大脳動脈，桃：内側線条体動脈，橙：レンズ核線条体動脈，緑：前脈絡叢動脈，青：視床動脈，紫：脳底動脈，黄緑：上小脳動脈

5. 症例でみるシステム障害とリハ戦略

症例1 交通外傷から脂肪塞栓症による多発性脳梗塞を発症した症例

■治療経過

基本情報　30歳代，男性，発症前ADL自立

診断名　右大腿骨骨幹部骨折，右脛骨高原骨折

現病歴　バイクと乗用車の衝突による交通外傷．救急搬送時は意識清明で会話可能であったが，入院待機中に意識障害が出現し，呼吸状態が急速に悪化，挿管・人工呼吸器管理となった．頭部MRI撮影の結果，脂肪塞栓症と診断され，対症療法を施行．骨折に対しては創外固定を行い，状態が安定したのちに手術を行う方針となった．

> **脂肪塞栓症**
> 長管骨単独骨折の1〜22%に発症し，確立した有効な治療法はなく，死亡率は7〜20%に及ぶ．
> 骨折により発生する非乳化の脂肪滴が各臓器にて塞栓を起こし，呼吸器症状・皮膚点状出血・神経症状の三大症状を示す．

■臨床所見（6病日）（図9-17, 18）

医学的処置　人工呼吸器管理，創外固定（右大腿〜下腿）

意識レベル　JCS Ⅲ-200（鎮静中）

呼吸音　両背側で減弱，水泡音聴取

筋緊張　右上下肢亢進

運動　BRS 右Ⅱ-Ⅱ-Ⅱ，左Ⅱ-Ⅱ-Ⅳ

ROM　右膝非測定（創外固定中），足背屈 右−30°／左20°

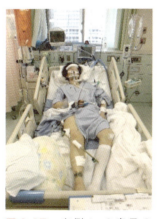

図9-17　症例1：6病日のICUでの様子

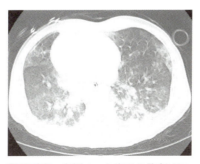

図9-18　症例1：4病日の胸部CT

■画像所見（図9-19）

皮質レベル

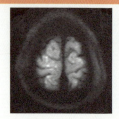
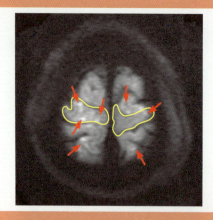

両側の中心前回，中心後回，頭頂連合野の皮質に複数の点状の高信号域を認める．黄色は中心前回．
（←：点状脳梗塞）

半卵円中心レベル

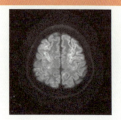
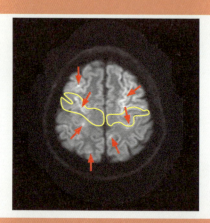

両側の前頭前野，中心前回，頭頂連合野の皮質と髄質に複数の点状の高信号域を認める．黄色は中心前回．
（←：点状脳梗塞）

側脳室レベル

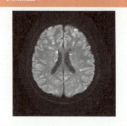
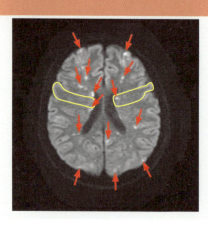

両側の前頭前野，中心前回，頭頂連合野の皮質と髄質に複数の点状の高信号域を認める．黄色は中心前回．
（←：点状脳梗塞）

図9-19　症例1：1病日のMRI（DWI）

モンロー孔レベル

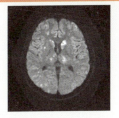
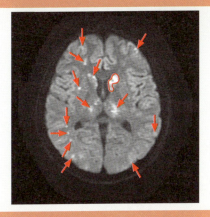

両側の前頭前野，尾状核頭部，視床，側頭葉の皮質と髄質に複数の点状の高信号域を認める．
左尾状核頭部の高信号域はやや大きめである．
（←：点状脳梗塞，○：脳梗塞）

中脳レベル

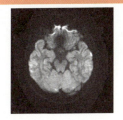
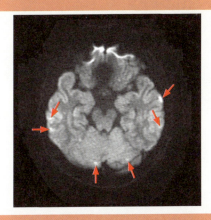

両側の側頭葉，小脳の皮質に複数の点状の高信号域を認める．
（←：点状脳梗塞）

橋レベル

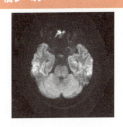
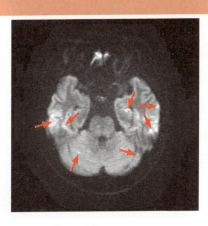

両側の側頭葉，小脳の皮質と髄質に複数の点状の高信号域を認める．
（←：点状脳梗塞）

図9-19 症例1：1病日のMRI（DWI）（つづき）

■意識障害に関わる神経システム

　覚醒状態を維持する神経システムは，かつて上行性網様体賦活系と呼ばれていました．しかし，その後の研究により覚醒に関連するニューロンの軸索が網様体を通過するだけであることがわかり，今日では**上行性覚醒系**[2]と呼ばれるようになりました．

　上行性覚醒系には大きく分けて5つの経路があります（図9-20）．

① 橋上部にある青斑核を起点として，網様体と視床下部および前脳基底部を経由し，大脳皮質に広範に投射する**ノルアドレナリン作動系**

② 中脳橋移行部にある背側/正中縫線核を起点として，網様体と視床下部および前頭葉基底部を経由し，大脳皮質に広範に投射する**セロトニン作動系**

③ 中脳橋移行部にある脚橋/背外側被蓋核を起点として，視床正中中心核（➡97頁）を経由し，①に合流する**コリン作動系**

④ 視床下部外側野を起点として①に合流する**ヒスタミン作動系**

⑤ 前脳基底部を起点として①に合流する**コリン作動系**

　これら中脳/橋および前頭葉基底部にある起点，視床/視床下部の中継地および途中の経路が損傷した場合や，投射先である大脳皮質が広範に機能低下した場合に意識障害を生じます．

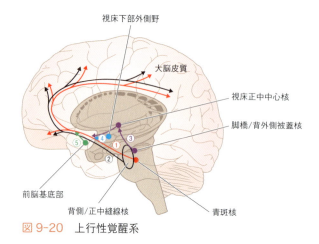

図9-20　上行性覚醒系

■尾状核頭部が関わる神経システム

　尾状核頭部は「背外側前頭前野➡尾状核頭部➡淡蒼球➡視床背内側核/前腹側核➡淡蒼球➡尾状核➡前頭前野」という経路で基底核ネットワークの前頭前野ループ（➡103, 119頁）の一部を形成し，遂行機能を担っています（図9-21）．

　遂行機能とは，目標と過去の経験をもとに意思決定し，行動を選択・実行するもので，そのうち尾状核頭部は「良かった行動は再び選択し，悪かった行動は選択を切り替える」という部分を担っています[3]．尾状核頭部が損傷されると，理にかなった行動ができなくなるといった遂行機能障害を呈します．

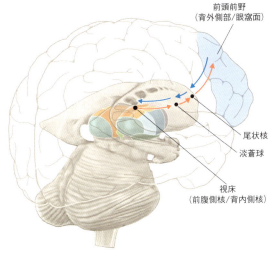

図9-21　前頭前野ループ：基底核ネットワーク

■システム障害（表9-2）

表9-2　症例1：システム障害と予後予測

	システム障害	予後予測
運動麻痺	両側の**中心前回**の皮質および放線冠部分で点状脳梗塞を認める．両側上下肢，体幹に軽度の運動麻痺および筋緊張異常を呈している．	**運動麻痺**は，梗塞が点状で大きな損傷を認めないため，両側とも1～4週の浮腫軽減期に大幅に機能回復し，消失まで回復が見込める．
意識障害	中脳，橋，前頭葉基底部に梗塞は認めない．両側の**視床正中中心核**近傍に点状脳梗塞を認める．両側の**前頭葉・頭頂葉・側頭葉**の広範な大脳皮質および髄質に無数の点状脳梗塞を認める．視床を経由するコリン作動系と広範な大脳皮質の機能が低下し，中等度の意識障害を呈している．	**意識障害**は，梗塞が点状で大きな損傷を認めないため，1～4週の浮腫軽減期に大幅に機能回復し，消失まで回復が見込める．
遂行機能障害	両側の**尾状核頭部**に梗塞を認め，右は点状だが左はやや大きい．両側の**背外側前頭前野**に点状脳梗塞を認める．両側の基底核ネットワークの前頭前野ループが損傷され，中等度の遂行機能障害を呈している．	**遂行機能障害**は，尾状核頭部の両側性の損傷のため，回復速度がやや鈍化し，1～4週の浮腫軽減期にて緩やかに回復し，最終的には消失まで回復することが予想される．

■リハ戦略

●呼吸機能へのアプローチ

　人工呼吸器管理に伴う鎮静中で，荷重側に肺障害を呈しています．そのため，看護師と連携して，創外固定に留意しながら24時間体制で半腹臥位等の体位ドレナージを行います．

　人工呼吸器離脱後は積極的に離床し，背側の換気と排痰を促します．

●意識障害・遂行機能障害へのアプローチ

　人工呼吸器を離脱し鎮静が解除されたら，積極的に離床を開始します．座位や，可能であれば足底から感覚入力できる立位をとるようにします．ただし，発症4週程度まで意識障害が遷延し，適切な抗重力姿勢を保持できな

い可能性があることや，遂行機能障害の遷延で危険行動をとる可能性に注意し，安全を十分に確保した上で運動療法を進めます．また，鎮静解除後に危険行動をとる可能性があるため，発症4週程度までは抜針や転落に注意するよう，看護師とあらかじめ情報共有します．

●**運動麻痺へのアプローチ**

運動神経線維に大きな損傷はなく，浮腫軽減期に回復が見込まれます．そのため，拘縮予防を行いつつ，初期には麻痺の比較的強い部分に対して機能練習を行い，分離運動が可能となった時点で全身の粗大運動へ移行します．安全を確保した上で早期に立位・歩行および上肢・手指の活動を促していきます．

●**運動器障害へのアプローチ**

右大腿骨骨幹部骨折と脛骨高原骨折に対して，手術が行われるまでは上下関節の拘縮予防を行います．手術後から右膝ROM練習を，従命が可能となったら筋力強化練習を開始します．

■臨床経過

● 1～13病日

図9-22のように急性期のリハビリテーションを進めていきました．人工呼吸器管理中は看護師と協働して左右の半腹臥位を頻回にとり，体位ドレナージを行うことで，徐々に肺の状態が改善していきました．

並行して，筋緊張が亢進している関節を中心に，全身の拘縮予防を行いました．10病日には創外固定を抜去し，髄内釘固定を行いました．

13病日には鎮静を解除し，人工呼吸器を離脱することになったため，看護師に意識障害と遂行機能障害の程度と改善に要する期間を伝え，危険行動への注意を共有しました．

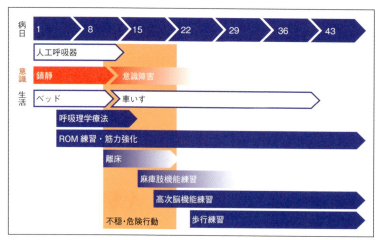

図9-22　リハビリテーションプログラム

● 14〜18 病日

人工呼吸器を離脱し，鎮静が解除されたため，離床を開始しました（図9-23）．危険行動の可能性があったため，安全確保の観点から理学療法士2名体制で行いました．中等度の意識障害があり，状況理解が不良で，姿勢保持もままならず，意思疎通も図れなかったため，バイタルサインの変動に注意しながらギャッチアップから端座位に進めました．後方から主担当が姿勢を保持し，もう1名は前方から不測の事態に備えました．1日2回の離床を，意識障害の改善に合わせて徐々に時間延長していきました．

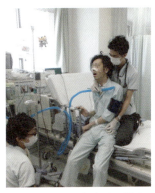

図9-23 初回離床時の様子

● 19〜40 病日

徐々に意識障害が改善し，簡単な意思疎通と従命が可能となってきました．自力での座位保持や，介助下での立位，上肢活動を行っていき，筋力の回復を図るとともに，作業療法士や言語聴覚士も加わり，高次脳機能リハを開始しました．24病日に，初めて簡易的な高次脳機能検査が行えるようになりました．その後も高次脳機能は右肩上がりで改善し，40病日を過ぎる頃にはほとんどの検査で正常範囲となりました（図9-24）．

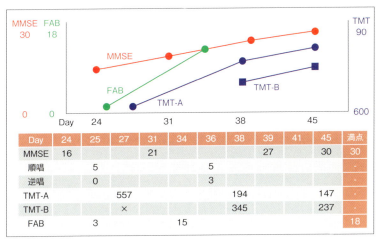

図9-24 高次脳機能検査成績の推移

● 43〜48 病日

従命が可能となり，危険行動の可能性が少なくなった25病日頃から歩行練習を開始し，43病日には病棟で両松葉杖歩行が自立しました（図9-25）．歩行練習の開始当初，右膝痛により荷重コントロールが難しい時期には，免荷式リフトを利用した場面もありました．

48病日になると，独居生活にはまだ不安があり，運動器リハビリテーション継続の必要があったため，回復期リハビリテーション病院に転院となりました．

● 72〜163 病日

72病日に回復期リハビリテーション病院を退院して，独居生活に復帰しました．運動器リハビリテーション継続のため，外来リハビリテーションに

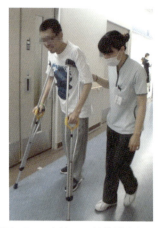
図 9-25　病棟での松葉杖歩行練習

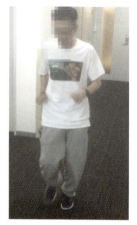
図 9-26　ジョギング練習

通院しました．最終的にジョギングも可能となり（図9-26），復職し，元通りの生活をしています．

■経過と予後

　複数の神経システムに加えて呼吸器や運動器にも損傷がある症例でしたが，社会復帰するまでに回復することができました．

　急性期では一見重症に見えても，脳画像で損傷した神経システムを分析し，起き得るトラブルを予測して対処しながら，到達地点を見越してリハビリテーションを行うことにより，効率よく安全に進めることができると考えます．

症例2 多発性脳梗塞により運動麻痺，感覚障害，高次脳機能障害を呈した症例

■治療経過

基本情報 20歳代，女性，発症前ADL自立

診断名 多発性脳梗塞

現病歴 家族が帰宅すると意識障害を呈して倒れている本人を発見し，救急搬送．頭部CTおよびMRIを施行し脳幹梗塞の診断で血栓溶解術施行．1病日よりベッドサイドにてリハビリテーション開始．4病日に頭部MRIで新鮮梗塞と既存の梗塞巣の拡大および出血性梗塞を認めた．

■臨床所見（7病日）

意識レベル JCS I-3

コミュニケーション 理解は概ね良好，表出は不可

筋緊張 四肢/体幹/頸部すべて低下

運動 BRS 右Ⅱ-Ⅴ-Ⅱ，左Ⅰ-Ⅰ-Ⅰ

感覚 左正常，右鈍麻（精査困難）

ADL 全介助，FIM21点（理解のみ4点），経鼻胃管，リクライニング車いす使用

■画像所見（図9-27，28）

皮質レベル	半卵円中心レベル	側脳室レベル
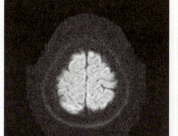	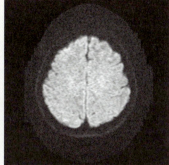	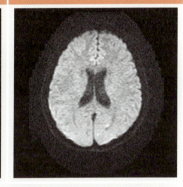

3つのレベルでは異常は認められない．

モンロー孔レベル	
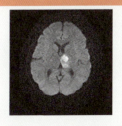	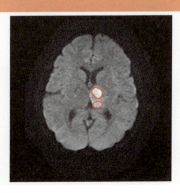

左視床の前方と後方の2か所に高信号域を認める．
（赤色は高信号域を示す）

図9-27 症例2：4病日のMRI（DWI）

中脳レベル

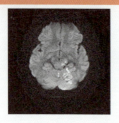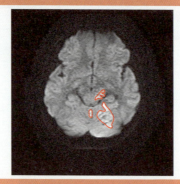

左中脳外側および小脳虫部，左小脳中間部に高信号域を認める．（赤色は高信号域を示す）

橋レベル

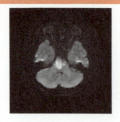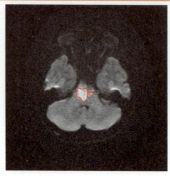

右橋に広範な高信号域を認める．（赤色は高信号域を示す）

図 9-27　症例 2：4 病日の MRI（DWI）（つづき）

拡大図	損傷部位	解説
左視床		左視床前方（前核/前腹側核/背内側核/外側腹側核）と後方（視床枕）の 2 か所に高信号域があり，遂行機能・情動障害および右上下肢の運動失調を呈する．後腹側核は損傷を免れており，感覚障害を呈することはなさそうである．（赤色は高信号域を示す）
中脳レベル		左中脳外側に高信号域があり，中等度の右感覚障害を呈する．皮質脊髄路は損傷部位から外れているため，運動麻痺を呈することはなさそうである．（赤色は高信号域を示す）

図 9-28　症例 2：4 病日の MRI（DWI）の詳細分析

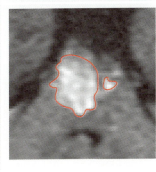
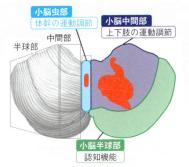
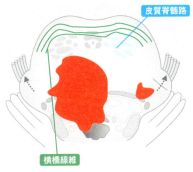

虫部に微小な高信号域があり，軽度の体幹失調を呈する．左中間部に高信号域があり，同側上下肢の軽度運動失調を呈する．
（赤色は高信号域を示す）

右橋に広範な高信号域がある．皮質脊髄路が損傷されることで左半身の重度～中等度運動麻痺を，横橋線維が損傷されることで両側の重度～中等度運動失調を呈する．

図9-28　症例2：4病日のMRI（DWI）の詳細分析（つづき）

■ システム障害（表9-3）

表9-3　症例2：システム障害と予後予測

	システム障害	予後予測
運動麻痺	**右橋**で広範な梗塞を認め，運動線維の損傷により**左上下肢・体幹に重度の運動麻痺**を呈している． **左中脳外側**に梗塞を認め，浮腫により**大脳脚を圧迫**しているため**右上下肢・体幹に重度の運動麻痺**を呈している． **左視床前方**に梗塞を認め，浮腫により**内包後脚を圧迫**しているため**右上下肢・体幹に重度の運動麻痺**を呈している．	**右上下肢・体幹の運動麻痺**は，運動線維の損傷なく圧迫による機能低下であるため，**1～4週の浮腫軽減期に大幅に機能回復し消失まで回復**が見込める． **左上下肢・体幹の運動麻痺**は，右橋で広範な損傷を受けているが，橋は線維が疎で回復が得やすい部分であるため**数か月かけて中等度～軽度まで回復**が見込める．
感覚障害	**左中脳外側**で梗塞を認め，外側脊髄視床路の損傷により**右上下肢・体幹に中等度の感覚障害**を呈している． **左視床前方・後方**に梗塞を認め，浮腫により**後腹側核を圧迫**しているため**右上下肢・体幹に中等度の感覚障害**を呈している．	**右上下肢・体幹の感覚障害**は，左視床後腹側核の圧迫によるものは**1～4週の浮腫軽減期に大幅な機能回復**が見込めるが，左中脳外側の損傷によるものは**数か月かけて中等度～軽度まで回復**が見込める．
運動失調	**左視床前方**で梗塞を認め，**外側腹側核の損傷**により**右上下肢・体幹に中等度の運動失調**を呈している． **右橋**に広範な梗塞を認め，**両側の横橋線維の損傷**により**両上下肢・体幹に中等度の運動失調**を呈している．	**左上下肢・体幹の運動失調**は，右橋で広範な損傷を受けているが，横橋線維は疎で回復が得やすい部分であるため**数か月かけて軽度まで回復**が見込める． **右上下肢・体幹の運動失調**は，右橋での損傷に加え左視床外側腹側核での損傷もあり，**中等度～軽度までの緩やかな回復**に留まる．
認知の障害・遂行機能・情動・	**左視床前方**で梗塞を認め，前核/背内側核の損傷により**中等度の遂行機能と情動の障害**を呈している． **左視床後方**で梗塞を認め，視床枕の損傷により**中等度の身体認知（左頭頂連合野の機能）障害**を呈している．	**遂行機能と情動の障害**は，左視床前核の損傷は大きいが背内側核の大部分は損傷を免れているため，**1～4週の浮腫軽減期に一部機能回復**し，その後，**数か月かけて軽度まで回復**が見込める． **身体認知障害**は，視床枕の損傷は一部であるため**1～4週の浮腫軽減期に大幅に機能回復し消失まで回復**が見込める．

■ リハ戦略
● 運動麻痺へのアプローチ
　発症当初は重度の両片麻痺を認め，頸部・体幹・四肢すべてで筋緊張が低下し，随意運動や姿勢保持が困難でした．嚥下機能も低下し，唾液の処理でさえ困難な状況でしたので，第1目標は頸部のコントロールと嚥下機能の回復とします．右片麻痺に関しては，運動線維の損傷は免れ，1～4週の浮腫軽減期に一定程度の回復が見込まれますので，徐重力位での頸部随意運動練習やSTと協働し，PTが姿勢を保持しながらSTによる嚥下練習を行うこととします．

　頸部のコントロールと嚥下機能を再獲得したのちに，高座位➡立位➡端座位へと，徐々に難易度を上げた姿勢保持練習に移行していきます．

● 感覚障害へのアプローチ
　発症当初は右半身に重度感覚障害を認めましたが，視床後腹側核の損傷はなく，中脳脊髄視床路の損傷も限定的でした．1～4週の浮腫軽減期に一定程度の回復が見込まれるため，その期間を代償手段で補う方針とします．①右半身の接触面積を増やすこと，②右上肢を視野範囲内に入れ視覚的に認識してもらうこととしました．また，左視床枕損傷に伴う身体認知障害も併存していることが予想されたため，③PT・OT・STともに，練習は鏡の前で全身を視覚的に確認しながら行うこととします．

● 運動失調へのアプローチ
　発症当初は運動麻痺が重度で運動失調の要素が確認できないため，四肢・体幹の随意運動が可能となってからアプローチすることとしました．左視床外側腹側核の損傷により，小脳から大脳皮質へのフィードバックが減少していることが予想されたため，①ゆっくり動作を行うこと，②左上肢を視野範囲内に入れ視覚的に認識してもらうこと，③鏡前で全身を視覚的に確認しながら行うこと，とします．

● 遂行機能・情動の障害へのアプローチ
　発症当初から涙を流す場面が多くありました．身体は動かず言葉を発することもできず，生きていく上で非常につらい状況に置かれていましたので，情動の障害によるものかは不明でした．発症後1か月で会話が可能になり，2か月である程度の随意運動が可能となってからは，会話の端々に幼稚さを感じたり，できないことがあるとすぐに癇癪を起こすなど情動の不安定さを見せるようになりました．左視床前核/背内側核の損傷によるもので，回復は緩やかで時間がかかることが予想されたため，①家族や職員に説明して理解してもらうこと，②課題難易度をやや低めに設定して成功しやすい課題にじっくり取り組むこと，③集中力が途切れた場合には早めに中断して気分転換を図ることを念頭に進めていきました．

■ 臨床経過
　図9-29 のように急性期のリハビリテーションを進めていきました．
　発症翌日よりベッドサイドにて開始し，唾液の処理が困難であったため，誤嚥防止の呼吸理学療法やポジショニングを第一に始めました．首がすわっ

ておらずリスクがあったため，体位変換やストレッチャー，リクライニング車いすへの移乗を看護師とともに練習し，病棟生活を形づくっていきました．

運動療法は鏡を利用して身体の状況を認識してもらいながら，徐重力である臥位での頸部回旋自動介助運動から開始しました．

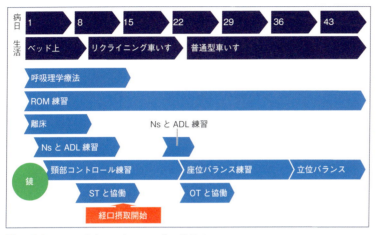

図 9-29　リハビリテーションプログラム

● 14 病日

頸部周囲筋の収縮がある程度得られるようになってきた時点で，抗重力位である座位での頸部コントロール練習へ移行しました．ST と協働して，PT が，姿勢と頸部保持を介助した状態での嚥下練習を進めていきました（図 9-30）．

14 病日には経口摂取を開始し，唾液の処理が可能となった時点で呼吸理学療法を終了としました．

● 30 病日

頸部のコントロールがある程度可能となった時点で，体幹の徐重力位でのコントロール練習を開始しました．体幹の収縮が得られるようになってきた時点で，抗重力の高座位練習へ移行しました（図 9-31）．

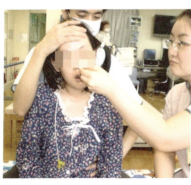

図 9-30　14 病日：座位での嚥下練習

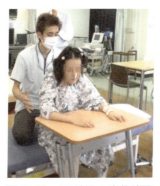

図 9-31　30 病日：座位練習

30病日には，依然低緊張ではあるものの，上肢の支持があれば座位保持が可能となりました．この時点では経鼻経管栄養を併用していますが，数日後には十分な経口摂取が可能となり，経管栄養から離脱しました．構音障害はまだ残存していますが，簡単な日常会話が可能になりました．

● 52病日

体幹のコントロールがある程度可能となった時点で，肩甲帯や股関節のコントロール練習を開始し，段階的に四肢遠位の随意運動練習へと進めていきました．

52病日には端座位の保持が可能となり，軽介助で立位保持ができるまで回復しました (図9-32, 33)．構音障害は消失し，日常会話がスムーズにできるようになりました．一方で，うまくできないことや思い通りにいかないことがあると，すぐに泣き出したり怒り出したりすることがありました．

53病日目に回復期リハビリテーション病院に転院し，在宅復帰に向けてリハビリテーションを継続することになりました．

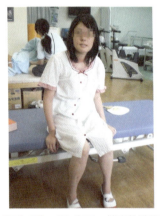

図9-32　52病日：端座位練習

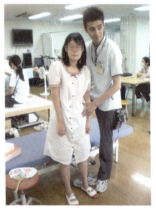

図9-33　52病日：立位練習

● 272病日

回復期リハビリテーション病院を退院して在宅復帰し，外来リハビリテーションを開始しました．通院は左下肢にオルトップ®AFO型装具を使用し，T-cane歩行で，家族の付添いのもとバスを利用して来院していました．

意識レベル　清明

コミュニケーション　理解・表出とも良好．軽度構音障害あり．

筋緊張　左右とも近位筋で軽度低下，遠位筋で軽度亢進．

運動　BRS右Ⅴ-Ⅴ-Ⅴ，左Ⅳ-Ⅴ-Ⅴ．片脚立位：右30秒以上，左3秒未満．10m歩行：11.5秒．

感覚　左正常，右軽度鈍麻．

ADL　屋内遠位監視，屋外近位監視，FIM115点．

高次脳機能　TMT Part A：84秒，TMT Part B：100秒．三宅式記銘力検査：有関係8-10-10，無関係2-6-7．

身辺ADLは自立していたため，本人と家族の希望である復職を目標とし，

PTでは通勤に必要な左下肢と両股関節の支持性と安定性向上を，OTとSTでは記銘力と遂行機能の向上を図りました．自宅では家族の協力のもと，調理等の家事場面で遂行機能や情動のコントロールの練習を行いました．最初のうちは上手くいかないとすぐに癇癪をおこしていましたが，家族の温かなサポートにより徐々に難しい課題にも取り組めるようになっていったようです．

その後，地域の就労支援センターの協力を得ながら職場との相談を進め，復職を果たしました．数年後に病院を訪れた際には，情動もコントロールされ，自立した社会人となっていました．

■経過と予後

発症当初は一見したところ，かなり重度の障害でしたが，脳画像をもとに神経システムの回復余地を確認したところ，十分に回復が見込めました．そのため，回復見込み時期に合わせてリハビリテーションを進め，最終的に復職まで達成しました．両上下肢運動麻痺の経過（図9-34）を見ると，浮腫軽減期である1か月前後に大幅に回復したのち右上下肢は早々に軽度まで，左上下肢は緩やかに中等度～軽度まで回復したのは予測の通りでした．

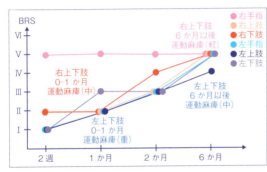

図9-34 部位ごとの運動麻痺の経過

また，遂行機能や情動等の高次脳機能障害は，6か月経過時点でも残存していましたが，数年かけて回復が見られました．これは損傷部位が視床であり，前頭葉に損傷がなかったため，年齢が若かったこともあり，視床の機能を前頭葉で代償したからかもしれません．

合併症を起こすことなく，急性期➡回復期➡外来➡就労支援センターとスムーズにつなぐことができたのも大きな要因です．多くのリハビリテーションスタッフの総力が，患者さんと家族の社会復帰を支えたものと感じています．

引用文献
1) 金谷春之, 他：高血圧性脳出血における新しいneurological gradingおよびCTによる血腫分類とその予後について．脳卒中の外科研究会講演集 7：265-270, 1978
2) Saper CB, et al：The sleep switch：hypothalamic control of sleep and wakefulness. Trends Neurosci 24：726-731, 2001
3) Nonomura S, et al：Monitoring and Updating of Action Selection for Goal-Directed Behavior through the Striatal Direct and Indirect Pathways. Neuron 99：1302-1314, 2018

第10章

神経システムがわかれば、神経疾患のリハ戦略も決まる

パーキンソン病って神経システムの障害なんだよね

　いわゆる神経疾患も神経システムの機能障害を呈します。神経疾患には、パーキンソン病、筋萎縮性側索硬化症、脊髄小脳変性症や多発性硬化症などが挙げられます。

　このうちパーキンソン病（Parkinson's disease：PD）は、大脳基底核に属する中脳黒質が選択的に変性することによって神経伝達物質であるドパミンが枯渇する疾患と言われています。その影響はドパミン作動性神経細胞に関連するドパミンシステム全体の機能不全として、様々な症状を引き起こします。パーキンソン病で引き起こされる症状の全体像を把握して治療戦略を立てるためには、ドパミンシステムの中核となる大脳基底核と大脳皮質で構成される神経システムを理解することが不可欠となります。

　本章では、神経システムをさらに理解するための一例として、パーキンソン病を取り上げて解説していきます。

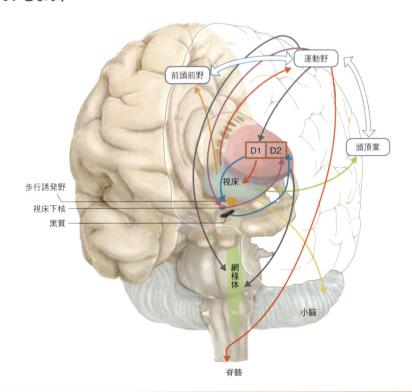

1. パーキンソン病の概要

　パーキンソン病（PD）は，黒質のドパミン（dopamine）神経細胞が変性してドパミンの合成能力が障害される神経変性疾患です．2018年発行の『パーキンソン病診療ガイドライン2018』において，患者数は概ね20万人程度と推計され，今後も高齢者の増加に伴って有病率は年々増加していくことが予測されています[1]．

1 パーキンソン病の症状
●運動症状
　PDは，以下の四大症状を中核症状としています（図10-1）．
①**安静時振戦**（4〜6 Hz）
②**筋強剛**：鉛管様固縮ともいう．
③**動作緩慢**：このうち動作時間の延長を**寡動**（Bradykinesia），動作開始の延長を**無動**（Akinesia）という．
④**姿勢反射障害**

　これらの症状は**パーキンソン症候群**（パーキンソニズム）とも言われていて，特徴として片側優位を呈します．安静時振戦は，PD患者の75％以上で発現すると言われています[2]．振戦以外にも，舞踏運動，バリズム，ジストニア，ミオクローヌスなどの不随意運動が見られることがあります．

　罹患期間が長くなると**姿勢異常**を呈します．一般的な姿勢異常には**カンプトコルミア**（胸腰椎の極端な屈曲），ピサ症候群（10°以上の側屈姿勢）[4]，頸部の屈曲（いわゆる首下がり）があります．これらの姿勢異常は約20％のPD患者で見られ，転倒や腰痛の原因となります[5]．

> 上部カンプトコルミアは胸部屈曲角度45°以上，下部カンプトコルミアは腰仙骨屈曲角度30°以上を指す[3]．

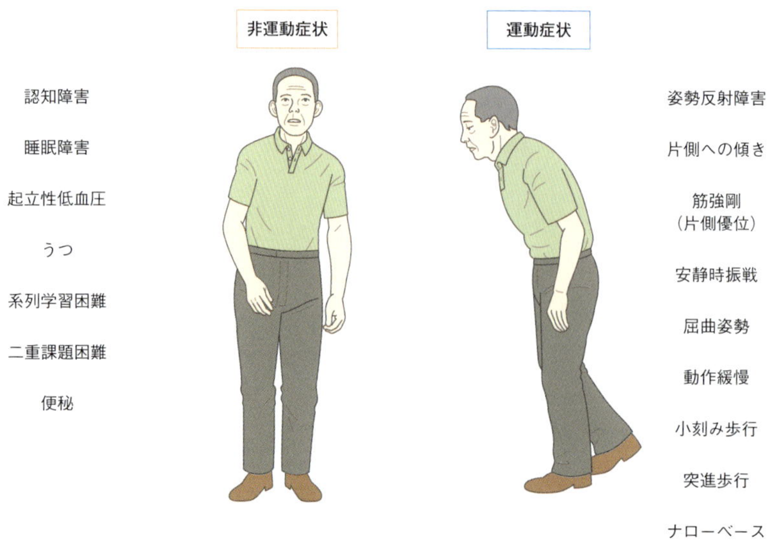

非運動症状
- 認知障害
- 睡眠障害
- 起立性低血圧
- うつ
- 系列学習困難
- 二重課題困難
- 便秘

運動症状
- 姿勢反射障害
- 片側への傾き
- 筋強剛（片側優位）
- 安静時振戦
- 屈曲姿勢
- 動作緩慢
- 小刻み歩行
- 突進歩行
- ナローベース

図10-1　パーキンソン病の症状

●非運動症状

PDでは,自律神経症状,精神症状,認知障害,睡眠障害などの非運動症状が出現します.このうち,便秘が90%以上,睡眠障害は75%以上,うつ病も40%と高率に合併すると言われていて,起立性低血圧もよくみられます.高次脳機能では,作業記憶,実行機能,注意力などの認知機能が障害され[6],二重課題が難しくなります.また,長期的な運動学習と運動技能の保持[7]が困難となります.

海外の疫学調査では,認知症を有するPD患者の割合は24〜31%ですが,別の横断研究では認知症と診断されていないPD患者でも25.8%が軽度認知障害(MCI)であることが示唆されており[8],認知症は,PDで最もよく見られる非運動症状の1つと言えます.また,意欲の欠如,楽しい活動に対する興味の喪失,自信の喪失など[9],非運動症状は多岐にわたります.

発症初期はパーキンソニズムに先んじて非運動症状が出現し,次第に姿勢・歩行障害などの運動症状,精神症状などの合併症が出現していく傾向(図10-2)にあります[10].

> 一般高齢者のMCIの推定有病率は16〜20%程度とされている.

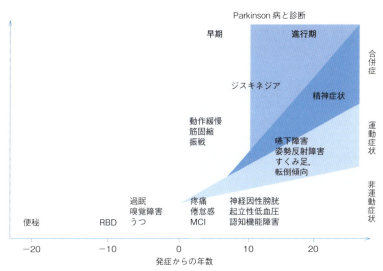

図10-2 パーキンソン病(PD)の臨床症状と経過
運動症状の発症よりも早い段階(前兆期)で特定の非運動症状が見られ,次第に動作緩慢や振戦などが出現する.疾患が進行すると多様な非運動症状や合併症が出現してくる.
〔谷口さやか,他:Parkinson病の新しい理解—非運動症状を含めて—.日本内科学会雑誌 104:1546-1551, 2015 より〕

> **RBD**:REM sleep behavior disorder
> レム睡眠行動異常症

2 パーキンソン病の治療法

PDに対する治療法には,薬物療法と非薬物療法があります.現在,市販されているパーキンソン病治療薬には,L-dopa製剤,ドパミンアゴニスト,その他の製剤(抗コリン薬,ドパミン放出促進薬など)があります.

非薬物療法には,脳深部刺激療法(DBS)や非侵襲的脳刺激法(NIBS)のほか,視覚や聴覚刺激を運動のきっかけにするキューイング(cueing)戦略や,運動イメージ・注意資源の利用指導などの認知運動戦略を含むリハビリ

> 代表的な薬剤としてレボドパが挙げられる.

テーションアプローチがあります．これらの治療方法は，病状や病期に応じて組み合わせて行うこと（併用療法）が重要となります．

●運動療法

PDに対する運動療法では，早期からの継続的なリハビリテーションが疾患の進行を遅らせ，抗パーキンソン病薬の内服量の増加を防ぐ可能性が示されています．例えば，運動療法には，ドパミン作動性神経毒からの神経保護や，神経栄養因子（BDNF）の発現の増加による神経可塑性および変性の抑制効果があり，病状の段階に合わせた，中程度以上の負荷を用いた積極的なリハ介入が重要であると言われています[11]．

おさえておきたいポイント

- 神経疾患，特に大脳基底核に関連する疾患の場合，問題は変性領域にとどまらず，関連領域にも機能的・器質的な影響を及ぼす．
- パーキンソン病の治療法としては，L-dopaなどの薬物療法と，リハビリテーションや手術療法などの非薬物療法を組み合わせる併用療法が重要である．
- 早期からの継続的な運動療法が疾患の進行を遅らせ，抗パーキンソン病薬の内服量の増加を防ぐ可能性が示されている．
- ドパミン神経細胞の変性によって機能障害を呈したシステムの全体像を捉え，二次的な運動機能障害に対するアプローチ，残存機能を生かしたキューイング戦略，認知運動戦略などのリハビリテーションについて，一定の効果が認められている．

2. パーキンソン病の関連領域の構造 (図10-3)

1 黒質

黒質は中脳にあり，メラニン色素を含むニューロメラニンによって黒く見えます．黒質は機能特性から緻密部（SNc）と網様部（SNr）に分けられます．

2 黒質緻密部（SNc）

黒質緻密部（SNc）は，ドパミン作動性神経細胞で構成されていて，ドパミンの分泌によって淡蒼球内節・外節に出力しており，大脳基底核の出力を調整する役割を担っています．PDでは黒質緻密部におけるドパミン細胞の直接路が減少し，間接路の脱抑制が生じます．このため，筋強剛・動作緩慢・振戦・姿勢反射障害が生じます．

3 黒質網様部（SNr）

黒質網様部（SNr）は，主にGABA作動性神経細胞で構成される神経核です．機能的には淡蒼球内節と同様に大脳基底核からの出力を担っていて，視床前腹側核，脚橋被蓋野を経て脳幹網様体の活動を制御しています．網様部が障害されると，神経活動は脱抑制されて，姿勢筋緊張の亢進が生じます．

PDではドパミン神経細胞を多く含む黒質緻密部が選択的に変性します．緻密部と網様部は，解剖学的には黒質という1つの部位に分類されますが，機能・構造的には全く違った領域であると言えますね．

> 黒質に類似したドパミン作動性神経細胞として，黒質内側に位置する腹側被蓋野（VTA；ventral tegmental area）および後方に位置する赤核後部（RRF；retrorubral field）がある．これらの主な投射部位は腹側線条体のドパミン神経であり，意思決定中の前頭前野を活性化するなど，動機付けや意欲に関連した行動制御に関与している．PDでは，腹側被蓋野を含むドパミンシステムの機能障害によって，無関心を伴う認知機能低下が生じると言われている[12]．

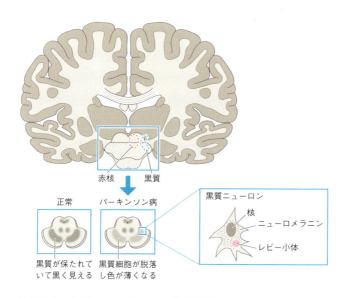

図10-3 正常とパーキンソン病の黒質

> ニューロメラニン：ドパミン代謝の産物．肉眼標本において，PDではドパミン神経細胞が変性して減少するためにニューロメラニンの黒い色が抜け落ちて白っぽく見える．

3. パーキンソン病が関わる神経システム（図10-4）

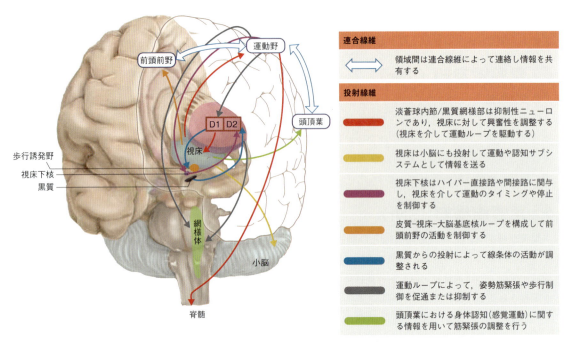

図10-4　ドパミンで作動する神経システム

1 大脳基底核回路の機能不全

　PDでは，ドパミン神経細胞の喪失が主要な病態生理です．PDの症状発症時には，被殻にあるドパミン神経細胞の約80％が枯渇し，中脳にあるドパミン産生細胞の約55％はすでに失われている[13]と言われています．ドパミンが枯渇すると，ドパミン神経の投射先である線条体内において，D2受容体は間接路の活動を促進し，D1受容体は直接路の活動を抑制します（図10-5, 6）．このため，通常は運動時に淡蒼球内節/黒質網様部の活動が低下することで運動閾値が低下して運動が起こりますが（図10-7A），PDでは淡蒼球内節/黒質網様部の活動が抑制されない状態に陥る（発火頻度が高い状態：図10-7B）ので，視床の脱抑制が得られなくなり，投射先である運動野や高次運動野の活動も低下します[14]．この結果，運動や認知などの様々な機能が低下します．

2 寡動，すくみ足

　自発的な運動の発現が難しくなる無動は，大脳基底核回路の機能不全に加えて補足運動野，大脳基底核，前頭前野を中心とした内発的な運動発現の神経システムの機能不全が神経学的な要因だと考えられています．また，前頭

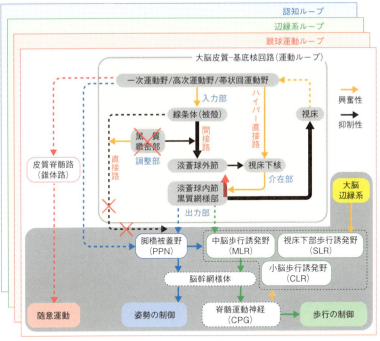

図 10-5 パーキンソン病における大脳基底核回路のモデル

中脳黒質（緻密部）のドパミン神経細胞の変性により，大脳基底核内部回路が機能不全に陥ることで抑制の役割を担う淡蒼球内節・黒質網様部の脱抑制が生じる．この結果，視床が抑制されることで大脳基底核-視床-大脳皮質ループの活動が低下し，随意運動・姿勢制御・歩行制御の機能が障害される．

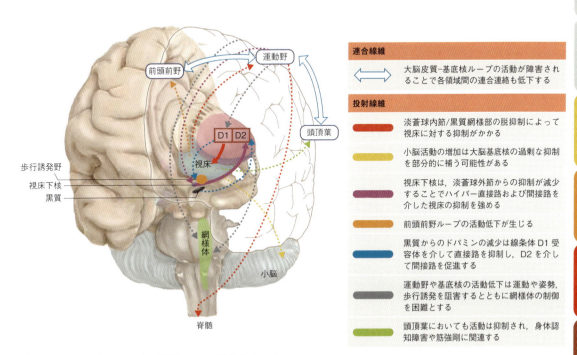

図 10-6 パーキンソン病で障害される神経システム

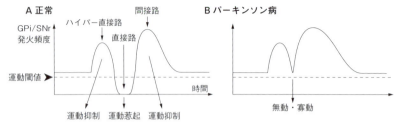

図 10-7 淡蒼球内節/黒質網様部の活動と運動の制御

正常では，Gpi/SNr が運動に必要なタイミングで活動することで余分な運動は抑制されて目的の運動のみが惹起される．PD では，直接路を介する抑制性入力が減弱するとともに，間接路を介する興奮が増強されるため，視床を脱抑制できないことで bradykinesia や akinesia が生じる．（Gpi/SNr＝淡蒼球内節/黒質網様部）

〔知見聡美：パーキンソン病の病態生理．Clin Neurosci 38：823-826, 2020 より一部改変〕

前野ループや辺縁系ループの活動低下に伴う意思発動の減少や抑うつ傾向も動作緩慢の一要因となります[15]．

すくみ足についても同様です．大脳皮質で企図された"随意的な歩行制御"は，高次運動野を含む運動ループによって姿勢緊張が制御されて発現しますが，この神経システムが機能不全に陥ると姿勢筋緊張の抑制が効かなくなり"立つことをやめる"ことができなくなり，1歩目が出なくなります．さらに補足運動野の機能低下によって**先行随伴性姿勢調節機構（APAs）**のタイミングが損なわれる[16]ことで，より一層踏み出すことができなくなります．ひとたび歩き始めると，姿勢制御の"ブレーキがはずれる"ことで歩行は開始されるものの，今度は姿勢反射障害の影響も相まって前方に逸脱した姿勢（重心）にブレーキをかけることができずに，**突進歩行**となってしまいます．また，歩行の制御を司る中脳歩行誘発野（MLR）と脚橋被蓋野（PPN）はともに，淡蒼球内節/黒質網様部からの投射を受けています．PD 患者では，淡蒼球内節/黒質網様部の過活動によって MLR に抑制をかけて運動を開始および維持する能力が低下する可能性があります．対照的に，PPN への抑制は，緊張亢進と姿勢保持筋の硬直を引き起こします[17]．

このような姿勢反射障害は，前頭葉症状のみならず視空間認知障害や構成障害などの頭頂葉症状とも関連するとされています[18]．

> すくみ足に対するキューイング戦略は，運動前野，頭頂葉，小脳，前頭前野を中心とした外発的な運動発現の神経システムを利用して，内発的な運動発現を代償するものである．

3 筋強剛

筋強剛のメカニズムについては，脊髄および脳幹の反射機構の変化に焦点が当てられ，静的γ運動細胞の興奮性増加に伴う緊張性伸張反射の亢進と，抑制性Ib介在細胞の活動低下が取り上げられてきました．しかし最近では，筋強剛においても線条体ドパミン神経の喪失や視床下核の異常活動が関与していることが報告されています[19]．

4 振戦

PD 安静時振戦と振戦関連活動は，主に同側の小脳，対側の感覚運動皮質，および対側視床（VIM）で見られます．さらに振戦の程度と一次運動野および小脳における関連活動は相関していて，大脳基底核が振戦を開始し，

小脳-視床-大脳皮質回路によって振幅が増幅されると考えられています（これを **Dimmer-switch 仮説** と呼びます）[20, 21]．

5 パーキンソン病関連認知症

PD 関連認知症においても，大脳基底核回路に関連する神経システムの機能低下が指摘されています．主要な認知領域（実行機能，注意，記憶，視覚的知覚能力）に対応した前頭前野や頭頂葉などの活動低下を伴います[22]．脳の体積を分析した報告では，初期に辺縁系とその周辺領域の萎縮がみられる一方，疾患の進行とともに側頭葉や前頭葉などの新皮質へと萎縮が広がるというパターンが見られると言われています．これは一定の神経ネットワークの機能低下に基づいている可能性が考えられます[23]．

ドパミン神経の変性によって活動低下に陥る領域がある一方で，活動が亢進する領域もあります．これは，本来なら線条体によって自動化（最適化）されていたシステムが機能を喪失することで，例えば運動課題中に認知情報や大脳辺縁系情報を同時に処理すると，情報処理能力に過負荷がかかり，システムの混乱を引き起こします[24, 25]．

PD では，歩行中の二重課題が困難になることが知られていますが，歩行が難しくなっている場合には注意リソースが歩行に向けられるために，情報処理できる許容量を超える（cognitive overlording）ことが影響していると考えられます．また，線条体の機能は新しい運動技能の獲得や熟練した行動の長期保存に関与しています．これらの領域の破壊実験では，共に新しい系列学習が障害されます．前頭前野ループの障害によって前頭前野における運動内部モデルの生成または修正が損なわれるため，運動学習の遅延や運動スキルの保持が困難となる[26]とともに，自己の運動に対する見通しが悪化することで意思決定能力が低下します．これらの病理的背景によって，PD では連続的な系列学習が障害されます．

このように，PD ではドパミン神経細胞の喪失による大脳基底核の内部回路の機能低下だけでなく，関連した領域に一定の活動パターンが見られることがあります（表 10-1）．その一例として多変量解析を用いた脳画像研究では，PD で症状に関連した特異的なネットワークパターンシステムも報告されています[27]．

表 10-1 パーキンソン病における活動パターン

筋強剛に関連した PDRP（Parkinson's disease-related pattern）
淡蒼球・視床・小脳・橋の糖代謝増加，運動前野，補足運動野，頭頂後頭連合野の糖代謝低下を特徴としている
振戦に関連した PDTP（Parkinson's disease-related tremor pattern）
小脳歯状核，橋背側部，一次運動野，被殻などの小脳-視床-大脳皮質回路と振戦の関連性が指摘されている
認知症に関連した PDCP（Parkinson's disease-cognitive pattern）
前頭・頭頂葉皮質連合の相対的糖代謝活性低下と小脳半球・歯状核の相対的糖代謝活性増加を特徴とし，認知機能障害の強い PD 患者ほど発現が高い

4. パーキンソン病の脳画像の見かた

1 MRI

　一般的に臨床で撮影されるMRIは，PDを呈する疾患の診断の補助となることはあっても，PD自体の診断や重症度評価には不十分とされています[28]．そのため，類似症状を呈する可能性のある器質的病変を確認するために利用されます．近年では，3テスラMRI（first spin-echo T1）を用いてニューロメラニンを描出するニューロメラニン画像が開発されており，PDの初期診断やパーキンソン症候群の鑑別診断に用いられています（図10-8）[29]．

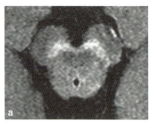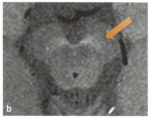

図10-8　パーキンソン病のメラニン画像
a．正常のメラニン画像．黒質が高信号で描出される．
b．PDのメラニン画像．高信号帯が不鮮明で狭くなっている（Hoehn & Yahrのstage2）．
〔織茂智之：パーキンソン病の最近の検査，治療．日老医誌 53：195-209：2016より〕

2 核医学（RI）検査

●SPECT（Single Photon Emission Computed Tomography）

　SPECTは，放射性薬剤（ラジオアイソトープ＝RI：放射性同位元素）を用いて薬剤が集積する様子から脳血流の状態を画像化する検査法です．PD初期には，血流量は低下しません．多系統萎縮症，進行性核上性麻痺，大脳皮質基底核変性症では，初期から特定の部位に血流量の低下がみられることがあり，SPECTはこれらの疾患との鑑別に有用な検査です．

●ドパミントランスポーターシンチグラフィ（DATスキャン）
（図10-9）

　DATスキャンは，放射線を出す検査薬を注射して，脳内におけるドパミントランスポーター（DAT）を画像で調べます．PDでは，一側性運動症状に対して対側の線条体（特に被殻後部）の集積が低下し，左右差が大きいとされています．また，運動症状の発現側と同側の線条体や両側尾状核頭でも軽度の集積低下を示す例が多く（線条体での集積低下が強くなれば，大脳皮質などの非特異的集積が相対的に高く描出される），運動障害との関連性が高いといわれています[30]．

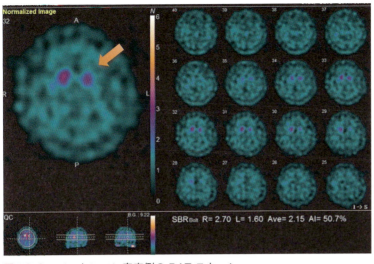

図 10-9　パーキンソン病症例の DAT スキャン

正常では線条体に鮮明で左右対称のまが玉型（カンマ型）の集積を呈する．PD では不鮮明で左右非対称なドット型となる．

※健常者でも AI 値で約 5％ の左右差があるといわれており，AI 値の平均±2 SD が約 10％ になるため，AI 値 10％ が左右差の有無を判断する目安と考えられている．

※PD では運動症状の強い側と対側の線条体で集積低下を呈する．

線条体/バックグラウンド比（SBR）：後頭葉などドパミントランスポーターの密度が低い部位に対する特異的結合能による集積の程度を比として表したもの．

AI：Asymmetry Index：非対称性指標．

● MIBG 心筋シンチグラフィ（図 10-10）

　MIBG 心筋シンチグラフィは，MIBG¹²³I（meta-iodobenzylguanidine：メタヨードベンジルグアニジン）というノルアドレナリンに似た物質を注射して，心臓の交感神経の状態を画像で調べる検査法です．PD 患者では，MIBG の心筋での取り込みが低下することが知られていて，診断に用いられます．PD では 80～90％ の患者で心臓の MIBG 集積が低下すると報告されています[31]．

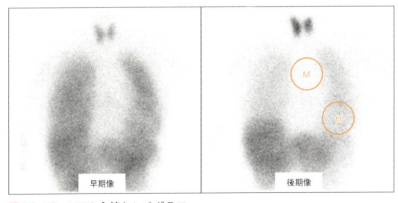

図 10-10　MIBG 心筋シンチグラフィ

MIBG 心筋シンチグラフィでは，心臓（H）と上縦隔（M）に設定した関心領域内の MIBG 集積カウントの比（心縦隔比：H/M ratio）において，早期像 2.2 以上，後期像 2.2 以上，Washout rate（早期像から後期像の心臓のカウントを差し引きこれを早期像のカウントで割ったもの）6～30％ が基準値とされており[32]，これらを逸脱すると PD ないし DLB の可能性が高いと考えられている．

5. 症例でみるシステム障害とリハ戦略

症例1 精神症状を伴う活動性の低下を呈し，精査治療目的で入院となったPD患者

■臨床所見（発症2年目，入院2日目）

基本情報 80歳代，女性
診断名 パーキンソン病，うつ
現病歴 2年前より左手の振戦を自覚していたが，ここ半年の間に食思不振や便秘症状が進行して近医を受診．この時すでに寡動傾向や左手の巧緻運動障害，左上肢に優位な筋強剛，左後方への姿勢傾斜（ピサ症候群），首下がりを認めたが，歩行は自立していた．その後，DATスキャンおよびMIBGシンチグラフィでPDと診断された．スルピリドや，レボドパ・カルビドパ水和物，酸化マグネシウムなどを処方され，自宅療養していたが，半年前より歩行障害や発導性低下が進行して日常生活が次第に困難となっていた．今回，抗PD薬の調整とリハビリテーションのため，入院となる．
家族歴 類症なし

> **スルピリド**：ドパミン受容体を遮断して，抑うつ気分，強い不安感・緊張感，意欲の低下などの症状を改善する。
>
> **レボドパ・カルビドパ水和物**：レボドパの脳内への移行を高め，この配合によりドパミンの不足による手のふるえ，体のこわばり，日常生活動作などを改善する。L-dopaのみを含有する製剤（L-dopa単剤）と脳以外の臓器でL-dopaの代謝を抑制する薬剤（ドパ脱炭酸酵素阻害薬・DCI）を配合したL-dopa/DCI配合剤．
>
> **酸化マグネシウム**：腸内の浸透圧を高めて腸壁から水分を引き寄せて便秘を改善する．

■主要症状

「身体が自由に動かない」
➡顕著な振戦は認めないが，腹筋や下肢屈筋に筋強剛を認め，全身的な屈曲姿勢を呈している．特に左側の運動障害が優位で左への転倒傾向が見られる．歩行に関しては，極端な突進歩行やすくみ足は見られないが，歩幅は狭く，動作緩慢が強く現れている．

「私おかしくなっちゃったみたい」
➡覚醒は比較的良好だが，見当識障害や妄想発言などがあり，気分の沈み込みを自覚している．

「便秘がつらい」
➡処方薬の服用を続けているものの，活動水準が低下しており，食事および水分の摂取量が減少している．

■入院時評価（入院日+1日）

改訂版 Hoehn & Yahrの重症度分類　stage 4（表10-2）
生活機能障害度分類　Ⅱ（表10-3）
UPDRS（part-1）　18点➡不安や抑うつで日常生活に大きな影響がある
UPDRS（part-3）　55点➡筋強剛やBradykinesiaにより歩行や姿勢に中程度の影響が出ている
ROM　膝屈曲 145/145°（正座不可），体幹伸展 0°
MMT　背筋2，底屈筋2，左股関節外転筋2，その他4レベル
筋緊張　右＜左上下肢被動抵抗（rigidity）＋
pull test　1

> **UPDRS**（the unified Parkinson's disease rating scale）はpart Ⅰ【精神機能，行動および気分】，part Ⅱ【日常生活動作】，part Ⅲ【運動能力】，part Ⅳ【治療の合併症】の4部門で構成されていて，病態の把握や治療の効果判定に用いられる．

表10-2 改訂版 Hoehn & Yahr の重症度分類

1	片側の症状のみ
1.5	片側と体幹の症状
2	バランス障害を伴わない両側の症状
2.5	プルテストで立ち直ることができる軽度の両側性症状
3	軽度から中程度の両側性症状があり，若干の姿勢の不安定さはあるものの身体的には自立している
4	重度の障害であっても，一人で歩いたり立ったりすることが可能
5	車椅子や寝たきりであり介助が必要な状態

表10-3 生活機能障害度分類

Ⅰ	日常生活に介助を要さない
Ⅱ	日常生活に介助を要する
Ⅲ	日常生活に全面的な介助を要する

SPPB　3点（2-1-0）

TUG　右回 17秒 70／左回 15秒 18　※ただし起立安定性が低く再現性は得られず

10 mWT　13秒 08／24steps

MMSE　15/30点（失点：見当識-7，即時再生-1，7series-1，遅延再生-1，物品呼称-2，3段階命令-3）

MoCA-J　18/30

FAB　13/18点（把握反応以外の全項目で失点）

TMT　Part A：188秒，Part B：完遂不能

ADL　床上動作：自立，起立動作：手支持にて可能だが再現性は低い，立位：後方左側に重心偏位あり，円背姿勢，歩行：見守り（独歩連続50m程度，左立脚での重心左swayあり，転倒リスクが高い．FOGは認めないが歩幅が狭く，屈曲姿勢から加速歩行を呈する傾向にある）

> **SPPB**：Short Physical Performance Battery
> **MoCA-J**：Japanese version of Montreal Cognitive Assessment

> **FOG**：freezing of gait. すくみ足．

■画像所見
●SPECTによる脳血流シンチグラフィ（図10-11，表10-4）

^{123}I IMP 222 MBq を安静閉眼状態で静注，静注直後からダイナミック撮像，および15分後より撮像．

・両側前頭葉の広汎に軽度～中等度の血流低下あり．
・右側優位にて両側側頭葉外側～頭頂葉で広汎に軽度～中等度の血流低下を認める．
・両側側頭葉内側面（海馬領域含む）右側でわずかな血流低下が疑われる．
・後頭葉，前帯状回および楔前部で軽度の血流低下が疑われる．
・両側線条体は保たれている（周囲と比較して相対的に軽度亢進の疑い）．
・視床および小脳は保たれている．

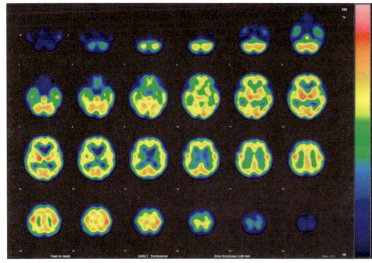

表10-4 Graph Plot（GP）法による脳血流定量（rCBF）の測定（mL/100 g/分）

	右	左
ACA領域	37.6	38.5
MCA領域	38.8	39.3
PCA領域	45.2	45.2
小脳	42.7	41.7
平均CBF	36.6（年齢相応，明らかな左右差なし）	

図10-11 症例1：SPECT画像の結果
脳血流量はやや低いものの，年齢相応で左右差は認めない．

● DATスキャンによる定量評価（図10-12）

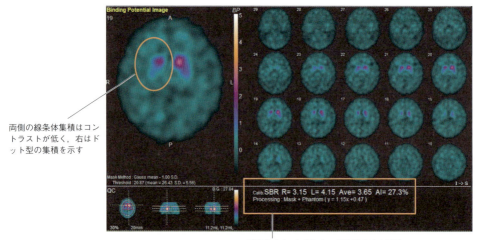

図10-12 症例1：DATスキャンの結果
線条体/バックグラウンド比（SBR）：右線条体定量値；3.15，左線条体定量値；4.15，左右線条体定量値の平均；3.65，左右線条体SBRの非対称性指標（AI：Asymmetry Index）；27.3％
※健常者でもAI値で約5％の左右差があるといわれており，AI値の平均±2 SDが約10％になるため，AI値10％が左右差の有無を判断する目安と考えられている．
線条体での右優位の集積低下を認めるが，年齢を考慮すると両側とも著明に低下している．

● **MRI（FLAIR）**（図10-13）

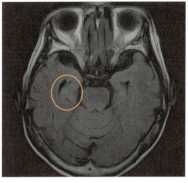
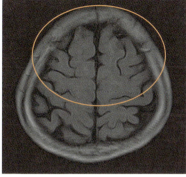

図10-13 症例1：MRI（FLAIR）
右優位の海馬軽度萎縮，前頭前野の萎縮は顕著ではない．その他の器質的病変は明らかでない．

● **MIBG心筋シンチグラフィ**（図10-14）

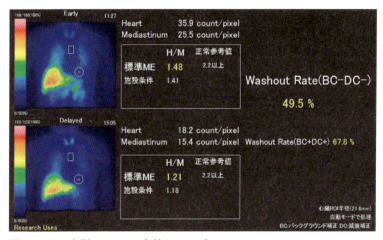

図10-14 症例1：MIBG心筋シンチグラフィ
H/M比　早期像（Early）1.48，後期像（Delayed）1.21，取り込み（WR：washout rate）49.5%
MIBG取り込み低下あり．Washout rateの亢進を認める．

■ **診断**

1) 両側の線条体を比べると，特に右優位に集積低下を示しており，SBRも著明に低下している．
2) SBRに左右差（右＜左）があり，症状の左右差と矛盾しない．
3) 類似症状を呈する脳の器質的な病変は認められない．
4) MIBG取り込み低下があり，washout rateの亢進が見られることから，心臓交感神経の変性が疑われる．

結論　進行したPDと考えられる．

■ システム障害

　DATが低下していることから，ドパミン神経の変性・脱落が考えられます．これによって，大脳皮質-基底核ループの機能障害が生じます．具体的には，ドパミンの枯渇によって直接路の働きが障害されることで，運動の発現が困難となり，動作緩慢の症状として現れています．

　認知ループや辺縁系ループにおいても，同様の障害が予測されます．実際にSPECTでも前頭葉をはじめとした連合野の血流低下が確認されることから，認知・遂行機能障害が生じていると考えられます．

　一方で，視床や小脳の脳血流は比較的保たれており，振戦も少ないことから，小脳-視床-大脳皮質ループは保たれていると思われます．

■ リハ戦略

　内科的治療としてレボドパをはじめとする内服薬の調整が行われ，投薬内容や量の効果判定に必要な運動機能評価を行いつつ，薬剤反応性を確認しながら運動療法を展開していきました．

　本症例の運動機能障害の特徴として，左優位の筋強剛とBradykinesiaが主要な症状である一方，顕著な姿勢反射障害やすくみ足，突進歩行はみられませんでした．一見して「硬くて動けない」という印象で，緊張が高いこともあって筋力は比較的保たれていましたが，体幹伸展が硬く，力も弱い点は歩行に必要な機能としては不十分でした．また，聴覚刺激によるキューイング戦略も試みましたが，明確な優位性は確認できませんでした．つまり，評価時点では運動前野による外的な運動発現の代償作用を認めないことから，補足運動野による内的な運動発現はある程度維持されていると予測しました（第1章→14頁）．そこで，ドパミン神経システムの機能障害によって助長された筋のコンディション不良や筋力低下などの二次障害が，Bradykinesiaの主要因だと捉えました．

　特に，左股関節外転筋をはじめとした股関節周囲筋の安定性の欠如が，歩行時の不安定性の原因となっており，これを止めようとすることで全身の緊張をさらに高めている傾向にありました．そこで，まずは最も硬い腹筋群にアプローチをしつつ，屈曲姿勢の改善を目指しました（図10-15）．さらに，股関節周囲筋の筋力強化も行いながら，立位場面での安定性を高めて筋緊張

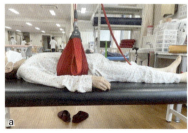 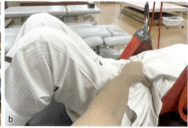

図10-15　屈曲姿勢の改善
Red cord® を利用して腰椎の伸展を作りつつ（a），腹部へのモビライゼーションを同時に加えていく（b）．

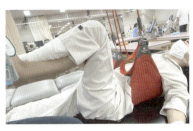

図 10-16　腰椎前弯位で固定して股関節の可動域を広げる
座位姿勢では骨盤後傾位をとることで股関節屈曲の可動域制限が出現していた．腰椎を固定して股関節の可動域と筋出力を引き出すことで，座位で過剰となっている腹部の筋緊張を是正する．

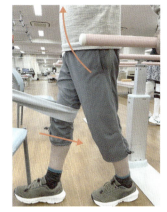

図 10-17　体幹の屈曲と立脚初期の膝過屈曲を是正する
立脚初期アライメントで体幹伸展と膝伸展を促し，重心の前方偏位を修正する．

をコントロールすることで運動の大きさを引き出していきました（図 10-16）．

歩行練習では，まず加速歩行の原因となっていた立脚初期での体幹屈曲および膝屈曲による重心前方偏位の修正を図り，速度調整を確保します（図 10-17）．加速歩行が制御できたら，ハンドリング（練習経過後半ではトレッドミル）を用いた速度依存（➡最大努力速度）歩行練習を行なって，歩幅を広げていくことで，歩行に必要な軟部組織の伸張性や筋活動パターンの再構成を図りました．また，早期に練習した運動パターンを ADL に汎化させるために，小脳の長期抑圧に基づく運動の内部モデルの学習[33]に必要な繰り返し学習を高めていきます．

認知機能に関しては，大脳皮質の器質的な変化には至っておらず，FAB などの神経心理検査においても問題は軽度であることから，投薬や活動水準の拡大により気分が上向いてくれば認知機能や Bradykinesia の改善が得られるのではないかと考えました．

便秘については，食事や飲水摂取の指導を行いつつ，便秘体操などの運動療法で腹筋の緊張を緩和していくことで，体幹の可動性を高めて腸の蠕動運動の賦活を図りました．

■ 経過

入院日＋5 日目　レボドパチャレンジテスト実施．UPDRS Part III の点数は，投与前 56 点 ➡ 投与 2 時間後 40 点と改善を認め，自覚症状にも軽快の内省を得た．このため，翌日よりメインの治療薬として（レボドパ・カルビドパ水和物，オランザピン，ミルナシプラン塩酸塩）に調整．SPECT の結果からレビー小体型認知症による認知症の合併と捉え，メマリー開始となる．

便秘については投薬調整，水分摂取および運動療法により改善傾向を示し，これがトリガーとなって気分の改善が次第に得られるようになっていった．

> レボドパチャレンジテスト：L-dopa 製剤投与（本症例ではドパストン 200 mg 点滴静注）を行い，UPDRS の前後評価として 20〜30％ の改善を認めた場合，反応あり（responder）と判定される．
>
> オランザピン：双極性障害における躁症状及びうつ症状の治療薬
> ミルナシプラン塩酸塩：セロトニン・ノルアドレナリン再取り込み阻害剤（SNRI），抗うつ剤の一種
>
> レビー小体型認知症：Dementia with Lewy Bodies（DLB）

入院日＋13日目　歩行能力は病棟内に限りFIM 6点となり，病棟内移動は自立となる．

入院日＋21日目　自宅退院となる．

■最終評価

改訂版 Hoehn & Yahr の重症度分類　stage 3
生活機能障害度分類　Ⅱ
UPDRS（part-1）　9点➡不安や抑うつで日常生活の一部に影響がある
UPDRS（part-3）　26点➡筋強剛やBradykinesiaにより歩行や姿勢に軽い影響が出ている
ROM　全体的に向上
MMT　背筋，股関節外転筋ともに3レベル
筋緊張　右＜左上下肢被動抵抗（rigidity）ごく軽度残存
pull test　1
SPPB　5点（2-2-1）
TUG　両側とも12秒台
10 mWT　7秒 97/18steps
MMSE　19/30点（失点：見当識-2，計算-3，遅延再生-3，物品呼称-1，3段階命令-2）
MoCA-J　23/30
FAB　15/18点（失点：類似性-1，運動系列-2）
TMT　Part A：86秒，Part B：197秒
ADL　病棟内の移動は部分的に伝い歩き自立，院内の移動は杖歩行見守り（独歩連続300m程度）

　今回の症例では，薬剤調整の効果に歩調を合わせる形で機能訓練を展開し，活動水準の拡大や便秘の解消により精神的な安定が得られるようになりました．この認知的な余裕と，情報処理能力の改善も相まったことが，Bradykinesiaを改善させた一因と考えられました．また，体幹の伸展保持能力が向上したことで，姿勢筋緊張が緩和されて歩行システムが最適化されたと考えられます．

　このように，PDに対するリハ戦略を立てるにあたっては，神経システムの全体像を捉えた治療戦略の展開はもちろんのこと，今後は病状の進行に合わせた介入目標や方法を検討する必要があります（図10-18）．

　現状では病状が中等度であり，積極的な機能訓練によって歩容の改善を得られましたが，今後の進行によって日常生活や認知機能にも影響が及んでいくことが予測されます．また，wearing offや日内変動の影響が大きくなる傾向にあるため，1日を通した症状の把握や対策が必要となります．本症例においても，病状の進行に応じた二次的障害の予防や環境面の工夫，社会資源の活用，介護者への教育的介入などの包括的な対策を検討し，チームで方針を共有することとしました．

> **wearing off**：抗パーキンソン病薬の効果持続時間が短縮し，薬物濃度の変動とともに症状が変動する現象のこと

図 10-18　パーキンソン病の経過段階におけるリハビリテーション介入

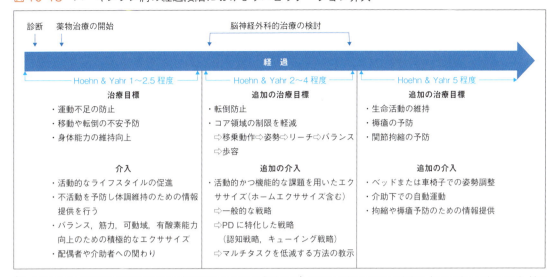

〔Keus SH et al：Evidence-based analysis of physical therapy in Parkinson's disease with recommendations for practice and research. Mov Disord 22：451-460, 2007 を一部改変〕

COLUMN

パーキンソン病患者と小脳

　パーキンソン病患者の小脳半球は過剰に活動していて，大脳基底核の機能低下に対する小脳の代償を示している可能性が考えられます[19]．一方で，軽～中等度の PD を対象とした研究では，平均で 4～5% の小脳萎縮が認められ，運動重症度の程度（UPDRSIII のスコア）と運動小脳および認知小脳と感覚運動ネットワーク間の接続障害との間に弱い負の相関関係が観察されたと報告されています[34]．

　小脳は運動や認知のサブシステムとして機能していますから，このようなドパミンシステムの機能不全が原因でサブシステムに過負荷がかかった場合，小脳に関連する運動や認知に副次的な影響が出てくる可能性も念頭におく必要があります．

　小脳と大脳は PD においても深い関係にあるんですね（図）．

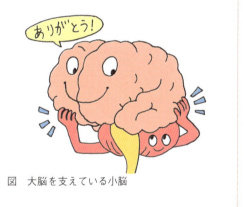

図　大脳を支えている小脳

引用文献

1) 日本神経学会（監修）：パーキンソン病診療ガイドライン 2018．pp4, 医学書院，2018
2) Moeller JR, et al：A regional covariance approach to the analysis of functional patterns in positron emission tomographic data. J Cereb Blood Flow Metab 11：A121-135, 1991
3) Fasano A, et al：Diagnostic criteria for camptocormia in Parkinson's disease：a consensus-based proposal. Parkinsonism Relat Disord 53：53-57, 2018
4) Barone P, et al：Pisa syndrome in Parkinson's disease and parkinsonism：clinical features, pathophysiology, and treatment. Lancet Neurol 15：1063-1074, 2016
5) Tinazzi M, et al：Postural abnormalities in Parkinson's disease：an epidemiological and clinical multicenter study. Mov Disord Clin Pract 6：576-585, 2019

6) Williams-Gray CH, et al：Evolution of cognitive dysfunction in an incident Parkinson's disease cohort. Brain 130：1787-1798, 2007
7) Redgrave P, et al：Goal-directed and habitual control in the basal ganglia：implications for Parkinson's disease. Nat Rev Neurosci 11：760-772, 2010
8) Aarsland D, et al：Parkinson disease-associated cognitive impairment. Nat Rev Dis Primers 7：47, 2021
9) Stevens A, et al：Helping people with Parkinson disease build exercise self-efficacy. Phys Ther 100：205-208, 2020
10) 谷口さやか, 他：Parkinson病の新しい理解 ―非運動症状を含めて―. 日内会誌 104：1546-1551, 2015
11) Ahlskog JE：Does vigorous exercise have a neuroprotective effect in Parkinson disease? Neurology 77：288-294, 2011
12) Baggio HC, et al：Resting-state frontostriatal functional connectivity in Parkinson's disease-related apathy. Mov Disord 30：671-679, 2015
13) Uhl GR, et al：Parkinson's disease：Loss of neurons from the ventral tegmental area contralateral to therapeutic surgical lesions. Neurology 35：1215-1218, 1985
14) 南部篤, 他：ネットワーク病としてのパーキンソン病. BRAIN and NERVE 72：1159-1171, 2020
15) 高草木薫：大脳基底核の機能；パーキンソン病との関連において. 日生誌 65：113-129, 2003
16) Jacobs JV, et al：The supplementary motor area contributes to the timing of the anticipatory postural adjustment during step initiation in participants with and without Parkinson's disease. Neuroscience 164：877-885, 2009
17) Peterson DS, et al：Neural control of walking in people with parkinsonism. Physiology (Bethesda) 31：95-107, 2016
18) 大湾喜行, 他：パーキンソン病における認知機能障害と姿勢保持障害との関連. BRAIN and NERVE 67：99-104, 2015
19) Wichmann T：Changing views of the pathophysiology of Parkinsonism. Mov Disord 34：1130-1143, 2019
20) Van den Berg KRE, et al：The Role of the Cerebellum in Tremor ― Evidence from Neuroimaging. Tremor Other Hyperkinet Mov（NY）11：49, 2021
21) Dirkx MF, et al：The pathophysiology of Parkinson's disease tremor. J Neurol Sci 435：120196, 2022
22) Gratwicke J, et al：Parkinson's disease dementia：a neural networks perspective. Brain 138：1454-1476, 2015
23) 小早川睦貴：パーキンソン病の局所脳体積と社会的認知. BRAIN and NERVE 69：1323-1329, 2017
24) Gao C, et al：Freezing of gait in Parkinson's disease：pathophysiology, risk factors and treatments. Transl Neurodegener 9：12, 2020
25) Vandenbossche J, et al：Freezing of gait in Parkinson's disease：disturbances in automaticity and control. Front Hum Neurosci 6：356, 2012
26) Marinelli L, et al：The many facets of motor learning and their relevance for Parkinson's disease. Clin Neurophysiol 128：1127-1141, 2017
27) 牟礼英生：パーキンソン病における脳代謝ネットワークパターン. 脳循環代謝 27：313-317, 2016
28) 齋藤麻美, 他：特集「パーキンソン病-new concept?」B. 検査 MRI. Clinical Neuroscience 38：840-843, 2020
29) 織茂智之：パーキンソン病の最近の検査, 治療. 日老医誌 53：195-209：2016
30) 江面道典, 他：特集「パーキンソン病-new concept?」B. 検査 PET. Clinical Neuroscience 38：848-850, 2020
31) 織茂智之. 特集「パーキンソン病-new concept?」B. 検査 MIBG, DAT. Clinical Neuroscience 38：844-847, 2020
32) 木村諒, 他：パーキンソン病関連疾患における核医学検査定量値を用いた診断アルゴリズム作成の試み. 東北医薬大研誌 69：25-32, 2022
33) 永雄総一：小脳による運動学習機構. 理学療法学 42：836-837, 2015
34) O'Callaghan C, et al：Cerebellar atrophy in Parkinson's disease and its implication for network connectivity. Brain 139：845-855, 2016

エピローグ　脳損傷後の回復理論

1 急性期における機能回復のメカニズム—血流動態の変化
●脳卒中の急性期における回復要因

　脳卒中の急性期では，梗塞や血腫によって血流動態が悪化します．脳梗塞では，梗塞部位の周辺領域の血流量が低下してペナンブラ領域が生じます．脳出血では，血腫の周辺組織が圧迫を受けて阻血状態に陥ります（図1）．いずれも急性期では炎症反応として脳浮腫が起こりますので，損傷領域の血流はさらに悪くなります．虚血状態が遷延すると，壊死を起こして損傷範囲が拡大する恐れがあります．

> ペナンブラ領域：脳梗塞によって虚血性の機能障害に陥っているものの，細胞死は免れている領域．

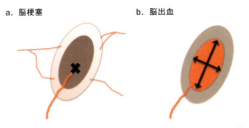

図1　脳損傷後の2次的虚血状態

　虚血状態において，損傷された脳はno-reflow現象（遷延性血流障害）をはじめとする様々なメカニズムによって遅延性神経細胞死を引き起こすと言われています（表1）．このとき，脳虚血に対する代償機構として，側副血行路の発達や血管拡張作用がうまく機能して血流量が維持されれば，貧血状態ではあるものの細胞死を免れるチャンスが残ります．しかし，血流量を十分に確保できなければ，虚血状態は広がり，梗塞巣を形成していくこととなります（図2）．

　この代償機構をうまく働かせるためにも，脳浮腫や血腫の吸収，血管攣縮の改善はとても重要です（表2）．脳血流動態の改善によって，脳の再灌流を

表2　再灌流の要因

- ▶脳浮腫の改善
- ▶血腫の吸収
- ▶脳血管攣縮の改善
- ▶遠隔性機能障害の改善

表1　虚血性脳損傷の遅延性神経細胞死

no-reflow現象（遷延性血流障害）	ペナンブラを含む灌流障害や脳血管自体が障害されるために脳血流障害が遷延する
グルタミン酸・カルシウム仮説	興奮性伝達物質のグルタミン酸によってCaイオンが過流入することによる興奮性中毒症状
虚血耐性現象	虚血侵襲に対して脳自身が適応して細胞の数を減らして調整しようとする
タンパク質合成障害	細胞損傷によって細胞内タンパク質合成能力が低下して，神経伝達障害を引き起こす
ストレス応答性アポトーシス	脳細胞の自然死などが起こることで生じる遅発性の細胞死（アポトーシス）

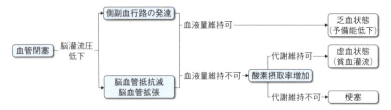

図2 虚血脳における代償機構
〔牧原典子,岡田靖:脳卒中の原因と病態.原寛美,吉尾雅春(編):脳卒中理学療法の理論と技術.第4版.p106,メジカルビュー社,2022より〕

得るプロセスは,遅発性の脳細胞死を食い止め,脳機能の回復の土台作りとなります.

対策としては,投薬治療や外科的なアプローチが第1選択となります.同時にリハ介入中には,血圧管理をはじめとした**バイタルサインをしっかり確認する**ことが重要です.

2 早期離床に関するエビデンス

特に注意が必要なのは,発症早期の介入です.早期介入・早期離床の是非については古くから論争があります.ここ最近の動向としては,超急性期の介入に関する議論があり,英国やカナダのガイドラインにも掲載されています.

▶離床による頭位挙上で脳血流低下を招く可能性も指摘されているが,メタアナリシスでは,血流低下は起こり得るものの予後は変わらなかった.

▶歩行能力の予後にはサルコペニア(特に非麻痺側)が関与しており,早期離床で筋力低下を予防することが需要である.

▶超早期リハビリテーションの効果を検証した多国籍共同研究試験 AVERT study(2015)では,**発症後24時間以内に開始する超早期離床の効果が否定された**[1].

▶英国やアイルランドのガイドラインでは,**軽症例は24時間以内,中等症(NIHSS7~12点)や重症(NIHSS>16点)例では48時間以内の少量頻回な離床が推奨**されているが,80歳以上の脳出血例や重症例,高血糖,高血圧例では進行リスクが高く,注意を要する[2].

▶早期で高頻度の離床が死亡率と機能障害を減少させ,3か月後における歩行獲得率の改善を示した.一方,離床活動の時間増加は悪影響をもたらすため,**脳卒中後1週間以内の患者には短時間で高頻度の離床が望ましい可能性がある**[3].

リスクをしっかりと管理した方法で行われる短時間・高頻度の介入は予後を高めることも指摘されているので,問題は"やり方"のようです.ただし,日本の医療制度ではこの短時間介入という方法が診療報酬上難しい場合もあるため,看護師をはじめ**多職種で連携した離床計画のもとで循環動態の安定を図る**ことが望ましいでしょう.

3 発症早期の有酸素運動は脳卒中後の病変を減少させる

　運動は炎症性サイトカインの産生を抑制して回復を促すことが知られています．例えば，早期介入に関するシステマティックレビューでは，一定程度以上の運動負荷によって抗炎症作用が高まることで，神経や血管の新生を促進することが報告されています[4]．

- ▶ 脳卒中後24～48時間の運動は，それ以降に開始された運動（＞3日）よりも**病変体積を減少**させた．
- ▶ **適度な運動**（最大走行速度の30～40％またはトレッドミルで＜10 m/min，週5～7日，約30分間程度）は，病変の体積を減らすのに最も効果的である．
- ▶ 適度な強度の運動は炎症を減少させ，**神経発生を増加**させる．
- ▶ 強度の高い運動は，病変部と線条体の**血管新生を増加**させる．
- ▶ 少なくとも短期（4週間）は，病変周辺組織が酸化的損傷および炎症から保護された．

　このように発症早期のリハでは，損傷を受けた脳組織や生体の反応に留意しつつ，まずは状態を安定させるための戦略を講じる必要があります．やるべきことは，**姿勢変化や運動によるバイタルサインの変動を十分に評価していくなかで，まずは短時間からの離床を促す**ことです．

> **炎症性サイトカイン**：免疫や損傷に関連して産生される生理活性タンパク質の一種．生体防御反応の一種ではあるが，過剰に反応した場合，組織の再生を阻害する．

4 脳損傷後の回復理論：神経の可塑性と再構成

　脳損傷後の回復メカニズムは，**ヘッブ則**に従っています．つまり，使用頻度に依存してシナプス接合が変化するという**経験依存的可塑性**（experience-dependent plasticity）の考え方です．同時に，神経システムの発達段階で起こる**再構成**（reorganization）も生じるとされており，神経ネットワークの構造的（structural）かつ機能的（functional）な再構成を伴います[5]．

　神経ネットワークの再形成をもたらす**神経可塑性**（形態的変化と機能的変化によるシナプス伝達の効率変化）には，4つの機構が挙げられています（図3）．繰り返し使われるシナプスの結合はより強化され，神経伝達効率が強化されます．このプロセスが学習の強化となり，損傷した機能の一次的な回復の背景となります．逆に，使われないシナプスや神経細胞は消えてなくなっていきます（この現象を「**神経の刈り込み**」と呼びます）．片麻痺などによって使われなくなった麻痺肢の脳領域は，**不使用の学習**（non used learning）によって，神経の刈り込みが進むと考えられています．

　神経ネットワークの変化がもたらされると，脳の機能的構造が変わり，大脳皮質マップが再編成されます（図4）．この大脳皮質の**リマッピング**は活動依存的であり，損傷した周辺領域は，障害されていない隣接の組織と地図範囲を求めて競合するとされています[5]．

　通常，皮質領域は機能局在が決まっていて，隣接領域の刺激がオーバーフローすることはありません．しかし，特定の領域が使われなくなると，近接

> **ヘッブ則**：
> シナプス結合している細胞を繰り返し，あるいは絶え間なくその発火に参加させると，いくつかの成長過程あるいは代謝変化が起こり，情報の伝達効率が向上するシナプス可逆性の法則のこと．

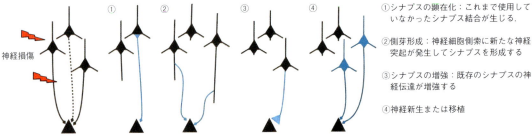

①シナプスの顕在化：これまで使用していなかったシナプス結合が生じる．
②側芽形成：神経細胞側索に新たな神経突起が発生してシナプスを形成する
③シナプスの増強：既存のシナプスの神経伝達が増強する
④神経新生または移植

図3　シナプスの可塑性
〔西条寿夫, 他（監修）：リハビリテーションのためのニューロサイエンス—脳科学からみる機能回復. p17, メジカルビュー社, 2015 より〕

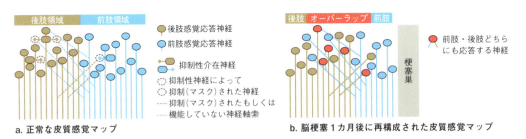

a. 正常な皮質感覚マップ　　b. 脳梗塞1カ月後に再構成された皮質感覚マップ

図4　大脳皮質マップの再編成（リマッピング）
〔西条寿夫, 他（監修）：リハビリテーションのためのニューロサイエンス—脳科学からみる機能回復. p18, メジカルビュー社, 2015 より〕

領域に**オーバーラップ**したシナプスによってマッピングが変化します．この現象を如実に訴えるケースがあります．それは切断患者です．

　上肢の切断患者の場合，髪をとかす際の頭皮への刺激によって"手が生えてくる"ような感覚を訴えることがあります．切断当初は鮮明な感覚として認識していますが，経過とともに次第に消失していきます．これは，切断によって皮質感覚野の上肢領域への刺激が入らなくなったことが影響しています．隣接する頭皮領域の拡大によってオーバーラップしたニューロンが，もともとあった上肢領域の神経細胞を刺激したことで出現した幻肢と捉えることができます．そして，次第に神経が刈り込まれていくことで，幻肢は消失していくと考えられます．このような症例について，神経学者のラマチャンドラン博士が『脳のなかの幽霊』という書籍[6]に記していますが，実際の臨床場面でも決して特異な例ではなく，脳の神経特性からすると至極当然の症状と言えます．

　こうした反応から，脳の柔軟性に富んだ可塑性を垣間見ることができます．そして，今日ではリハビリテーションによって，神経を再構成することで，脳機能を変化させることができると考えられています．

5 神経の再構成に必要なリハビリテーションの要素

ここで，近代のリハビリテーション医療の礎となった有名な実験[7,8]をご紹介します．

実験では，電気刺激で人工的に脳梗塞と同じ状態にしたリスザルで行われました．麻痺手の訓練として小さな穴から餌を正しく取れるように，毎日，数百回，取れるまで練習を続けます．すると，トレーニングを行ったリスザルは，トレーニングをしないリスザルよりも一次運動野の手や手関節の領域が拡大しました．トレーニングによってある程度機能が改善することは経験則として知られていましたが，この報告から，トレーニングによって運動野が変化することが機能回復の要因であることが明らかとなりました（図5）．

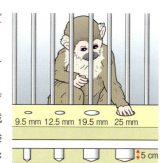

図5　リスザルによる実験

また，餌が入る穴の大きさを変えてみたところ，手が十分に入る大きな穴で餌をとるリスザルの皮質領域には顕著な変化が見られませんでした．つまり，簡単すぎる課題では皮質マップの機能的再編成は生成されず，運動能力の獲得には運動学習を伴う難易度が必要であると提言しています．

このような実験から，トレーニングは，少し難しい難易度でなるべくたくさん行ったほうが良いとされます．これを**高強度（高難易度）・高頻度トレーニング**と言います．また，運動学習を要するような**課題特異的**な練習を課したほうが，脳機能マップの変化をもたらします[9]．これは，動作パターンの再学習には一定の運動スキーマや運動シークエンスを伴う場合が多く，パターンジェネレーターなど，その課題でしか得られない神経機構の活動が背景にあると考えられます．

近年では，対象者が主体的に障害部位を用いて問題解決行動を図り，障害部位を用いた新たな運動スキルを獲得することをコンセプトとした**課題指向型トレーニング**（task-oriented training）が，リハビリテーションにおける介入モデルとして注目されています[10]．

> 神経の再構成を高めるトレーニングの三大要素：
> ①高強度
> ②高頻度
> ③課題特異性

> 課題特異性：
> （機能などの）要素的なトレーニングではなく，課題に直結するトレーニングを細分化して行うことで，実践的な課題への汎化を促す練習の特性

6 リモデリング・代替経路・機能代行

リマッピングは，比較的軽度の脳損傷後の回復で見られ，同様な機能をもつ梗塞周辺に近い組織が関与して機能回復を果たします．一方，広範囲な脳損傷後の回復では，構造的な**リモデリング**（remodeling）が起こる近接領域に加えて，反対側半球の領域のような離れた場所で，類似した機能をもつ組織が関与する可能性があります[5]．

近年では，代償経路のリモデリングによって機能回復が起こる可能性が指摘されています．例えば，赤核脊髄路はヒトの健常成人では痕跡的な構造と考えられています[11]が，皮質脊髄路が損傷して随意運動が障害されると，その代役を担うと考えられています．さらに，その後の集中的なリハビリテーションによって赤核脊髄路が増強されることが，運動機能の回復の要因となっているとの報告があります（図6）[12]．同じような代償的な神経のリモデリングが網様体脊髄路[13,14]や前皮質脊髄路でも起こっていることが報告されています．

> リモデリング：
> 形を変えて再構築すること．reorganize（再編成する）とは異なる．

脳損傷からの回復過程においては，損傷した領域を他の領域が代行する**機能代行**（vicariation）が伴います．健常モデルと脳卒中患者モデル（右片麻痺）における手の運動中の神経活動についてfMRIを用いて測定したところ，脳卒中モデルにおいて，麻痺手の運動に関連して，同側運動領域が有意な活性化を示しました．一方で，非麻痺側での運動や健常モデルでは，同側運動領域の活性化は見られませんでした（図7）．このことから，損傷後の手の機能回復には，同側の皮質運動領域が機能代行していると考えられます．

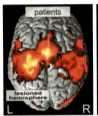 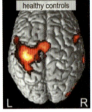 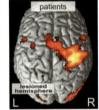 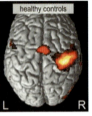

a. 右手（麻痺側）の運動時　　　b. 左手（非麻痺側）の運動時

図7 右片麻痺患者（左）と健常者（右）における手指運動時の皮質運動領域のfMRI

健常者では運動側と対側の皮質運動領域が活動するが，片麻痺患者では，回復過程において，麻痺手（右）を動かす際にのみ，両側性の活動が観察されるようになる．損傷領域の機能を対側領域が代行する機能代行の一例である．

〔Grefkes C, et al：Reorganization of cerebral networks after stroke：new insights from neuroimaging with connectivity approaches. Brain 134：1264-1276, 2011 より〕

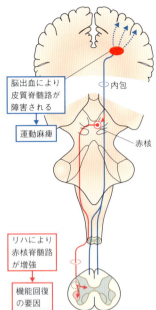

図6 赤核による代償経路

7 非麻痺側への影響

忘れてはならないのが損傷半球と同側の運動機能への影響です．錐体路（外側皮質脊髄路）は，錐体交叉により反対側の脊髄側索を下行するものが大部分（90～95%）とされていますが，残りは交叉せず前索を下行する前皮質脊髄路となります[15]．当然，同側にも運動出力の低下などの影響が及ぶことが予測されます．実際，錐体路が障害された場合，廃用がない急性発症時であっても，非麻痺側の筋力が60～90%に低下し[16]，筋力低下がなくても巧緻性が低下する[17]と報告されています．非麻痺側の出力低下によってバランス障害や運動時の努力性が生じ，麻痺側に連合反応を引き起こしたり操作性を低下させたりします．これらの知見から得られる運動療法のアイディアとしては，**積極的な麻痺肢の使用**や，左右の上下肢を使った**両側性運動**などが挙げられます．また，非麻痺側の筋力を強化することで，麻痺側の筋力や運動能力が改善する可能性も指摘されています．これは **cross education** と言われる現象で，錐体路の同側性支配を背景とした皮質運動野の「相互活性化」や，関連する運動野からの半球間連絡による「双方向アクセス」が機序として考えられています．具体的には，非麻痺側に対して最大随意筋力の少なくとも50%の抵抗で（4週間でおよそ15セッション）等張性または等速性筋力トレーニングを利用することが提案されています[18]．このように，動作を獲得する際には**非麻痺側を含めた全身的な運動**を捉えることが重要となります．

解説動画で check!

8 Diaschisis（遠隔性機能障害）

　脳卒中後の機能回復は，病変から離れた領域の脳構造により補われ，Diaschisis が脳卒中後の機能回復に重要な役割を果たし得る[19]と考えられています．

　もともと「Diaschisis」という用語は，脳病変から遠く離れた神経生理学的変化を記述するために，1914 年に von Monakow によって造語されました．その後の数十年間に，この概念は，病変が完全に説明できない徴候として臨床的興味を引き起こしましたが，当初のイメージング技術では Diaschisis を病変として捉えることができませんでした．そのため，この概念は，臨床神経科学研究の主流から徐々に消えていきました．

　しかし，最近の新しいイメージング技術や解析手法の開発によって，構造的および機能的連結性の変化として定義される新たなタイプの Diaschisis を調査することが可能となり，特に脳卒中後の運動および注意ネットワークにおいて再び注目を集めています（図 8）．病変から遠い領域および非焦点神経生理学的変化をリハ戦略の標的として，**ニューロモデュレーション**などの新しい治療概念が検討されています[22]．

　この概念は，セラピストが臨床で行う運動療法にも活用できます．損傷されている領域と関連する領域を活性化させることで，損傷領域を賦活する戦略です．このためには，脳のシステムやネットワークを十分に理解する必要があります．

> **ニューロモデュレーション：**
> 電気・磁気刺激や薬物の投与を行い，神経活動を可逆的に調節する治療を指す[21]．
> 脳深部刺激（DBS）や経頭蓋磁気刺激（TMS），経頭蓋直流刺激（tDCS）などが挙げられる．

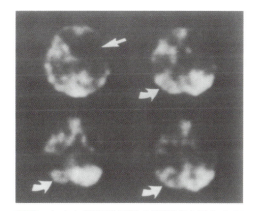

図 8　左中大脳動脈領域の脳梗塞を呈した症例の PET 画像に見られる Diaschisis 像

梗塞巣の左皮質領域だけでなく，直接的な損傷がない右小脳にも代謝低下が示されている．
この損傷半球と対側の小脳が機能的代謝低下を来す現象は cross cerebellar diaschisis（CCD）と呼ばれる．CCD は，脳卒中の発症後数時間以内に出現し，数日以内には消失するが，代謝障害が遷延した場合は不可逆的な変性を起こす可能性もある．テント上に病変を受けた脳損傷患者のうち，1/3〜2/3 に CCD が見られる[20]．
〔Pantano P, et al：Crossed cerebellar diaschisis. Further studies. Brain 109：677-694, 1986 より〕

9 半球間抑制からの解放

大脳半球は，脳梁を介して常に相互抑制の関係を保ち，左右の活動バランスをとっています．これは運動出力や情報処理を円滑に行うための神経機構と考えられています．このような機構を**半球間抑制**（interhemispheric inhibition：IHI）と呼びます（図9）．

しかし，脳損傷によって一側の大脳半球の活動性が低下すると，この半球間抑制のバランスが崩れ，相対的に非損傷側の半球の活動性が高まります．非損傷側の活動は損傷側の活動性を抑制してしまい，さらに過活動状態に陥ると考えられています．このような反応は，健常者の上肢を10時間スリングで固定しただけでも見られると報告されています[23]．

脳損傷の一次的な影響のみならず，片麻痺によって非麻痺側に依存した動作となり，非麻痺側を過剰に使用すること（**不適応行動**）で，負の可塑的再構築が生じて，回復の阻害因子となります．また，IHIを含む半球間の興奮性の不均衡を助長し，二次的な阻害因子となる恐れがあります（図10）．

したがって，非損傷半球の過剰興奮性を減少させると，IHIバランスが回復し，損傷側の感覚運動機能の改善が期待できます．このような半球間の不均衡は，半側空間無視や失行などの病態にも関与しているとされています[24]．

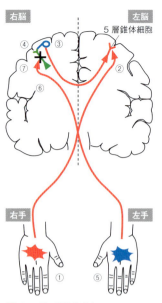

図9　半球間抑制
①右手を刺激する（★）．
②刺激の情報は，まず左脳の体性感覚野の新皮質に到達し，5層錐体細胞が活性化する．
③興奮した5層錐体細胞は脳梁を介して反対の右脳に投射し，表層に存在する抑制性の神経細胞を活性化させる．
④抑制性神経伝達物質であるGABAを脳内に放出し，右脳の体性感覚野にある5層錐体細胞の樹状突起の活動を抑制する．
⑤次に左手を刺激する（★）．
⑥刺激の情報は②同様に右脳の体性感覚野にある5層錐体細胞に到達する．
⑦すでに④で樹状突起の活動が抑制されているため，5層錐体細胞は十分に活性化されない．
〔https://www.riken.jp/press/2012/20120224_2/およびPalmer LM, et al：The Cellular Basis of GABA（B）-Mediated Interhemispheric Inhibition. Science 24：989-93, 2012より改変〕

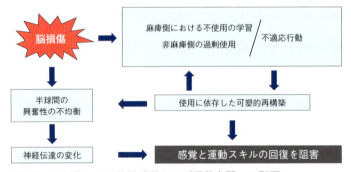

図10　脳損傷による体性感覚および運動皮質への影響
脳損傷によって半球間の興奮性の不均衡が生じる．これと同時に身体活動も麻痺側の不使用や非麻痺側の過剰使用に陥る．身体の使用頻度が偏れば，脳活動は不均衡な興奮性に基づいた再構築が行われて結果的に感覚・運動スキルの回復を阻害する．
〔Xerri C, et al：Interplay between intra-and interhemispheric remodeling of neural networks as a substrate of functional recovery after stroke：adaptive versus maladaptive reorganization. Neuroscience 283：178-201, 2014をもとに作成〕

🔟 もう 1 つのリハ戦略：行動学的補償

基本的なリハ戦略としては，損傷したシステムを高頻度に使うことで再構成を狙う**使用依存的可塑性**が第一選択です．しかし，損傷の程度や発症からの期間などによって，回復が難しい場合があります．とはいえ，この問題を突破しなくては，患者の生活機能は獲得できません．その際の方略として，動作の代償手段や行動パターンの再学習など**行動学的補償**の獲得を進めるという考え方があります（図11）．

> **使用依存的可塑性**（use-dependent plasticity）：特定のシナプスの活動頻度に依存し，経験依存的可塑性は環境との相互作用や学習などの様々な経験が含まれる．

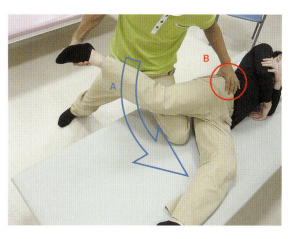

解説動画で check!

図11 下肢の随意運動が発現しない場合の複合屈曲の誘発
骨盤を安定させた状態から，股関節屈筋群に伸張刺激を与え，直後に屈曲を促す（A）．このとき，腹筋群の同時収縮を求める．随意性が低い場合には，骨盤や体幹の前方回旋（代償）を許しても下肢を動かす感覚（運動の気づき）を求める（B）．随意運動の出現に合わせて骨盤帯の代償運動を抑制しつつ，末梢の分離運動を誘導する．その後，単関節運動などのトレーニングに移行する．

● **機能回復を推進すべきか？ VS 代償戦略を模索すべきか？**

セラピストにとって「代償」というと，機能回復を阻害する要因の 1 つとして受け止められがちです．そして機能回復と代償戦略は，いわばパラドックス（逆説）の関係だと考えられる傾向にあります．確かに機能回復が順調に進んでいる段階（急性期など）では，**過剰性**を強める代償は IHI を助長し，誤った神経ネットワークの構築は機能回復の阻害因子となります．

しかし，そもそも**代償**とは，欠けたものを補う働きであって，必要に迫られた際に使う手段です．必要最小限の代償は，生活の活動量を促進し，非麻痺側を含めた運動機能を高めるなど，機能的な再建の足がかりとなります．過剰なパターンに陥らないように注意しながら代償を調整し，運動手順（方法）を工夫して，必要な運動要素が得られるよう導いていきます．もちろん，回復時期や損傷部位によって判断は異なります．予後予測を立てつつ，治療展開によっては代償戦略から機能回復の足がかりを作るという考え方も携えておきたいですね．

● **下肢の随意運動に対する介入例**

例えば，随意運動の機能障害の場合，まず，脳画像から運動野や皮質脊髄路の損傷状況を把握します．そして，実際の動作や介入に対する反応性を観察し，損傷経路の回復を中心に進めるか，代償経路の利用を促すべきかを見極めます．

- **first choice**：損傷経路の機能を積極的に使用して，神経再構成による回復の可能性を探ります．特に発症早期では，課題となる随意運動を積極的に行い，損傷によって障害された反応を引き出します．

- **second choice**：運動麻痺が重く（BRS Ⅰ～Ⅱ），随意運動が引き出しにくい場合は，皮質脊髄路の代償経路として皮質網様体路を活用します．あえて骨盤や肩甲骨などの四肢近位筋や，体幹筋などの姿勢制御筋を起点にした運動を行うことで，上肢・下肢の随意運動を促通していきます（図11）．運動による感覚情報から**運動主体感**を誘発し，随意運動の手がかりをつかんだら徐々に末梢の随意運動や分離運動を引き出していきます．

> **運動主体感**：
> 自分で自分の身体を動かしている感覚のこと．どこに力を入れればどこを動かすことができるのかを知ること

11 運動機能回復のための介入方法

これまで述べてきた脳損傷後の回復理論を踏まえて，現在では運動機能回復を目的とした様々な介入方法が開発・検討されています（表3）．

表3 脳損傷後の運動機能回復のための介入方法

介入方法	内容と目的
混成アプローチ	種々の理論的アプローチによる治療法の構成要素を利用する
運動学習	運動学習理論を背景として，フィードバックと実践による認知学習を主体とする
神経生理学的アプローチ	神経生理学的知識や理論に基づいた各種療法
両側訓練	両側上肢を使用するトレーニング
バイオフィードバック法	床反力や重心動揺計などを用いて視覚的フィードバックを利用する
強制使用運動療法	非麻痺側上肢を拘束して麻痺側上肢で特定の課題遂行を反復させる
筋電図バイオフィードバック	表面筋電図を用いて筋活動を視覚的にフィードバックする
電気機械的補助歩行練習	電気機械的器具を装着して歩行練習を行う
電気刺激療法	末梢神経に対して電気刺激を与える
フィットネストレーニング	筋力や心肺機能など，身体適性を改善するための構造化された運動療法
高強度療法	通量より量的に多い介入
運動像の心理的練習	身体活動の認知的リハーサル
移動性プラットホーム練習	移動性プラットホーム上で外乱に対する応答を練習する
反復課題練習	1つの明確な機能的課題に対して一定期間，活動的な運動の連鎖を遂行する
律動的歩行刺激	聴覚的手がかり（メトロノーム）や視覚的手がかり（ターゲット）を用いて運動のタイミングの最適化をはかる
ロボットの活用	ロボットを用いて，より強度が高く，反復する課題に特化した練習を行う
補装具	痙縮や疼痛の軽減，機能的運動の改善，拘縮や浮腫の予防など，複数の臨床的目的で使用される
体重免荷トレッドミル歩行	体重の一部を支えたトレッドミル歩行により，課題特異的実践の量を増やすことができる
歩行補助具	杖や歩行器などを用い，立位姿勢や歩行時の安定性を増すことを目的とする

〔Langhorne P, et al：Motor recovery after stroke：a systematic review. Lancet Neurology 8：741-754, 2009 をもとに作成〕

これらの治療方法については効果の比較や検証が行われていますが，目的や対象，条件がそれぞれ異なるため，使用する際には注意が必要です．さらに目的に合った介入方法を使い分ける技術が求められます．そのためには，対象者の問題点を丁寧に見極めつつ，治療方法の理論背景や概念をしっかりと捉えておく必要があります．また，対象者がどの方法ならば受け入れやすいのかという視点も，治療選択の要因となります．少なくとも現時点では，万能な治療方法は確立されていません．患者の状態に合わせたオーダーメイドな治療方法の選択こそが，究極のリハ戦略ではないでしょうか．

12 可塑性のメカニズムと回復プロセス

脳損傷後の可塑性のメカニズムは多岐にわたります（表4）．当然，時期によっても機能回復の主要因は変わってきますし，治療戦略も異なるものになります（図12）．急性期では，損傷した組織の病理的な反応があるため，血液灌流の回復を図る必要があります．リハとしては循環動態，つまり血圧の変動をしっかりとコントロールし，覚醒リズムを整えることが大きな課題となります．その後，亜急性期にかけて内因的な可塑性（一次的な回復）が進みますが，ここに神経の再構成やシナプス結合のネットワークを作り上げるための多様な刺激を入れていくことが重要になります．

重要なのは，**受動的な刺激にならない**ということです．しっかり運動して，それを動作につなげて，必要であれば代償法の獲得を含めて，実際の生活機能を高めることが，可塑性をさらに高めることにつながります．

表4　脳損傷後の可塑性のメカニズム

- ▶隠蔽回路の開発
- ▶脳血流パターンの変化
- ▶神経ネットワークの再構成
- ▶錐体路の代償神経路の開発
- ▶脳領域を超えた広範な運動ネットワーク構築
- ▶非交差性皮質脊髄路の動員
- ▶半球間抑制からの解放
- ▶適切な代償法の獲得

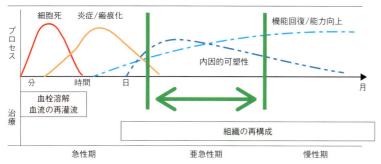

図12　脳卒中後の一般的経過
⟷は，特に自発的な神経学的回復と行動学的な回復が得られやすい時期を示す．
〔Kwakkel G, et al：Motor rehabilitation after stroke: European Stroke Organisation (ESO) consensus-based definition and guiding framework. Eur Stroke J 8：880-894, 2023 をもとに作成〕

引用文献

1) AVERT trial collaboration group：Efficacy and safety of very early mobilisation within 24 h of stroke onset（AVERT）：a randomised controlled trial. Lancet 386：46-55, 2015
2) RUDD AG, et al：The latest national clinical guideline for stroke. Clin med（Lond）17：154-155, 2017
3) Bernhardt J, et al：Prespecified dose-response analysis for a very early rehabilitation trial（AVERT）. Neurology 86：2138-2145, 2016
4) Austin MW, et al：Aerobic exercise effects on neuroprotection and brain repair following stroke：a systematic review and perspective. Neurosci Res 87：8-15, 2014
5) Murphy TH, et al：Plasticity during stroke recovery：from synapse to behavior. Nat Rev Neurosci 10：861-872, 2009
6) V・S・ラマチャンドラン，他（著），山下篤子（訳）：脳のなかの幽霊 初版．角川書店，1999
7) Nudo RJ, et al：Neural Substrates for the Effects of Rehabilitative Training on Motor Recovery After Ischemic Infarct. Science 272：1791-1794, 1996
8) Plautz EJ, et al：Effects of repetitive motor training on movement representations in adult squirrel monkeys：role of use versus learning. Neurobiol Learn Mem 74：27-55, 2000
9) 新見昌央，他：大脳可塑性と脳卒中リハビリテーション．慈恵医大誌 127：151-167, 2012
10) 吉尾雅春（総監修）：極める！ 脳卒中リハビリテーション必須スキル．p 164，GENE, 2016
11) 本間研一（監修）：標準生理学 第9版．p 371, 医学書院, 2019
12) Ishida A, et al：Causal link between the cortico-rubral pathway and functional recovery through forced impaired limb use in rats with stroke. J Neurosci 36：455-467, 2016
13) Yoo JS, et al：Characteristics of injury of the corticospinal tract and corticoreticular pathway in hemiparetic patients with putaminal hemorrhage. BMC neurology 14：121, 2014
14) 久保田競：運動前野の乏血性梗塞のあとの運動前野による代行性機能回復について．ボバースジャーナル 35：68-77, 2012
15) 高草木薫：大脳基底核による運動制御．臨床神経学 49：325-334, 2009
16) Andrews AW, et al：Distribution of muscle strength impairments following stroke. Clin Rehabil 14：79-87, 2000
17) Noskin O, et al：Ipsilateral motor dysfunction from unilateral stroke：Implications for the functional neuroanatomy of hemiparesis. J Neurol Neurosurg Psychiatry 79：401-406, 2008
18) Smyth C, et al：To assess the effects of cross-education on strength and motor function in post stroke rehabilitation：a systematic literature review and meta-analysis. Physiotherapy 119：80-88, 2023
19) Seitz RJ, et al：The role of diaschisis in stroke recovery. Stroke 30：1844-1850, 1999
20) 鹿島晴雄，他：認知リハビリテーション．p 17, 医学書院, 1999
21) 鮎澤聡，他：ニューロモデュレーションの現状と展望．脳外誌 26：864-872, 2017
22) Carrera E, et al：Diaschisis：past, present, future. Brain 137：2408-2422, 2014
23) Avanzino L, et al：Use-dependent hemispheres balance. J Neurosci 31：3423-3428, 2011
24) 井上勲：運動機能回復を目的とした脳卒中リハビリテーションの脳科学を根拠とする理論とその実際．相澤病院医学雑誌 8：1-11, 2010

索引

数字・欧文

数字
6層構造，大脳皮質の 3

A
A（anterior nucleus） 96
ACC（anterior cingulate cortex） 145
Akinesia 242
alertness 157
APAs（anticipatory postural adjustments） 21, 248
awareness 30, 160

B
BAD（Branch Atheromatous Disease） 215
Basal Ganglia 192
BIT（behavioural inattention test） 108
BMI（brain machine interface） 30
body image 176
body schema 176
Bradykinesia 242, 256
bucket 法 134

C
CBS（Catherine Bergego scale） 134
CCAS（cerebellar cognitive affective syndrome） 52, 79, 101
CKC（Closed Kinetic Chain） 87
claw toe 130
CLR（cerebellar locomotor region） 190, 192, 199
CM（central medial nucleus） 97
CNF（cuneiform nucleus） 192, 193, 196, 198
cognitive overlording 249
CPG（central pattern generator） 35, 123, 190, 192, 197
cross education 266
CT（computed tomography） 7
――, 橋出血の 62
――, 小脳出血の 85, 89
――, 前交通動脈破裂に対するクリッピング術後の 158
――, 皮質下出血の 177
――, 慢性硬膜下血腫の 202
cue 29, 59, 207

D
DAT スキャン，パーキンソン病の 250, 251, 254
Diaschisis 267
Dimmer-switch 仮説 249
DLPFC（dorsolateral prefrontal cortex） 145
DM（dorsal medial nucleus） 97
DWI（diffusion weighted image） 7, 80, 108

E・F
external attention 161
FAB（frontal assessment battery） 31
FES（functional electrical stimulation） 30
FLAIR 7, 112
FOG 253

G
GABA（γ-アミノ酪酸） 121
GABA 作動性神経細胞 245
Gaze stability exercise 87

H
Habituation exercise 87
How（いかに）系 171
hypermetria 61

I
IHI（interhemispheric inhibition） 268
internal attention 161

K
Kinesie paradoxale 128, 206
Kohs 立方体組み合わせテスト 89

L
lateropulsion 57

LC（locus coeruleus） 192, 193
LD（lateral dorsal nucleus） 97
LG（lateral geniculate body） 96
LP（lateral posterior nucleus） 97

M
MG（medial geniculate body） 96
MIBG 心筋シンチグラフィ, パーキンソン病の 251, 255
mirror neuron 14
MLR（mesencephalic locomotor region） 190, 192, 198
MMSE（Mini-Mental State Examination） 31
MMT（manual muscle test） 26
MoCA-J 253
MPFC（medial prefrontal cortex） 145
MR angiography 214
MRI（magnetic resonance imaging） 7
――, アテローム血栓性脳梗塞の 177
――, 延髄梗塞の 56
――, 開頭血腫除去術前後の 32
――, 視床梗塞の 108
――, 視床出血の 106, 112
――, 小脳梗塞の 80
――, 多発性脳梗塞の 226, 227, 233, 234
――, 中大脳動脈梗塞の 183, 187
――, 脳梗塞の 27
――, パーキンソン病の 250, 255
――, 被殻出血の 130, 135

N
no-reflow 現象 261
non used learning 263

O
OFC（orbitofrontal cortex） 145
OKC（open kinetic chain） 29, 87

P
P（Pulvinar） 97
PD（Parkinson's Disease） 241, 252

PD に対する運動療法　244
PDCP（Parkinson's disease-cognitive pattern）　249
PDRP（Parkinson's disease-related pattern）　249
PDTP（Parkinson's disease-related tremor pattern）　249
PPN（pedunculopontine nucleus）　192, 193, 196, 198
pre-M　192
PSD（post-stroke depression）　153

R
RCPM（Raven's coloured progressive matrices）　31
reference point　59
remodeling　265
RF（reticular formation）　192
RN（raphe nucleus）　192, 193

S
SARA（scale for the assessment and rating of ataxia）　61
SCP（Scale for Contraversive Pushing）　58
Shaping 項目　64
SLF（superior longitudinal fascicle）　136
SLR（subthalamic locomotor region）　190, 192, 198
SLTA（standard language test of aphasia）　91
SMA　192
SNc　245
SNr　192, 245
SPECT（Single Photon Emission Computed Tomography），パーキンソン病の　250, 254
SPPB（Short Physical Peformance Battery）　253
stiffness　59, 133
Substitution exercise　88
subthalamic nucleus　196
SVV（subjective visual vertical）　134

T・U
T1 強調画像　7
T2 強調画像　7
task-oriented training　265

tDCS（transcrania direct current stimalation）　30
TMT（trail making test）　31
UPDRS　252

V
VA（ventral anterior nucleus）　96
vicariation　266
VL（ventral lateral nucleus）　96
VP（ventral posterior nucleus）　96

W
Wallenberg 症候群　56, 57
wearing off　258
What（なに）系　178
Where（どこ）系　173

和　文

あ
足ストラテジー　137, 138
アセチルコリン　121
アテローム血栓性脳梗塞　177
アドレナリン　121
安静時振戦　242

い
意識障害　228, 229
意識にのぼらない感覚　59
位置エネルギー　200
一次運動野　12, 13, 24
　── の損傷　26
　── の体部位局在　13
一側性運動性低下　126
易怒性　157
意味記憶　178

う
ウィリス動脈輪　214
うつ　252
うつ状態の判定方法　153
運動
　── に関連したネットワーク　12
　── のホムンクルス　13
運動維持困難　157
運動エネルギー　200
運動学習　30, 78
運動学習システム　161
運動記憶　78
運動器障害　230
運動失調　85, 100, 235
　──，上肢・下肢の　77

　── へのアプローチ　236
運動主体感　64, 270
運動前野　12, 14, 24, 192
運動分解能　17
運動麻痺　61, 110, 184, 229, 230, 235
　── の経過　239
　── へのアプローチ　236
運動野　1, 9
　── の構造　12
　── の脳画像　23
運動要素　36
運動ループ　94, 100, 119, 122-124, 129

え
エピソード記憶　150
エラーレスラーニング　187
遠隔性機能障害　267
縁上回　181
炎症性サイトカイン　263
延髄　42
延髄外側症候群　56, 57
延髄梗塞　56
延髄網様体脊髄路　55
延髄レベル　55

お・か
オランザピン　257
介在ニューロン　194
外側核　45
外側溝　2
外側膝状体（LG）　96
外側前庭脊髄路　48, 57
外側皮質脊髄路　17, 25
外側腹側核（VL）　96, 100, 102, 109
改訂版 Hoehn & Yahr 重症度分類　253
開頭血腫除去術前後の MRI　32
海馬　148, 156
灰白質　3, 4
外発性随意運動ネットワーク　207
海馬傍回　148, 182
回復理論，脳損傷後の　261
外部ループ　123
開放運動連鎖　29
下核　45
角回　181
拡散強調画像　7
学習プロセスの工夫　160
覚醒維持システム　53
覚度　157

下縦束 154
下小脳脚 74, 83
可塑性 271
課題指向型アプローチ 63
課題指向型トレーニング 265
課題難易度 37, 63
　──の設定 36
寡動 242, 246
下頭頂小葉 168, 180
感覚障害
　　　　61, 108, 110, 115, 184, 235
　──へのアプローチ 236
感覚神経線維 105
眼球-頭頸部協調システム 50
眼球運動障害 126, 134
眼球運動ループ 119, 125
　──の障害 160
間接路 122, 123, 131, 152
観念運動失行 174, 176, 186, 187
観念失行 174, 176
カンプトコルミア 242

き
記憶 150
気づき 30, 160
基底核ネットワーク
　　　　94, 102-104, 143, 151
機能局在 13
機能代行 266
機能的電気刺激（FES） 30
脚橋被蓋核 192, 193, 196, 198
逆ダイナミクスモデル運動制御系
　（逆モデル） 84
急速眼球運動 125
橋 42
橋核 46
教師あり学習 161
教師なし学習 161
橋出血 61
　──のCT 62
橋小脳 70
橋小脳路 46
共同運動パターン 28
共同偏視 19
橋傍正中動脈 215
橋網様核 44, 45
橋レベル 55
局在論 4
虚血脳 262
巨大細胞性網様核 44, 45
ギラン-モラレ三角 43, 44
ギラン-モラレ三角回路 61

起立性低血圧 243
筋強剛 242, 248, 249, 256
筋緊張異常 20
筋緊張亢進 57, 102, 129
筋緊張低下 47, 59, 102
筋骨格運動ループ 94, 102
筋出力 18
筋力 18

く
空間性障害 52
空間性注意障害 136, 138
空間認知障害 79
屈筋優位パターン 129
首下がり 242
くも膜下出血 157
グルタミン酸 121
クローヌス 129, 133

け
痙縮 10, 49, 129, 132
軽度認知障害（MCI） 243
頸部コントロール 237
頸膨大部 194
ゲーティング機構 98
楔状核 192, 193, 196, 198
楔状束核 55
血流動態の改善 30
ゲルストマン症候群 175
肩甲帯 33, 34
言語障害 52, 79

こ
行為 144
高位運動制御システム
　　　　10, 11, 20, 21
高位運動制御システム障害 26, 31
構音障害 77
後外側核（LP） 97, 109, 114
高強度歩行練習 206
高次運動野 12, 14, 15
　──の損傷 26
高次運動野-網様体投射系 195
高次脳機能 159
高次脳機能検査 231
高次脳機能障害 89, 157
鉤状束 154
構成失行 174
構成障害 137
後脊髄小脳路 57
後大脳動脈 214, 223
後大脳動脈領域 212, 218

行動 144
行動学習 63
行動学的補償 269
行動性無視検査（BIT） 108
後頭前切痕 2
後頭葉 1, 2, 170
後腹側核（VP） 96, 99, 109, 114
硬膜下血腫 203
交連線維 5
ゴールドマン視野計 177
股関節ストラテジー 59, 137, 138
呼吸機能 229
黒質 54, 120, 245
黒質緻密部 118, 120, 245
黒質網様部 118, 120, 192, 245
コネクターハブ 121
コリン作動系 53, 228

さ
サッケード 125
酸化マグネシウム 252

し
シェーピング 29
シェリントンの法則 123
視蓋 44
視蓋脊髄路 40, 41, 44, 50
視覚 170
視覚狭窄 170
視覚経路 170
視覚失認 179
視覚性運動失調 172
視覚性注意障害 173
視覚野 165
　──の構造 168
　──の障害 170
　──の皮質 169
弛緩性片麻痺 17
弛緩性麻痺 27, 28
思考内部モデル 151
自己身体定位障害 172
自己中心性無視 175
視床 1, 93, 95, 146, 222
　──が関連するネットワーク 98
　──の構造 95
　──の脳画像 105
視床亜核 95
視床下核 118, 120, 196
歯状核 70, 82
視床下部 156, 220, 222
視床下部歩行誘発野（SLR）
　　　　190, 192, 196, 198

視床下部領域　192
視床脚　146
視床梗塞　108
　――の MRI（DWI）　108
　――のシステム障害　109
　――の予後予測　109
視床膝状体動脈　215
視床出血　112, 212, 219
　――の MRI　106, 112
　――のシステム障害　114
　――の予後予測　114
視床上部　106
視床中部　107
視床枕（P）　97, 114
視床放線　146
姿勢安定化システム　47
姿勢異常　242
姿勢制御　33
姿勢制御システム　21, 132
姿勢制御システム障害　31
姿勢制御障害　138
姿勢反射障害　242
姿勢レベル　37
肢節運動失行　177
失運動視症　173
失行の種類　174
室頂核　70, 194, 199
失調症　61
質的評価　118
実用性の5大要素　124
シナプスの可塑性　264
脂肪塞栓症　225
社会脳　145
主観的視覚垂直軸（SVV）　134
主幹動脈　214
出力核　120
純粋失読　178
瞬目反射　50
順モデル　84
上核　45
松果体　127
上丘　44
上行性覚醒系　53, 228
上行性網様体賦活系　44, 228
小細胞性赤核　43, 44
上肢装具　34
上縦束　136, 154, 169, 181
　――第2枝　136
上小脳脚　61, 73, 81
上小脳動脈　215, 224
小節葉　71
上前頭回　155

情動　145, 150, 152
情動障害　104, 115, 235
　――へのアプローチ　236
上頭頂小葉　168, 180
小脳　1, 67, 259
　――の構造　70
　――の入出力　73
　――の脳画像　80
小脳下部　83
小脳脚　55
小脳梗塞の MRI（DWI）　80
小脳出血　85, 89
　――の CT　85, 89
　――のシステム障害　90
　――の予後予測　90
小脳上部　80
小脳性低緊張症　58
小脳性認知・情動症候群（CCAS）
　　　　　　79, 101
小脳中部　82
小脳認知ループ　114
小脳ネットワーク
　　　　94, 100, 101, 142, 143, 151
小脳皮質　70, 71
小脳歩行誘発野（CLR）
　　　　190, 192, 194, 196, 199
小葉の機能　71
シルビウス溝　2
人格障害　79
神経可塑性　263
神経の刈り込み　263
心原性脳塞栓　212, 219
人工呼吸器管理　229
振戦　248, 249
身体失認　126
身体図式　64, 176
身体像　176
身体認知の障害　235
伸張反射　132, 197

す
随意運動サブシステム　51
随意運動システム　10, 11, 17, 21
随意運動システム障害　26, 31
随意運動低下　102
随意性注視障害　19
随意的眼球運動障害　76
随意歩行発現システム　195
遂行機能　228
遂行機能障害
　　　　52, 79, 103, 114, 229, 235
　――の障害へのアプローチ　236

錐体外路系　10
錐体外路系投射線維　40
錐体交叉　25
錐体路系　10, 17
睡眠障害　243
すくみ足　20, 204, 207, 246, 248
図形模写　137
ステップストラテジー　138
スルピリド　252

せ
生活機能障害度分類　253
成功体験　162
正中中心核（CM）　97, 114
静的歩行　205
正の強化　162
青斑核　192, 193
赤核　43, 54
　――による代償経路　266
赤核後部　245
赤核脊髄路　40, 41, 51
脊髄運動細胞　194
脊髄視床路　94, 99
脊髄小脳　70, 71, 72
脊髄小脳システム　68
脊髄小脳（中間部）システム
　　　　77, 87
　――の障害　91
脊髄小脳（虫部）システム　76
セット転換　52
セロトニン　121
セロトニン作動系　53, 228
遷延性血流障害　261
前核（A）　96
先行随伴性姿勢調節機構（APAs）
　　　　21, 33, 248
前視床脚　146
線条体　120, 125
前脊髄小脳路　61
尖足　137
前帯状回　155
前帯状回皮質　148, 152
前大脳動脈　214, 223
前大脳動脈領域　212, 216
全体論　4
穿通枝　215
前庭核　45
前庭小脳　70, 71
前庭小脳システム　68, 75
前庭神経核　55
前庭脊髄路　40, 41, 48, 49, 87
前庭リハビリテーション　87

前頭眼窩皮質（OFC）
　　　　　　144, 145, 152, 156, 159
前頭眼野回路　125
前頭橋路　146, 151
前頭後頭束　154
前頭前野　141, 147
　──の構造　144
　──の脳画像　154
前頭前野ループ
　　94, 103, 114, 119, 142, 143, 151
　──の障害　160
　──の損傷　153
前頭葉　2
前頭葉症状　136
セントラルパターンジェネレーター
　（CPG）　123, 190, 192, 197
全般性注意障害　157
前皮質脊髄路　18, 25
前腹側核（VA）　96, 102, 103
前帯状回皮質（ACC）　145
前脈絡叢動脈　224

そ
早期離床　262
相反神経抑制　59
相貌失認　178
側坐核　148, 152, 162
側頭葉　2

た
ターゲット　59
第一脚　71, 81
体幹アライメント　34
大細胞性赤核　43, 44
大細胞性網様核　44, 45
代償　269
帯状回　24, 148, 155
　──の各領域　15
帯状回運動野　12, 15
代償経路，赤核による　266
対象中心性無視　175
体性感覚システム　94, 99
体性感覚障害　99
ダイナミクスモデル運動制御系　84
ダイナミックタッチ　64
第二脚　71, 82
大脳基底核　1, 117, 120, 147, 192
　──の脳画像　127
大脳基底核回路の機能不全　246
大脳基底核ネットワーク　142
大脳脚　25, 54
大脳小脳　70, 71, 72

大脳小脳システム　68, 78, 79
大脳小脳システム（認知機能）の障害　91
大脳小脳ネットワーク　78, 118
大脳小脳連絡線維　61
大脳皮質　2
　──の6層構造　3
大脳皮質-基底核回路
　　　　　　118, 119, 122, 124
大脳皮質連合ネットワーク　145
大脳辺縁系　1, 141
　──の構造　148
　──の脳画像　154
体部位局在，一次運動野の　13
タイムアウト法　115
脱抑制　157
多発性脳梗塞　212, 219, 225, 233
　──のMRI　226, 227, 233, 234
ダビデの星レベル　55
探索性無視　175
淡蒼球　118, 120, 127
淡蒼球外節　120
淡蒼球内節　120, 148, 152

ち
遅延性神経細胞死，虚血性脳損傷の
　　　　　　　　　　　　　　261
着衣失行　175, 177
中位核　70
注意障害　108, 110, 114, 126, 157
中間部　70, 71
中小脳脚　73, 74, 82
中心溝　2, 24
中心後溝　180
中心前回　24
中心被蓋路　43
中大脳動脈　214, 223
中大脳動脈梗塞　183, 186
中大脳動脈領域　212, 217
中脳　42, 220
中脳蓋小脳路　61
中脳ドパミン系　147
中脳被蓋　198
中脳腹側被蓋野　156
中脳歩行誘発野（MLR）
　　　　　　190, 192, 193, 196, 198
中脳レベル　54
虫部　70, 71
調整核　120
直接路　122, 123, 152

つ・て
追視テスト　126
低緊張　26
手がかり　29, 207
点状脳梗塞　226
テンタクル活動　87
転導性の亢進　157

と
統合型視覚失認　178
動作　144
動作緩慢　252
投射線維　5
投射ニューロン　120, 121
頭頂葉　1, 2, 176
頭頂連合野　165
　──の構造　168
　──の脳画像　180
　──の皮質　168
動的歩行　205, 206
頭部MRA　214
島葉　2
倒立振子モデル　200
特殊核　96
突進歩行　20, 248
トップダウン・アプローチ　159
ドパミン　121
　──で作動する神経システム
　　　　　　　　　　　　　　246
ドパミン作動性神経細胞　245
ドパミン神経細胞　246
ドパミン神経の変性　256
ドパミントランスポーターシンチグ
　ラフィ，パーキンソン病の　250
トライアル・アンド・エラー学習
　　　　　　　　　　　　　　160

な
内在性ニューロン　120, 121
内側核　45
内側膝状体（MG）　96
内側線条体動脈　224
内側前庭脊髄路　48
内側前頭前野（MPFC）
　　　　　　　　　144, 145, 155
内側毛帯　55
内反尖足　131
内部ループ　123
内包　16, 25, 127, 128, 220
内包後脚　16, 221
内包膝　16
内包前脚　16, 146, 221

に

二重課題困難　249
二重振り子モデル　200
乳頭体　156
ニューロメラニン　245
ニューロモデュレーション　267
認知系ループ　153
認知症　249
認知障害　243
認知内部モデル回路　142
認知モダリティ　160
認知リハビリテーション　159
認知ループ　94, 101, 159

ね・の

粘弾性　59, 133
脳
　――の内部構造　3
　――の領域　1
脳回　2
脳画像
　――, 運動野の　23
　――, 視床の　105
　――, 小脳の　80
　――, 前頭前野の　154
　――, 大脳基底核の　127
　――, 大脳辺縁系の　154
　――, 頭頂連合野の　180
　――, 脳幹の　54
　――, パーキンソン病の　250
脳幹　1, 39
　――の構造　42
　――の脳画像　54
脳幹神経核　193
脳血管　214
脳溝　2
脳梗塞　26, 211, 212, 223
　――のMRI　27
脳出血　31, 211, 212
　――の脳画像　223
脳神経核　46
脳卒中後うつ病（PSD）　153
脳損傷後の回復理論　261
脳損傷後の可塑性のメカニズム
　　　　　　　271
脳底動脈　224
能動的注意　145
ノルアドレナリン　121
ノルアドレナリン作動系　53, 228

は

パーキンソニズム　201, 203, 242

パーキンソン症候群　242
パーキンソン病　241, 252
　――における大脳基底核回路
　　　　　　　247
　――におけるリハビリテーション
　　　　　　　259
　――に対する運動療法　244
　――の症状　242
　――の脳画像　250
パーキンソン病関連認知症　249
把握の障害　172
背外側核（LD）　97
背外側系投射線維　40
背外側前頭前野（DLPFC）
　　　　　144, 145, 151, 155
背側運動前野　14
背側視覚経路　171
背側注意ネットワーク　179
背内側核（DM）
　　　97, 101, 103, 104, 109, 114
ハイパー直接路　123, 131
背背側視覚経路　166, 171, 172
白質　3, 5
薄束核　55
パターンジェネレーター　133
パペッツ回路　150
バランス　40
バランス障害　56
バランス反応システム　48, 87
半球間抑制　268
半球部　70, 71
反射性注視運動　50
反射的眼球運動障害　75
半側空間無視
　　　126, 134, 136, 174, 179, 185
　――の種類　175
反張膝　131
反応抑制障害　157

ひ

被蓋　149
被殻　117, 118, 120, 127
被殻出血　129, 134, 212, 220
　――のMRI　130, 135
ピサ症候群　242
皮質-錐体外路系投射線維　20
皮質核路　19
皮質下出血のCT　177
皮質橋路　41, 52
皮質脊髄路　13, 17, 22, 24, 40, 54, 55, 128
皮質網様体脊髄路　203

皮質網様体路　22, 24, 25
皮質網様体路損傷　31
皮質連合野サブシステム　52
尾状核　118, 120, 125, 146
尾状核頭部　228
ヒスタミン作動系　53, 228
左同名半盲　177
被動抵抗　130
非特殊核　97
標準失語症検査（SLTA）　91

ふ

複視　60
腹側運動前野　14
腹側視覚経路　166, 171, 178
腹側線条体　148, 152
腹側注意ネットワーク　179
腹側被蓋野　149, 245
腹内側系投射線維　40
腹背側視覚経路　166, 171, 173, 187
不使用の学習　263
不随意運動　102
不注意の状態　157
不適応行動　268
負の強化　162
ブリッジ活動　87
プレーシング　34
プレシェーピング　29, 63
ブロードマンの脳地図　4
分離運動障害　26

へ

平衡機能障害　75, 76
ヘッブ則　263
辺縁系ループ　94, 104, 114, 119, 142, 152, 159
　――の障害　160
　――の損傷　153
辺縁葉　2
扁桃体　148, 149, 156
便秘　243, 257
片麻痺　31
片葉　71

ほ

方向性注意障害　157
報酬系　152, 162
報酬系強化学習　142, 161
紡錘状回　182
傍正中動脈　224
縫線核　193
縫線核群　192

放線冠　16, 24
歩行　35, 200
歩行関連領域　189
　——の構造　192
　——の脳画像　198
歩行訓練, パーキンソン病患者の　257
歩行支援デバイス　207
歩行生成システム　196
歩行速度　197
歩行パターンシステム　197
歩行誘発野　190, 192
歩行誘発野-網様体脊髄路系　196
保続　145
補足運動野　12, 14, 24, 192
補足眼野　125, 126
ボトムアップ・アプローチ　159

ま
街並失認　178
慢性硬膜下血腫　201

み
ミラーニューロン　14
ミルナシプラン塩酸塩　257

む
矛盾運動　128, 206

無動　242, 246

め
メタ認知　60
めまい　60, 85
　——に対する介入　87

も
網様核の分類　45
網様体　14, 44, 192
網様体脊髄路　40, 41, 44, 47, 49
網様体脊髄路系　35
網様体賦活系　53
モデルフリーシステム　147
モデルベースシステム　147
モンロー孔　25, 127

や・ゆ
ヤコブレフ回路　150
やる気　162
有酸素運動　263

よ
腰膨大部　194
予後予測
　——, 視床梗塞の　109
　——, 視床出血の　114
　——, 小脳出血の　90

ら・り
ラクナ梗塞　215
リーチ動作　36
離床　231
リハ戦略　6
リハビリテーションプログラム　230, 237
リファレンス　29
リマッピング　263, 264
リモデリング　265
量的評価　118

れ
レーヴン色彩マトリックス検査　31
レボドパ・カルビドパ水和物　252, 257
レボドパチャレンジテスト　257
連合核　97
連合線維　5, 169, 246
　——の3次元構造　154
連合反応　129, 137
レンズ核線条体動脈　215, 223

ろ・わ
ローランド溝　2
ワーキングメモリー　144, 147

索引　279